Hoppe

Therapieleitfaden SIBO

Dr. rer. pol. Gabriela Hoppe

Therapieleitfaden SIBO

Die wirklichen Ursachen für Blähbauch, Bauchschmerzen, Reizdarm und Verdauungsstörungen erkennen. Dünndarmfehlbesiedlung strukturiert behandeln mit dem 6-Säulen-Programm

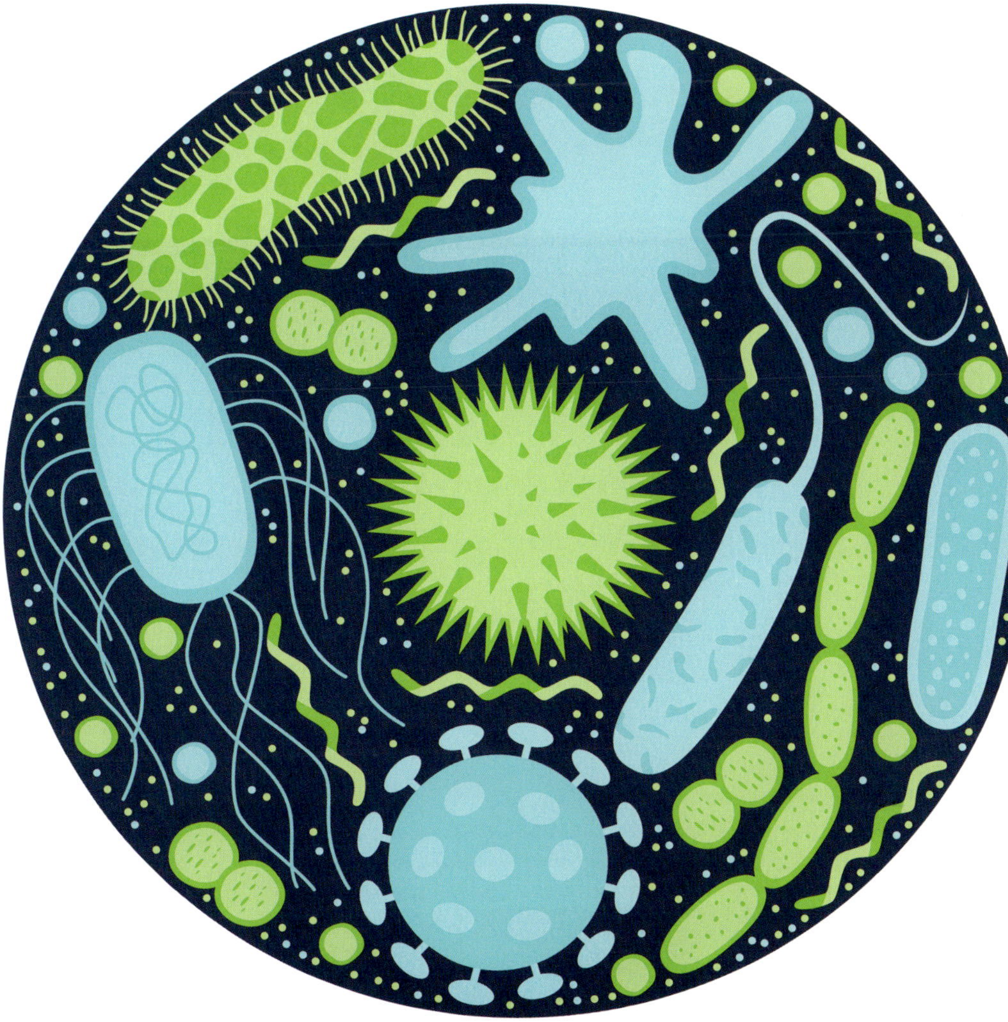

TRIAS

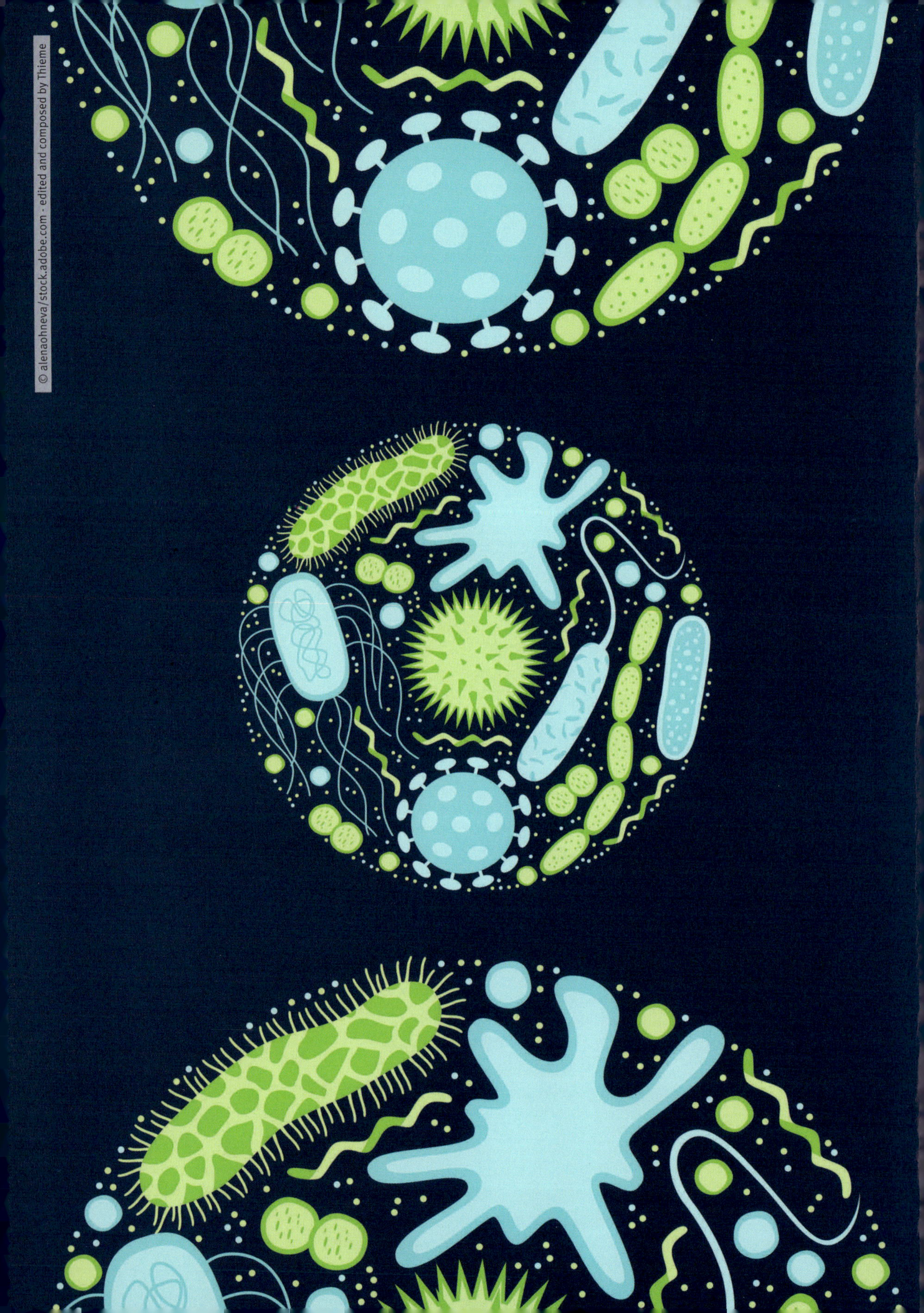

Erstes Geleitwort

Der Darm galt in der Medizin schon immer als ein wichtiger Ausgangspunkt für zahlreiche Erkrankungen. Die Weisheit »Darm gesund – Mensch gesund« wird durch die Mikrobiomforschung eindrucksvoll bestätigt. Gabriela Hoppe hat es in ihrem Buch »Therapieleitfaden SIBO« meisterhaft verstanden, diese Zusammenhänge darzustellen. Mit ihrer Expertise und langjährigen Erfahrung als Heilpraktikerin und Ernährungsspezialistin bietet sie wertvolle Einblicke in die Welt des Mikrobioms und dessen Einfluss auf unsere Gesundheit. Dabei geht sie detailliert auf die Ursachen ein, die zu einer ungünstigen Zusammensetzung der Darmbakterien führen, und beschreibt die weitreichenden Auswirkungen dieser Fehlbesiedlungen. Insbesondere unterscheidet die Autorin die Formen der Fehlbesiedlungen wie SIBO (small intestinal bacterial overgrowth) und IMO (intestinal methanogen overgrowth). Diese Unterscheidungen sind essenziell, um die richtigen therapeutischen Maßnahmen zu ergreifen und langfristig eine gesunde Darmflora wiederherzustellen.

Durch ihre persönlichen Erfahrungen und zahlreiche Fallbeispiele zeigt sie verschiedene Wege zu einem gesunden Darm auf. Sie beschreibt theoretische Grundlagen und bietet praktische Anleitungen und bewährte Therapieansätze, die helfen, den Weg zu einer besseren Darmgesundheit zu finden. Dabei berücksichtigt sie die individuelle Situation jedes Einzelnen und bietet maßgeschneiderte Lösungen an. Dieses Buch wird somit zu einem unverzichtbaren Begleiter auf dem Weg zu einem gesunden Darm und einem besseren allgemeinen Wohlbefinden. Es richtet sich an alle, die tiefer in die Materie der Darmgesundheit eintauchen möchten – sei es aus persönlichem Interesse oder beruflichem Engagement. Gabriela Hoppe erklärt komplexe medizinische Zusammenhänge verständlich und zeigt gleichzeitig, wie wichtig es ist, die Ursachen von Darmstörungen ganzheitlich zu betrachten.

Möge dieses Buch Ihnen helfen, ein tieferes Verständnis für die Zusammenhänge von Gesundheit und Darmflora zu entwickeln und Ihnen praktische Wege zu einem gesunden Leben aufzeigen.

Herzlichst, Lothar Ursinus
Heilpraktiker und Autor

Zweites Geleitwort

Der Reizdarm ist eine häufige Erkrankung. Das Vorkommen in der Bevölkerung wird auf ca. 11 % geschätzt. Zudem ist es eine relevante Erkrankung. Das weiß eigentlich jeder, der schon einmal akute Magen-Darm-Probleme hatte und unter Schmerzen, Gasbildung, Durchfall und Krämpfen litt. Und der Reizdarm ist eine teure Erkrankung, denn er führt zu häufigen Arztbesuchen beim Hausarzt und beim Gastroenterologen und stellt einen der häufigsten Gründe für eine Krankschreibung dar. Und dennoch ist es in der Regel so, dass – wenn bei der Magen- und Darmspiegelung nichts gefunden und die Diagnose »Reizdarmsyndrom« gestellt wird – Betroffene mit wenig hilfreichen Ratschlägen abgespeist werden, wie »Ist nicht so schlimm.« »Wird schon wieder.« »Essen Sie mal ein bisschen vorsichtiger.« »Kauen Sie besser.«

Bis vor kurzem galt der Reizdarm bei vielen Ärzt*innen vor allem als psychische Erkrankung: Zu viel Stress, schlechte Gewohnheiten, die Psyche. Doch jetzt hat sich das geändert. Oder es ist gerade dabei, sich zu ändern. Zum Glück. Neue Daten zeigen, dass bis zu 80 % der Betroffenen mit Darmsymptomen eigentlich eine Dünndarmfehlbesiedlung haben. Also dass Bakterien, die eigentlich im Dickdarm sein sollten, nach oben gewandert sind, den Dünndarm besiedelt und sich dort ausgebreitet haben. Das macht dann verschiedenste Symptome wie Blähungen, Durchfall, Verstopfung und Schmerzen. Typische Reizdarmsymptome.

Bloß, dass man diese Erkrankung jetzt messen und diagnostizieren und sogar behandeln kann. Sie heißt auch nicht mehr Reizdarm, sondern Dünndarmfehlbesiedlung, kurz SIBO. Bisher weiß das nur kaum einer. Doch jetzt gibt es zum Glück dieses Buch von Gabriela Hoppe, einer ausgewiesenen Expertin für dieses Thema. In den sozialen Medien ist sie der Reizdarm-Community gut bekannt und Betroffene berichten begeistert von ihren Postings, ihrem Podcast und ihrem 6-Säulen-Programm. Und gut schreiben kann sie auch noch. Darum kann ich Ihnen nur empfehlen, dieses Buch unbedingt zu lesen!

Dr. med. Thomas Fiedler, MBA
Facharzt für Innere Medizin,
www.reizdarm-SOS.de

Liebe Leserin, lieber Leser,

es freut mich, dass du zu diesem Buch gegriffen hast, und ich bin sehr gespannt, zu welcher der beiden typischen Interessengruppen du gehörst:

Gehörst du zur Gruppe der Betroffenen, leidest du vermutlich unter ungeklärten Blähungen, Blähbauch, Bauchschmerzen, Sodbrennen, Übelkeit, Unverträglichkeiten und/oder anderen Unpässlichkeiten rund um den Verdauungstrakt – landläufig bezeichnet als Reizdarmbeschwerden. Falls das auf dich zutrifft: Willkommen im Club!

Laut Statistik leiden allein in Deutschland mehr als neun Millionen Menschen mehrmals im Monat an ungeklärten Magen-Darm-Beschwerden – die Dunkelziffer wird von Expert*innen deutlich höher eingeschätzt. Bei vielen Betroffenen wird keine handfeste Ursache ermittelt und sie werden mit der Diagnose »psychosomatisch« bzw. »somatoform« nach Hause geschickt. Im schlimmsten Fall finden sie sich mit dieser Diagnose ab und fristen ein schmerzvolles und frustriertes Dasein. Im besten Falle beginnen sie jedoch, selbst zu recherchieren. So wie du vermutlich auch.

Im allerbesten Falle stoßen sie dann auf das Thema Dünndarmfehlbesiedlung (SIBO) bzw. »intestinal methanogen overgrowth« (IMO) und stellen fest, dass die Symptome 1:1 auf sie passen. Was nicht verwunderlich ist, denn schätzungsweise leiden bis zu 80 % aller Betroffenen mit Reizdarm in Wirklichkeit unter einer Fehlbesiedlung des Darms! Leider ist diese Diagnose noch weitgehend unbekannt. Auch gibt es wenige Therapeut*innen, die das Thema durchdringen und die SIBO und IMO zielführend und vor allem wirksam behandeln können.

Vielleicht gehörst du ja zur zweiten Gruppe, den Therapeut*innen. Falls ja: großartig! Ich bin begeistert, dass du dich mit diesem so wichtigen Thema auseinandersetzt und Betroffene bei der Behandlung ihrer Beschwerden kompetent unterstützt. Literatur zum Thema SIBO/IMO als eine der Hauptursachen für Reizdarmbeschwerden gibt es – zumindest auf dem deutschen Markt – bislang kaum. Und das, obwohl die zugrundeliegenden Mechanismen unter anderem Namen bereits in den 1960er Jahren Erwähnung fanden. Entstehung, Pathophysiologie, Diagnose- und vor allem Therapiemöglichkeiten werden jedoch erst seit dem Jahr 2000 ausführlicher erforscht und der Begriff SIBO setzte sich durch. Seitdem sind viele Erkenntnisse gewonnen worden, u.a. wurde auch die Sonderform IMO eingeführt.

Vorreiter*innen bei der Erforschung und der Therapie von SIBO und IMO sind amerikanische Ärzt*innen, allen voran Dr. Mark Pimentel vom Cedars-Sinai. Viel für Einsatz, Verbreitung und Weiterentwicklung seiner

Ideen tun u. a. Dr. Allison Siebecker, Dr. Nirala Jacobi, Dr. Michael Ruscio und Dr. Steven Sandberg-Lewis. Die Erkenntnisse dieser Expert*innen waren mir von unschätzbarem Wert bei meinen eigenen Forschungen sowie bei der Entwicklung meines 6-Säulen-Programms zur dauerhaften Beseitigung von SIBO und IMO. Mein besonderer Respekt und Dank gilt Dr. Allison Siebecker, die in ihrem Therapeut*innen-Kurs eine hervorragend strukturierte Aufarbeitung des wissenschaftlichen Status quo liefert.

In diesem Ratgeber beziehe ich mich auf den aktuellen mir bekannten Stand der Wissenschaft und teile mit dir meine umfangreichen Erfahrungen, Erkenntnisse und erfolgversprechendsten Strategien aus der Behandlung unzähliger Betroffener. Darüber hinaus greife ich zurück auf anatomische, physiologische und biochemische Grundlagen bzw. Erkenntnisse der modernen Medizin sowie auf die Erkenntnisse von Kolleg*innen und ebenso auf die unschätzbaren Feedbacks aus meiner tollen Community, die sich über meinen Podcast »Erfolg durch Ernährung« und über die sozialen Medien gebildet hat.

Das Thema »Reizdarm« in all seinen Facetten ist seit geraumer Zeit ein großer Schwerpunkt in meiner Naturheilpraxis. Bei der Behandlung von Betroffenen habe ich über die Jahre folgende Feststellungen gemacht:

- Es gab bislang immer einen Grund für die Symptome, nach dem jedoch bisher einfach nicht gesucht oder der nicht gefunden wurde.
- Die meisten Reizdarm-Betroffenen litten unter SIBO oder IMO.
- Erst wenn man den Grund für die Beschwerden gefunden hat, also die Wurzel des Übels, dann kann man einen vernünftigen Behandlungsplan aufstellen.
- Es gibt keinen pauschalen »Masterplan« für die Behandlung.
- Es braucht Geduld und es braucht meist auch etwas Versuch und Irrtum.
- Es braucht den Willen der Betroffenen zur Gesundung und ihre Mitarbeit.
- Es ist sehr gut möglich, eine SIBO/IMO ein- für allemal zu beseitigen.
- SIBO und IMO selbst und wirksam zu behandeln, ist möglich und sogar sinnvoll!

Die besten und schnellsten Ergebnisse werden erzielt, wenn Betroffene beginnen, ihren Körper (wieder) als Teampartner zu begreifen; wenn sie ihre Symptome verstehen und zu Expert*innen für ihre Erkrankung und die Bedürfnisse ihres Organismus werden.

Weil Heilung in den meisten Fällen möglich ist, jedoch in den wenigsten Fällen die erforderlichen Kenntnisse vorliegen (bei Betroffenen genauso wie bei Therapeut*innen), habe ich mich dazu entschieden, dieses Buch zu schreiben. Ich teile mit dir alle mir aktuell bekannten und für dich relevanten Informationen, die du brauchst, um Beschwerden wirksam und dauerhaft zu beseitigen. Ich führe dich durch alle Schritte, die ich auch bei meinen Praxis-Behandlungen durchlaufe. Mit diesem Ratgeber hast du alle Informationen an der Hand, die du benötigst, um wieder zu dauerhafter Gesundheit zu gelangen bzw. Betroffene dorthin zu begleiten. Ich wünsche dir von Herzen, dass dies gelingt!

Gabriela Hoppe, im Frühjahr 2025

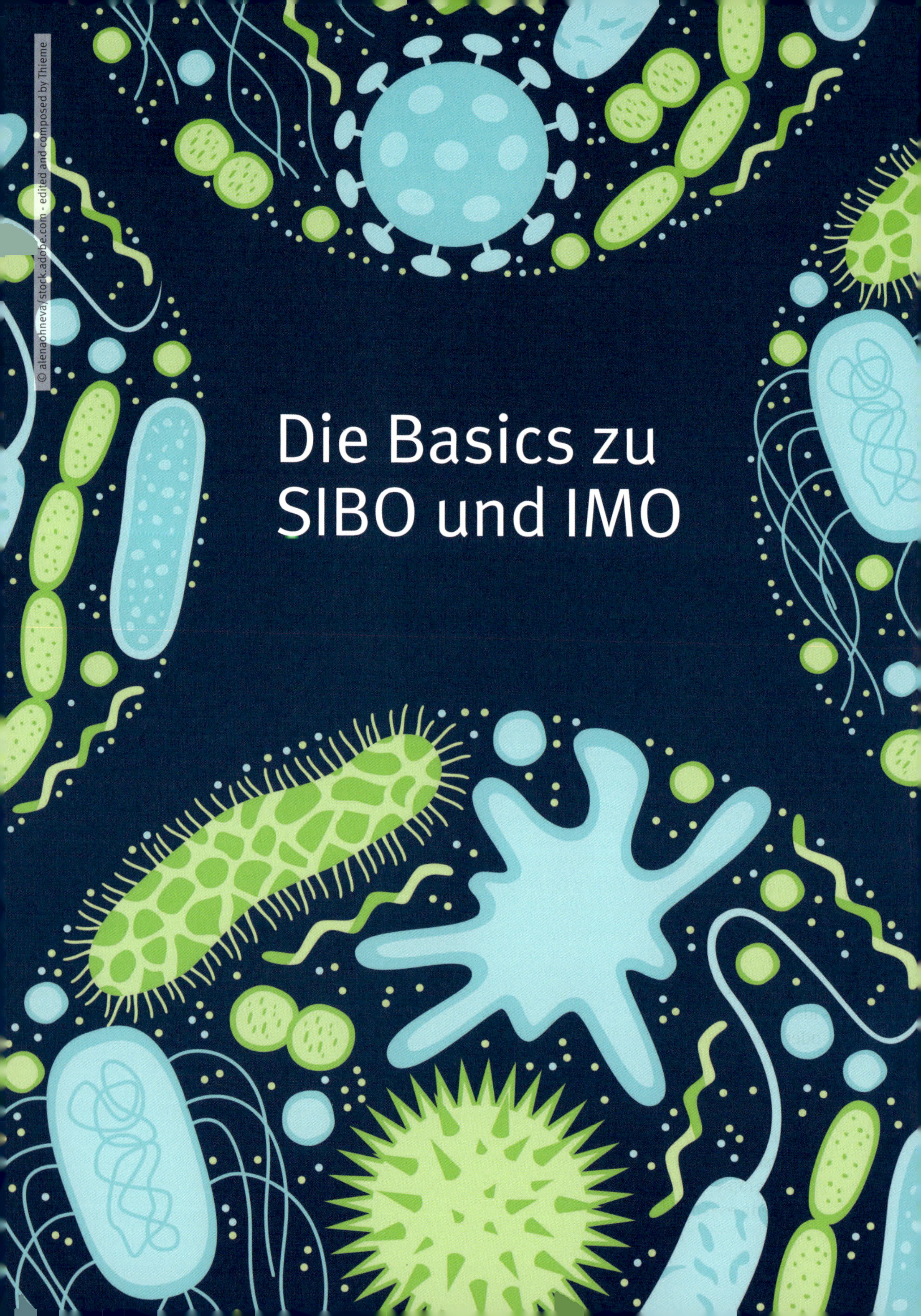

Die Basics zu SIBO und IMO

Was ist eine Darmfehlbesiedlung?

Hier bekommst du einen ersten Überblick über das Krankheitsbild, bevor wir in den folgenden Abschnitten tiefer in die Mechanismen und natürlich in die Therapie eintauchen.

Wie werden eine SIBO (S. 12) und eine IMO (S. 14) definiert? Welche Begriffe und Abkürzungen tauchen im Zusammenhang mit diesen Darmfehlbesiedlungen auf? Die vielen Begriffe können manchmal verwirrend sein, darum möchte ich sie hier einmal für dich klären und dir auch eine einfache Möglichkeit geben, sie später nochmal nachzuschlagen.

Eine erste Kurzdefinition von SIBO: SIBO steht für »small intestinal bacterial overgrowth«. »Small intestine« ist der englische Begriff für den Dünndarm. »Bacterial overgrowth« steht für eine bakterielle Überwucherung bzw. Fehlbesiedlung. Bei einer SIBO geht es darum, dass sich im Dünndarm überproportional viele Bakterien oder bakterienähnliche Organismen ansiedeln. Dabei geht es meist gar nicht um pathogene Keime, also gefährliche oder körperfremde Mikroben, sondern um »ganz normale« Darmbakterien. Das ist wichtig für das Verständnis der Mechanismen und auch der Therapie: **SIBO ist keine Infektion**, auch wenn es dabei um Bakterien bzw. bakterienähnliche Mikroben geht. Bei einer Infektion dringen schädliche Mikroorganismen in einen Organismus ein, besiedeln ihn, vermehren sich und rufen eine akute Erkrankung hervor. Meistens sind Infektionen auch ansteckend.

Bei einer **SIBO** befinden sich **zu viele meist »ganz normale« Bakterien am falschen Ort**. Darum sprechen wir von einer Fehlbesiedlung oder Überwucherung. Eine SIBO ähnelt häufig einer chronischen Infektion, denn auch hier dringen Mikroorganismen in eine Struktur (den Dünndarm) ein, besiedeln ihn und vermehren sich. Durch die Fehlbesiedlung wird das natürliche Gleichgewicht der Darmbakterien gestört. Und das verursacht unangenehme Reizdarmsymptome.

Unser Verdauungstrakt

Um SIBO und IMO richtig zu verstehen, musst du ein paar Dinge über deinen Verdauungstrakt wissen: hier die Grundlagen, die wir später noch detaillierter betrachten.

Der Aufbau des Darms

Der Darm besteht aus zwei großen Teilen: dem Dünndarm, der nach dem Magen beginnt, und dem Dickdarm, der auf den Dünndarm folgt und am After endet. Dünndarm und Dickdarm sind durch die sogenannte Ileocaecalklappe (auch: Bauhin-Klappe) voneinander getrennt. Diese Klappe ist eigentlich keine Klappe, sondern eine Art ventilartiger Verschluss aus Schleimhautfalten, die verhindern, dass Darminhalt aus dem Dickdarm in den Dünndarm gelangt. Dies gilt auch für die Bakterien, die sich im Dickdarm befinden.

Darmbakterien und Mikrobiom

Du bestehst zu **weniger als 50 % aus menschlichen Zellen**. Das ist zumindest eine aktuelle Schätzung von Wissenschaftler*innen, wenn es um das Verhältnis von Körperzellen zu Mikroorganismen geht, die in unserem Körper leben – vorwiegend in unserem Verdauungstrakt. Von der Mundhöhle bis zum After ist dein Verdauungstrakt unterschiedlich dicht von Bakterien und anderen Mikroben besiedelt.

Die Gesamtheit der Mikroorganismen in unserem Verdauungstrakt bezeichnet man als Mikrobiom. Oft spricht man auch von der Bakterienflora (oder Darmflora, wenn es um die Darmbakterien geht). Wissenschaftlich korrekt ist jedoch den Begriff »Mikrobiom«. In unserem Verdauungstrakt leben mehr Mikroben, als die Erde Bewohner*innen hat – so um die 30 bis 100 Billionen, schätzt die Wissenschaft. Zwischen 150 und 1000 verschiedene Arten von Bakterien und anderen Mikroben leben in einem gesunden Darm – bestenfalls in optimalen Verhältnissen zueinander und in perfekter Symbiose mit uns. Die Zusammensetzung dieses Mikrokosmos wird durch verschiedene Faktoren beeinflusst.

Um nur mal die wichtigsten Einflussfaktoren auf das Mikrobiom zu nennen:

- die Geburt (vaginal oder per Kaiserschnitt),
- die Ernährung,
- mögliche Erkrankungen (akut und v. a. chronisch),
- Medikamente (nicht nur Antibiotika, die speziell auf Bakterien wirken) und Nahrungsergänzungsmittel,
- Stoffwechselabfallprodukte und Alltagsgifte,
- Stress.

Fakt ist: Die einen Bakterien haben wir sehr gerne im Darm, sie fördern unsere Gesundheit, heben unsere Laune, kurbeln die Fettverbrennung an, helfen bei der reibungslosen Verdauung. Die anderen Mikroben haben wir dort weniger gerne, da sie entweder pathogene Krankheitserreger sind oder in zu großer Menge den Organismus und den Stoffwechsel durcheinanderbringen und zu Symptomen führen können. Zusammengefasst: **Ein gesundes, gut balanciertes Mikrobiom unterstützt und beschützt uns.**

Eine ausführliche SIBO-Definition

Bei einer SIBO findet man im Dünndarm eine unnormal hohe Anzahl von Bakterien oder bakterienähnlichen Mikroben am falschen Ort. Von einer SIBO spricht man definitionsgemäß, wenn sich 10^5 (100.000) bis 10^6 (1.000.000) Bakterien pro ml in der Flüssigkeit im Dünndarm befinden.

Erwartungsgemäß findet man im Dünndarm 10^3 (1000) Bakterien pro ml oder weniger.

» Überblick über das menschliche Verdauungssystem

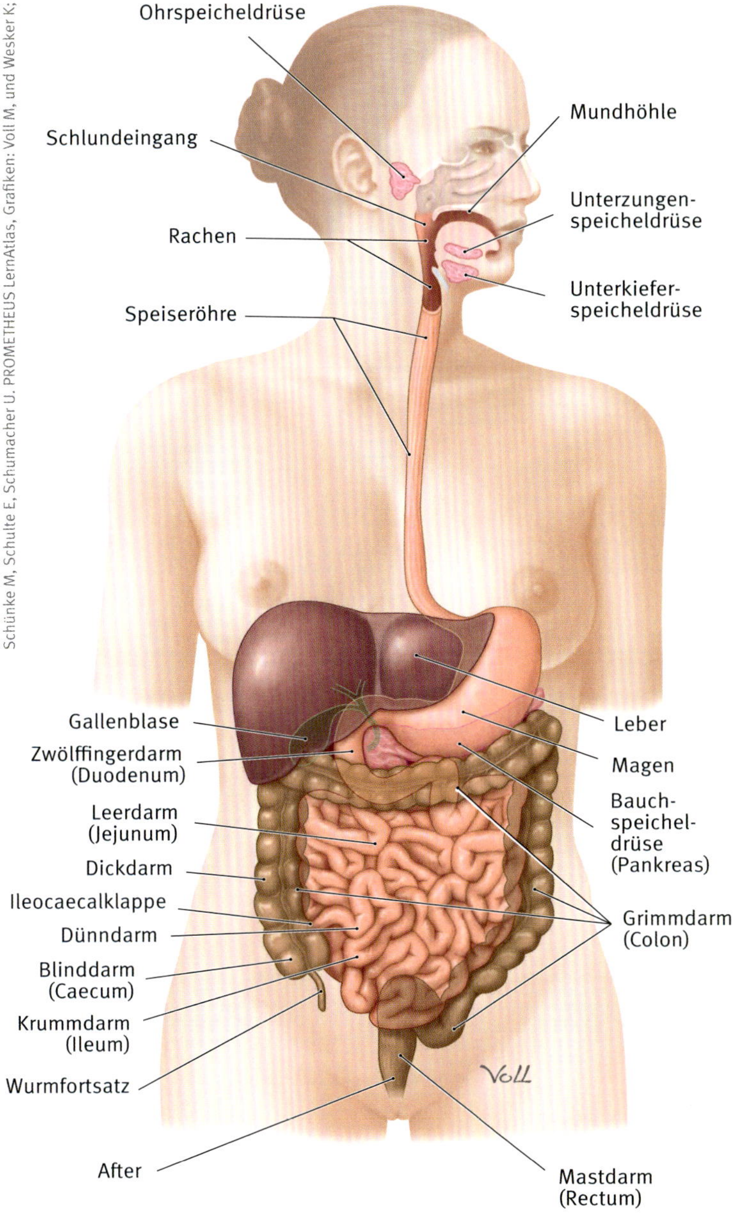

Schünke M, Schulte E, Schumacher U. PROMETHEUS LernAtlas, Grafiken: Voll M, und Wesker K; Thieme; 2018

MAHLZEIT

Min 1	**Mund**
Min 1-2	**Rachen & Speiseröhre**
Min 2-20	**Magen**
	Dünndarm
Min 15-30	**Zwölffingerdarm**
Min 20-30	Jejunum & Ileum mit Bürstensaumenzymen & Tight Junctions
Min 90-180 oder länger	**Dickdarm**

Die Menge nimmt gegen Ende des Dünndarms kurz vor Erreichen des Dickdarms zu in Richtung 10^5 (100.000) Bakterien pro ml. Im Vergleich dazu: Der Dickdarm beherbergt in etwa 10^{10} (10.000.000.000) bis 10^{12} 1.000.000.000.000) Bakterien pro ml Flüssigkeit.

Befinden sich im Dünndarm zu viele Keime, verändert dies das Darmmilieu, stört die Verdauung und beeinträchtigt die Aufnahme von Nährstoffen. Die fehlgeleiteten Mikroben machen im Dünndarm nun genau das, was sie sollen, leider bloß am falschen Ort: Sie kümmern sich um noch unverdaute Nahrung und beginnen, vor allen Dingen Kohlenhydrate zu verdauen und zu fermentieren.

Hast du im Dünndarm zu viele kohlenhydratspaltende Mikroben, können Schleimhäute geschädigt werden, die »normalen« Verdauungsprozesse werden gestört und die Mikroben konkurrieren um das zugeführte Futter: Es findet eine übermäßige und vor allem viel zu frühe Fermentation (Gärung) von Kohlenhydraten statt. Bei Gärungsprozessen entstehen Gase, außerdem toxische Abbauprodukte und osmotisch wirksame Stoffe. Das heißt, Wasser kann in den Darm gezogen werden. Und damit sind wir schon direkt bei einem Kernsymptom von SIBO, die du vielleicht selbst am eigenen Leib erfährst: Blähprozessen jeglicher Art. Doch dazu später mehr.

IMO-Definition

Im Zusammenhang mit SIBO fällt neuerdings häufig die Abkürzung »IMO«. IMO steht für »intestinal methanogen overgrowth«. »Methanogen overgrowth« bedeutet eine Überwucherung mit methanbildenden Mikroben. Genaugenommen sind dies keine Bakterien, sondern bakterienähnliche Mikroben, sogenannte Archaeen. Diese sind weder im Dünn- noch im Dickdarm erwünscht. »Intestinal« bezeichnet den Darm an sich, da die Fehlbesiedlung sowohl im Dünndarm als auch im Dickdarm vorliegen kann. Die Abkürzung »IMO« ist relativ jung und hat sich noch nicht überall durchgesetzt. Deshalb findest du in vielen Quellen nur den Oberbegriff »SIBO«, auch wenn dieser streng genommen nicht immer zutrifft; behalte dies im Hinterkopf, wenn du andere Beiträge liest.

Typen von Darmfehlbesiedlungen

Je nachdem, welche Bakterien oder Keime sich wo fehlansiedeln, unterscheidet man verschiedene Varianten von Fehlbesiedlungen, die einzeln oder in jeglicher Kombination auftreten können. Folgende Fälle können wir bei einer Fehlbesiedlung unterscheiden:

Infektion: Sowohl Dick- als auch Dünndarm können von krankmachenden (pathogenen) Keimen fehlbesiedelt werden.

Dysbiose: Das Mikrobiom ist durcheinandergeraten – die erwünschten Bakterien- bzw. Mikrobenarten liegen in zu hohen oder zu geringen Anteilen vor, also die Verhältnisse passen nicht mehr. Werden wichtige Bakterienstämme, z. B. die wichtigen Leitkeime unseres Darms (u. a. Bifidobakterien und Laktobazillen), verdrängt, spricht man auch von einer Mangeldysbiose. Eine Dysbiose kann immer auch die Ansiedlung unerwünschter oder sogar krankmachender Mikroben begünstigen, tut dies aber nicht

WISSEN FÜR THERAPEUT*INNEN

Eine Wasserstoff-Fehlbesiedlung kann auch verdeckt/versteckt auftreten

- Methan- und Wasserstoffsulfid-Bildner können nämlich den Wasserstoff nutzen, der bei einer Wasserstoff-SIBO entsteht, um daraus Methan (Verhältnis 4:1) bzw. Wasserstoff-Sulfid (Verhältnis 5:1) zu bilden.
- Man findet dann in entsprechenden Atemtests den eigentlich bestehenden Wasserstoffüberschuss nicht, weil er von den Methan- bzw. Wasserstoffsulfid-Bildnern verbraucht wurde.
- Erst nach Beseitigung der Methan- bzw. Wasserstoffsulfid-Bildner würden Wasserstoffwerte wieder ansteigen.

Grundsätzlich kann man festhalten, dass bei bestehender SIBO oder IMO immer auch eine weiterführende Dysbiose des Darms vorliegt, die behandelt werden sollte. Die Wiederherstellung der Wehrhaftigkeit des Darms und optimaler Verdauungsprozesse ist ein wichtiger Erfolgsfaktor der Therapie. Manchmal ist es schwierig, zu unterscheiden, ob akute Beschwerden durch eine SIBO/IMO verursacht werden oder ob eine Dysbiose im Dickdarm der Grund ist. Das alles macht die Diagnostik vertrackter und deutet schon darauf hin, dass es verschiedene Diagnosepunkte braucht, um dem Geschehen auf die Spur zu kommen.

zwangsläufig. Manchmal sind bei einer Dysbiose auch »nur« die einzelnen Gruppen oder Stämme von Mikroben ungünstig verteilt.

Dysbiosen können im gesamten Darm auftreten. Man bezieht sich mit dem Begriff Dysbiose dennoch in den meisten Fällen auf den Dickdarm. Mit Dickdarm-Dysbiosen kennen sich viele Therapeut*innen gut aus, nicht zuletzt, weil sie (anders als Dünndarm-Dysbiosen) seit vielen Jahren über Stuhluntersuchungen einigermaßen gut und einfach zu untersuchen sind.

Auch SIBO und IMO sind Dysbiosen: allerdings sehr spezielle, denn sie spielen sich überwiegend im Dünndarm ab, den man schwer untersuchen kann. Dabei gibt es zwei verschiedene Mechanismen:

- Es befinden sich **zu viele Bakterien** im Dünndarm – die Bakterien gehören zwar in den menschlichen Darm, allerdings halten sie sich normalerweise im Dickdarm oder im Atmungstrakt auf. Das ist bei Wasserstoff- oder Wasserstoffsulfid-Bildnern der Fall (SIBO).
- Es befinden sich **zu viele falsche Mikroben** im Dünndarm – die Keime haben im menschlichen Darm eigentlich nichts zu suchen. Das ist bei Methanbildnern der Fall (nach alter Terminologie Methan-SIBO oder korrekter IMO) oder auch bei bestimmten SIBO-Arten. Eine IMO kann sich dabei auch oder sogar ausschließlich auf den Dickdarm erstrecken.

Wasserstoff, Methan und Wasserstoffsulfid: SIBO und IMO sind relativ neu erforschte Überwucherungen des Darms mit spezifi-

Typen von Darmfehlbesiedlungen

Produziertes Gas	Wasserstoff (H_2)	Methan (CH_4)	Wasserstoffsulfid (Schwefelwasserstoff, H_2S)
Fehlbesiedlungsart	**small intestinal bacterial overgrowth (SIBO)**	**intestinal methanogen overgrowth (IMO)**	**small intestinal bacterial overgrowth (SIBO)**
Fremdkeime	Bakterien	Archaeen	Bakterien
häufige Keime	E. coli, Klebsiella, Aeromonas	M. smithii	Desulfobacter bzw. Desulffovibrio spp., Fusobacterium varium, Klebsiella, Proteus, Citrobacter, E. coli
typische Symptome	Blähbauch, Durchfall	Blähbauch, Verstopfung, träge Motilität	Blähbauch, extrem verstärkte Symptome (Durchfall, Verstopfung, wechselnder Stuhl), nach Schwefel riechende Blähungen, viszerale Hypersensibilität; Begleitsymptome außerhalb des Verdauungstraktes (Foggy Head, Rosacea, Ödeme, Blasenbeteiligung, Gelenkschmerzen, taube oder kribbelnde Extremitäten)
Anmerkung	Hier ist in den meisten Fällen davon auszugehen, dass Bakterien aus dem Dickdarm in den Dünndarm gelangen konnten, denn im gesunden Dickdarm finden wir durchaus Wasserstoffbildner.	Methanbildner siedeln sich häufig nicht nur im Dünndarm an, sondern auch (oder sogar ausschließlich) im Dickdarm. Auch in einem gesunden Dickdarm haben Methanbildner nur in sehr geringen Mengen etwas zu suchen, sodass wir hier etwas genauer hinschauen müssen, wo sich die Fehlbesiedlung abspielt. Tritt bei einer Methan-Fehlbesiedlung Durchfall auf, liegen häufig andere Diagnosen (z. B. Leaky Gut) oder eine versteckte H_2-SIBO im Hintergrund.	Wasserstoffsulfid in kleinen Mengen ist wichtig für unseren Darm. In zu großen Mengen wirkt es jedoch als Neurotoxin und schädigt unsere Nerven, Gewebe, Zellen bzw. Mitochondrien. Infolgedessen fehlt Zellenergie und der Zellstoffwechsel wird beeinträchtigt. Über diese Fehlbesiedlung ist noch am wenigsten bekannt, weil sie nur in wenigen Ländern der Welt diagnostisch erfassbar ist. Schätzungsweise tritt die Wasserstoffsulfid-SIBO bei ca. 10–15 % der Betroffenen auf. Die meisten Fälle sind vermutlich bislang unerkannt.

schen gasbildenden Bakterien oder bakterienähnlichen Mikroben. In obiger Tabelle habe ich für dich die wichtigsten Unterscheidungsmerkmale der verschiedenen Fehlbesiedlungstypen zusammengestellt.

Herkunft der fehlangesiedelten Keime: Die fehlangesiedelten Mikroben müssen nicht zwangsläufig aus dem Dickdarm stammen. Wissenschaftler*innen entdeckten in Kulturen und in DNA-Tests sowohl dickdarmtypische Bakterien als auch Keime, die typischerweise im Atemtrakt beheimatet sind. Die Fehlbesiedlungskeime können also oral zugeführt sein, aus dem Mund- oder Halsraum stammen, aus dem Dünndarm selbst oder aus dem Dickdarm zurückgewandert sein.

Kombinierte und versteckte Fehlbesiedlungen

Die unterschiedlichen Varianten von SIBO und IMO können auch kombiniert vorliegen. Oftmals liegen dann uneindeutige, wechselnde Stuhlausscheidungen vor oder Motilität und Stuhlfrequenz und -beschaffenheit passen nicht zum Ergebnis des Atemtests (S. 68) zum Nachweis der Fehlbesiedlung.

Wichtige Begriffe auf einen Blick

Ich fasse hier die verschiedenen Begriffe und Erklärungen zusammen, damit du bei Bedarf nochmal nachschlagen kannst und sie direkt auf einen Blick zur Verfügung hast:

SIBO: »Small intestinal bacterial overgrowth« bedeutet »bakterielle Dünndarmfehlbesiedlung« bzw. »-überwucherung«. SIBO wird im engeren Sinne für eine Überwucherung des Dünndarms mit Bakterien (Wasserstoff- oder Wasserstoffsulfid-Bildner) verwendet. Im weiteren Sinne als Oberbegriff für Fehlbesiedlungen des Dünndarms mit Bakterien oder methanbildenden Archaeen.

IMO: die Abkürzung für »intestinal methanogen overgrowth«, also ein übermäßiges Vorliegen methanbildender Mikroben. Diese zählen zu den Archaeen und nicht zu den Bakterien, weshalb die Abkürzung SIBO nicht wissenschaftlich korrekt ist. Eine IMO kann im Dünn- oder Dickdarm vorkommen.

SIFO: »Small intestinal funghal overgrowth« steht für eine Überwucherung des Dünndarms mit Hefepilzen (Candida). Diese kann isoliert oder auch im Rahmen einer SIBO bestehen. Hefen können auch den Dickdarm überwuchern, darum verwende ich lieber die Begriffe »Candidose« oder »Pilzbefall«.

Reizdarm: »Reizdarm« ist eine Ausschlussdiagnose. Das bedeutet, dass sie nur dann gestellt werden darf, wenn alle organischen Ursachen ausgeschlossen sind. Ich habe in der Praxis noch nicht einen einzigen Fall erlebt, in dem das zutraf. Vielmehr trifft in den meisten Fällen das Gegenteil zu und die bisherige Diagnostik war rudimentär und lückenhaft. Für mich ist »Reizdarm« darum noch nicht einmal eine Ausschlussdiagnose, sondern eher eine Hilflosigkeitsdiagnose, weil die eigentlichen Ursachen der Störung (noch) nicht gefunden wurden. Die Differenzialdiagnosen (S. 62) sind diejenigen möglichen Diagnosen, die mindestens abgeklärt werden sollten. Darüber hinaus gibt es noch weitere eher seltene Erkrankungen bzw. Störungen, die Auslöser/Ursache für die Symptome sein könnten. In meiner Praxis traf bislang in all den Jahren immer mindestens einer dieser Gründe zu.

Dysbiose: Eine Dysbiose bezeichnet ein Ungleichgewicht in der Darmbesiedlung. Dabei geht es nicht um krankmachende Fremdkeime, sondern um die Zusammensetzung des Mikrobioms. Der Begriff gibt keinen Aufschluss über Ort oder Art des Ungleichgewichts. Er sagt aus, dass bestimmte erwünschte Mikroben im Defizit und/oder andere im Überschuss vorhanden sind. Dysbiosen können verschiedene Reizdarmsymptome hervorrufen und können vor allem pathogenen Keimen eine Ansiedlung leichter machen. Typischerweise liegt im Rahmen einer SIBO oder IMO immer auch eine generelle Dysbiose vor.

Infektion: Eine Infektion ist das Eindringen und die Vermehrung krankmachender (pathogener) Keime in den Organismus. Infektionen sind im Gegensatz zu Dysbiosen typischerweise übertragbar.

CED: Dies ist die Abkürzung für »chronisch entzündliche Darmerkrankung«. Dazu gehören z. B. Morbus Crohn oder Colitis ulcerosa oder auch die kollagene Kolitis. Diese Abkürzung liest du häufig im Zusammenhang mit Reizdarmbeschwerden, da Symptome oft ähnlich sind.

Symptome einer Darmfehlbesiedlung

Bei einer SIBO sind im Dünndarm zu viele kohlenhydratspaltende Bakterien oder Archaeen. Dadurch werden Verdauungsprozesse gestört und es findet eine übermäßige und vor allem viel zu frühe Fermentation von Kohlenhydraten statt. Bei einer IMO können diese Prozesse auch übermäßig im Dickdarm stattfinden. Fermentation bedeutet Gärung, und bei Gärungsprozessen entstehen Gase, außerdem toxische Abbauprodukte und osmotisch wirksame Stoffe. Das heißt, Wasser kann in den Darm gezogen werden. Durch die Gärung entstehen die Schlüsselsymptome von SIBO und IMO: Blähprozesse jeglicher Art!

Wenn die fehlgeleiteten, Kohlenhydrate fermentierenden Bakterien sich im Dünndarm befinden, findet dort auch die übermäßige Gasbildung statt. Da es vom Dünndarm aus noch ca. 5 bis 7 m bis zum »Ausgang« sind, kommen die Gase typischerweise nicht direkt heraus, sondern führen zu einem regelrecht trommelharten Blähbauch. Dieser verursacht häufig auch Schmerzen, da die Gase nicht abgehen können. Man nennt diese »Pupse, die nicht rauskommen«, auch Meteorismen.

Da der Übertritt von Nahrung aus dem Magen in den oberen Dünndarm ca. 5 bis 30 Minuten nach dem Essen erfolgt, treten die Blähprozesse typischerweise relativ kurzfristig nach der Nahrungszufuhr auf. Logischerweise verschlechtern sie sich nach extrem kohlenhydrat- und ballaststoffreichen Mahlzeiten. Viele Betroffene berichten, dass sich die Symptome im Tagesverlauf von Mahlzeit zu Mahlzeit verschlechtern. Durch den geblähten oberen Verdauungstrakt kann es sogar dazu kommen, dass das Zwerchfell nach oben gedrückt wird. Das Zwerchfell (Diaphragma) ist wie eine Kuppel oberhalb des Magens gespannt und trennt den Brust- und den Bauchraum voneinander. Wird das Zwerchfell nach oben gedrückt, kann es selbst bei nicht übermäßiger Magensäureproduktion zu einem unangenehmen Reflux kommen, also dem Zurückfließen von Magensaft in die Speiseröhre, das meist mit Sodbrennen einhergeht. Je nach Fehlbesiedlungstyp und je nach Ursache der Fehlbesiedlung werden unterschiedliche Auswirkungen auf die Verdauung beobachtet. Von Verstopfung über wechselnde Stühle bis hin zu Durchfall sind alle Varianten von Verdauungsstörungen beobachtbar.

Symptome entstehen erstens durch Fermentationsprozesse, zweitens durch Schädigungen der Darmbarriere oder der Darmfunktion durch die Bakterien und deren Toxine sowie drittens durch die Auslöser, Ursachen und Treiber der Fehlbesiedlung selbst, die meistens auch ganz eigene Symptomatiken verursachen.

Was, wenn meine Symptome nicht passen?

Symptome sind selten zu 100 % eindeutig und können im Einzelfall anders aussehen. Insbesondere wenn mehrere Fehlbesiedlungsvarianten kombiniert auftreten oder weitere Unverträglichkeiten oder Dysbalancen die eindeutige Zuordnung verschleiern. Deine Fehlbesiedlung muss also nicht nach Lehrbuch verlaufen. Vor allem die »komischen« Begleitsymptome treten häufig im Zusammenhang mit Histaminintoleranz (HIT), Mastzellenaktivierungssyndrom (MCAS) oder Salicylatintoleranz auf. **Nicht jeder SIBO- oder IMO-Betroffene muss alle Symptome aufweisen**, nicht jedes Symptom weist eindeutig auf SIBO bzw. IMO hin. Es gibt auch Fehlbesiedlungen **ohne einen aufgeblähten Bauch**.

Symptome treten auch in unterschiedlicher Heftigkeit auf. Bei milden Verläufen klingen Beschwerden innerhalb weniger Stunden nach Auftreten wieder ab. Bei heftigen Verläufen bestehen Beschwerden oftmals über Tage und ein Bezug zur Nahrungsaufnahme lässt sich nicht zuverlässig erkennen.

Symptome dokumentieren

Um dir einen Überblick über die Symptome zu verschaffen und Verbesserungen oder Verschlechterungen im Verlauf zu dokumentieren, findest du online über einen QR-Code (S. 247) ausführliche Symptomtagebücher. Damit können die Symptome, z. B. einmal wöchentlich oder bei Veränderungen, genau notiert und in ihrer Ausprägung bewertet werden, z. B. auf einer **Skala von 1–10**. Wenn du diese Symptomtagebücher ausdruckst, hast du sie bei der weiteren Lektüre zur Hand. Sie begleiten dich während der gesamten Behandlung, ermöglichen dir, Zusammenhänge immer besser zu verstehen, den Therapieerfolg einzuschätzen und deinen Behandlungsplan sinnvoll anzupassen. Das erste Symptomtagebuch erfasst die Symptome und Störungen in Verdauung und Stoffwechsel. Das zweite erfragt Symptome und Störungen außerhalb des Verdauungstraktes. Manche sind Folge einer Fehlbesiedlung, andere begünstigen sie – wieder andere stehen zwar nicht in direktem Zusammenhang mit SIBO oder IMO, zeigen jedoch an, dass im Körper eine Regulationsstörung besteht. .

WISSEN FÜR THERAPEUT*INNEN

Einschätzung von Symptomen

Wenn du Verdauung, Motilität und Stuhlgang als Symptom betrachtest, kläre bitte ab, ob die Betroffenen Präparate einnehmen, die den Verdauungstrakt beeinflussen. Unauffälliger Stuhlgang bei Einnahme von Prokinetika (das sind motilitätsfördernde Präparate) oder Laxanzien (Abführmittel) könnte dann nämlich »eigentlich« Verstopfung darstellen. Unauffälliger Stuhlgang beim regelmäßigen Gebrauch von Aktivkohle könnte auf »eigentlich« Durchfall hindeuten. Wichtig ist, wie sich der Darm, die Verdauung und auch die Ausscheidungen ohne den Einsatz unterstützender Präparate verhalten würden. Selbiges gilt für die Ernährung. Wenn Patient*innen eine spezielle Diät oder Ernährungsform befolgen, kläre bitte ab, wie sich Symptome ohne diese spezielle Ernährung verhalten würden.

CHECKLISTE

Typische Symptome von SIBO und IMO

Diese Checkliste bietet einen Überblick, welche Verdauungsbeschwerden und anderen Symptome aufgrund einer SIBO und/oder IMO auftreten können. Sie kann sowohl Betroffenen als auch Therapeut*innen als Checkliste zum Ankreuzen dienen.

- ☐ **Blähbauch** durch die Gase, zum Teil trommelhart und gespannt
- ☐ **schmerzhafte Meteorismen** (Pupse, die nicht rauskommen) durch den Druck der Gasbildung, die Muskelkontraktionen, Bakterientoxine oder eine Hypersensibilität der Bauchorgane
- ☐ **Motilitätsstörungen**, also beeinträchtigte Darmpassage, Darmbewegung und verzögerte Entleerung
- ☐ Gefühl eines **Steins im Magen** und eines trägen Stoffwechsels, ggf. mit **Übelkeit**
- ☐ **Verstopfung** (diese findet man überproportional häufig und typischerweise bei einer Methan-Fehlbesiedlung/IMO, da Methan das Nervensystem im Bauchraum beeinträchtigt und u. a. zu Motilitätsstörungen führt), oft verbunden mit dem Gefühl unvollständiger Entleerung
- ☐ **Durchfall** (diesen findet man überproportional häufig und typischerweise bei einer Wasserstoff-SIBO), oftmals verbunden mit heftigem Stuhldrang
- ☐ **wechselnde Stühle** bzw. Mischformen, bei denen seltener und zugleich weicher oder wässriger Stuhlgang auftritt oder bei denen erst harte Anteile austreten und der Rest des Stuhlgangs weich ist
- ☐ **Fettstühle** und Auflagerungen von **Schleim** auf dem Stuhl durch eine gestörte Fettaufspaltung und -aufnahme
- ☐ **exzessive Blähungen** und **Aufstoßen** (häufiger bei Wasserstoff- und Wasserstoffsulfid-SIBO) durch austretende Gase
- ☐ **Verdauungsrückstände** im Stuhl durch gestörte Aufspaltungsprozesse
- ☐ **Bauchschmerzen**, die bei den Methan-Typen häufig beim Aufstehen auftreten, während sie bei den Wasserstoff-Typen oftmals durchgängig bestehen
- ☐ **Sodbrennen** oder **Zungenbrennen** (häufig bei Wasserstoffsulfid-Fehlbesiedlung) durch Gase, Magensäuremangel oder Entleerungsstörungen
- ☐ **Leaky-Gut-Syndrom**, eine Permeabilitätsstörung der Darmschleimhaut durch Schädigungen der Darmbarriere
- ☐ **Unverträglichkeiten** durch die Fermentation sowie durch Schädigungen der Darmbarriere, Leaky Gut und Beeinträchtigungen enzymatischer Abbau- und Transportprozesse
- ☐ **Gewichtsverlust** durch schlechte Resorption, Durchfall, Appetitlosigkeit, Unverträglichkeiten, spezielle Diäten

- ☐ **innere Unruhe, Brain Fog** (ein »Wattekopf«)**, depressive Verstimmungen** durch Toxine, Histaminreaktionen, LPS-Keime (S. 78), Darmbarrierestörungen
- ☐ **übermäßige Müdigkeit** oder **Fatigue**

»Verdächtige« Beobachtungen

Folgende Zusammenhänge bei der Entstehung bzw. Verschlechterung der Symptome sind sehr charakteristisch:

- ☐ **Verschlechterung nach kohlenhydrat- und ballaststoffreichen Mahlzeiten oder Nahrungsergänzungsmitteln**; je direkter der Zucker aus den Kohlenhydraten bereitsteht, desto schneller folgen Symptome.
- ☐ **Verschlechterung der Symptome, je gesünder man isst**, da dies i. d. R. mehr Ballaststoffe und Gemüse sowie Obst oder ein Ausweichen auf glutenfreies Getreide bedeutet (alles Kohlenhydrate).
- ☐ **Verschlechterung der Symptome zeitnah nach der Mahlzeit**; Beginn typischerweise 5 bis 30 Minuten nach dem Essen.
- ☐ **Verschlechterung der Symptome über den Tagesablauf**; viele Betroffene stehen morgens mit flachem Bauch auf und haben abends einen Trommelbauch.
- ☐ **Verschlechterung bei häufigen Mahlzeiten.**
- ☐ **Nüchternphasen oder Intervallfasten bessern** häufig die Symptomatik.
- ☐ **Probiotika (v. a. mit Ballaststoffen) verschlechtern** häufig die Symptomatik.
- ☐ **Antibiotika** (zumindest manche) verbessern kurzfristig die Symptome massiv.

Mögliche Auslöser

Es ist zu beobachten, dass Symptome sich häufig erstmalig entwickeln

- ☐ nach einer Lebensmittelvergiftung
- ☐ nach einer Magen-Darm-Infektion oder einem Parasitenbefall
- ☐ nach einer Operation
- ☐ nach einer Antibiotikagabe
- ☐ nach der Einnahme von Magensäureblockern
- ☐ nach extrem stressigen Lebensphasen

Begleitsymptome

Insbesondere bei Wasserstoffsulfid-SIBO beobachtet man in der Praxis typischerweise Begleitsymptome, die über den Verdauungstrakt hinaus den ganzen Körper betreffen:

- ☐ **Besonders starke Symptome**, die deutlich heftiger ausgeprägt sind als bei anderen Fehlbesiedlungstypen.
- ☐ »**Foggy Head**«, eine Art Benommenheitsgefühl oder leichter Schwindel, manchmal beschrieben wie »leicht angetrunken«, was insbesondere durch die neurotoxische zell- und gewebsschädigende Wirkung übermäßigen Wasserstoffsulfids entsteht.
- ☐ **hyperreagibles Verdauungssystem, viszerale Hypersensitivität**
- ☐ **Kopfschmerzen**
- ☐ **Fatigue**
- ☐ **Muskel-, Gelenk-** oder **Körperschmerzen**
- ☐ **Taubheit** oder **Kribbeln in Extremitäten**
- ☐ Hautausschläge wie z. B. **Rosacea**
- ☐ **übelriechende Blähungen** wie nach faulen Eiern oder nach Schwefel
- ☐ **Beteiligung der Harnblase** (z. B. häufige oder chronische Blasenentzündung, Reizblase) oder andere wiederkehrende Infektionen
- ☐ **depressive Verstimmungen**
- ☐ häufig **Kombination mit Nahrungsmittelintoleranzen in Bezug auf Histamin, Salicylate**
- ☐ **Unverträglichkeit von sulfurhaltigen Speisen oder Nahrungsergänzungsmitteln** (z. B. Eier, Fleisch, Milchprodukte, Taurin, MSM) und manchmal von **Kokosöl und Fetten**
- ☐ **Mangelerscheinungen** z. B. in Bezug auf Eisen oder Vitamin B_{12}

Wie unsere Verdauung funktioniert

Wenn du deine Beschwerden ein für alle Mal loswerden möchtest, ist es absolut notwendig, dass du genau verstehst, wie dein Verdauungstrakt eigentlich funktionieren sollte.

Denn nur dann ist es dir möglich, deine Problempunkte und Ansatzmöglichkeiten zu erkennen. Ich möchte mit dir darum eine Reise durch deinen Magen-Darm-Trakt machen, bevor ich auf Entstehung, Diagnose und vor allen Dingen Therapie einer SIBO oder IMO eingehe. Sei versichert: Dieser Abschnitt ist für dich ein wichtiger Schlüssel zum Verständnis deiner Erkrankung! Mach dir gerne beim Lesen schon mal Notizen an den Stellen, an denen du das Gefühl hast: »Oha, hier läuft es bei mir anders und hier könnte ich etwas verändern, damit mein Körper es leichter hat, sodass Ressourcen für Regulations- und Heilungsprozesse frei werden!« Das hilft dir, schnell mit der Behandlung durchzustarten. Nutze dazu gern die Checkliste aus dem vorigen Kapitel sowie die downloadbaren Symptomtagebücher.

Verdauung und Stoffwechsel

Verdauung bezeichnet die Aufnahme, die Zerkleinerung und den Weitertransport der Nahrung. Dazu gehört die Aufspaltung durch Verdauungsenzyme, damit die enthaltenen Nährstoffe aufnahmefähig (resorptionsfähig) für den Körper gemacht werden. Wir schauen uns diese Bestandteile der Verdauungssäfte später noch genauer an, denn hier liegt oftmals ein wichtiger Ansatzpunkt für Heilung und es ist häufig »Nachhilfe« erforderlich, wenn die Beschwerden dauerhaft verschwinden sollen. Stoffwechsel bezeichnet die biochemischen Umwandlungsprozesse in der Zelle. Ein anderes Wort dafür ist Metabolismus.

Der Weg der Nahrung durch den Verdauungstrakt

Im Mund wird die Nahrung zerkleinert: Die Zähne spalten die Nahrung mechanisch auf und machen aus ihr bestenfalls einen Brei. Kohlenhydratspaltende Enzyme im Speichel nehmen erste Aufspaltungsprozesse vor, sodass Kohlenhydrate in kleinere Molekülketten zerteilt werden.

Rachen und Speiseröhre dienen dem Transport: Über Rachen und Speiseröhre findet der Nahrungsbrei nach dem Schluckvorgang

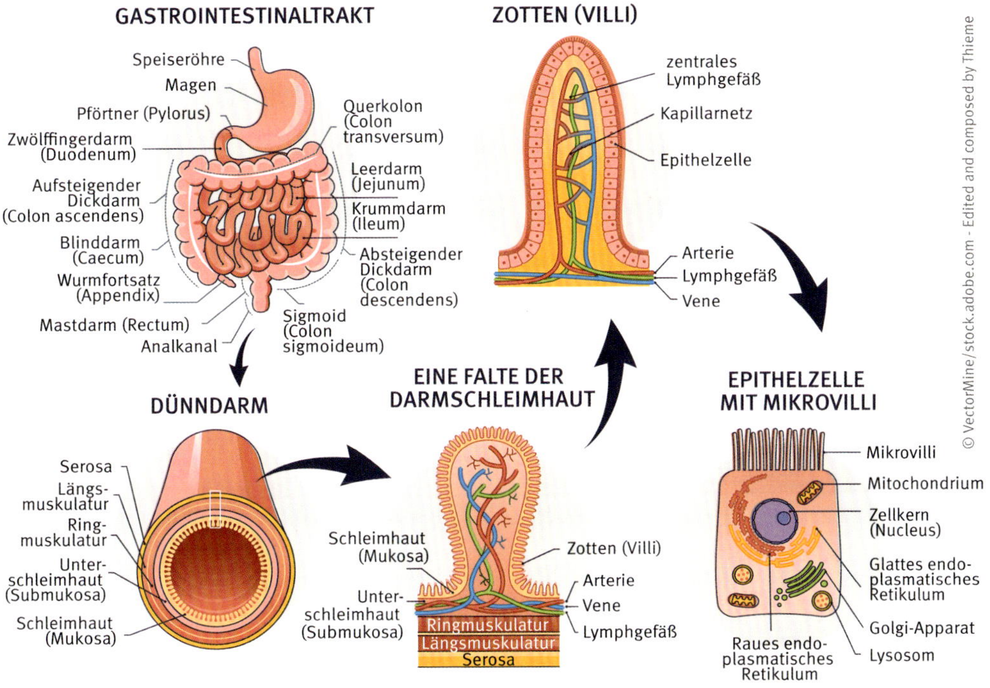

Oberfläche und Struktur des Dünndarms.

innerhalb weniger Sekunden den Weg in den Magen.

Im Magen finden erste Verdauungsprozesse statt: Er durchwalkt wie ein Betonmischer den Nahrungsbrei in alle Richtungen. Er bildet den Magensaft, zu dem auch die Magensäure gehört. Die optimale Produktion von Magensaft ist ein wichtiger Erfolgsfaktor für die Beseitigung deiner Reizdarmbeschwerden. Portionsweise gibt der Magen den Nahrungsbrei in den Dünndarm ab, wo er ca. 10 bis 20 Minuten nach dem Kauen landet.

Im Dünndarm werden die Nährstoffe weiter aufgespalten und aufgenommen: Der ca. 5–6 Meter lange Dünndarm durchläuft den kompletten Bauchraum und besteht aus drei Abschnitten: dem Zwölffingerdarm (Duodenum), ca. 20 cm lang, in den Ausführungsgänge aus Leber und Bauchspeicheldrüse münden, sodass Galle und Bauchspeichel mit Verdauungsenzymen eingespritzt werden können, dem Leerdarm (Jejunum) sowie dem Krummdarm (Ileum).

Der **Dünndarm** ist Ort der **Verdauung (Aufspaltung)** und der **Resorption (Aufnahme)** der aufgespaltenen Nahrungsbestandteile über die Schleimhaut. Zu diesem Zweck ist die Dünndarmschleimhaut mehrfach aufgefaltet, um ihre Oberfläche massiv zu vergrößern. Zunächst ist sie zu sogenannten **Zotten** (Villi) aufgeworfen, auf denen dann wiederum kleine haarförmige Ausstülpungen sitzen, sogenannte **Mikrovilli**. Die Mikrovilli stehen dicht an dicht – wie bei den Borsten einer Zahnbüste. Man spricht darum auch vom **Bürstensaum**. Hier werden sogenannte Bürstensaum-Enzyme produziert, die Nährstoffe sowie auch Histamin oder Lactose aufspalten.

Eine **beeinträchtigte Darmschleimhaut** zieht darum oft **Unverträglichkeiten** nach sich. Wenn die »Fabrik« beschädigt ist, stehen die Aufspaltungsenzyme bzw. Nährstofftransporter nur beschränkt zur Verfügung. Wenn alles nach Plan läuft, liegen die Nährstoffe im Lauf der ca. 30- bis 100-minütigen Dünndarmpassage in perfekt aufgeschlüsselter resorptionsfähiger Form vor und durchwandern die Darmbarriere.

Tight Junctions heißen die Zellverbindungen, die die Zellen der Darmschleimhaut dicht zusammenhalten und so für strukturelle Integrität und eine kontrollierte Aufnahme von Stoffen sorgen und das Eindringen unerwünschter Fremdstoffe oder Eindringlinge verhindern. Sind diese Tight Junctions geschädigt, kann ein Leaky-Gut-Syndrom (S. 55) entstehen, eine wichtige Ursache für die Entstehung und den Verbleib von Fehlbesiedlungen.

Nachdem die Nährstoffe die Darmbarriere passiert haben, machen sie sich über das Blut auf den Weg zu den Körperzellen, um diese mit allen notwendigen Stoffen zu versorgen. Die nicht resorbierbaren Bestandteile des Nahrungsbreis wandern nach ca. 70 bis 100 Minuten weiter in den Dickdarm.

Der Dickdarm hat andere Aufgaben als der Dünndarm: Der ca. 50 bis 100 cm lange Dickdarm schließt an den Dünndarm an. Die beiden sind durch die **Ileocaecalklappe** (**Bauhin-Klappe**) verbunden. Dieser ventilartige Verschluss aus Schleimhautfalten verhindert das Zurückwandern von Darminhalt (auch Mikroben) aus dem Dickdarm in den Dünndarm. Der Bereich rund um die Ileocaecalklappe im rechten unteren Bauchraum ist bei vielen SIBO-/IMO-Betroffenen empfindlich und regelrecht »verspannt«.

Der Dickdarm (Kolon) macht einige charakteristische Biegungen: Zunächst läuft er im rechten Bauchraum aufwärts bis ungefähr zum unteren Rippenbogen, dann einmal quer von rechts nach links hinüber, dann steigt er im linken Bauchraum ab, macht eine S-förmige Kurve (Sigmoid), um dann senkrecht über den Enddarm (Mastdarm/Rektum) in den After zu münden.

Der Dickdarm dient der **Rückresorption** von **Wasser** und **Mineralstoffen**. Er dickt dadurch den Kot ein. Zudem übernimmt er **Zersetzungsprozesse** mithilfe der Billionen von Darmbakterien. Unverdaute Nahrungsbestandteile werden durch Gärungs- und Fäulnisprozesse zersetzt, ein erwünschter und »normaler« Vorgang im Dickdarm. Unangenehm wird es erst dann, wenn eine Dysbiose entsteht oder Bakterien im Rahmen einer Fehlbesiedlung gehäuft den Dünndarm überwuchern.

Die Leber bildet Galle und ist das Hauptstoffwechselorgan

Die in der Leber gebildete Galle wird über Gallengänge in den Dünndarm geleitet. Sie wird dort bei Bedarf eingespritzt – wann und wie viel, das wird durch das Zusammenspiel von Verdauungssäften, pH-Wert, Hormonen und Enzymen geregelt. **Galle emulgiert Fette.** Das heißt, sie daut diese an, damit die eigentlichen Verdauungsenzyme dann besser angreifen und die Fette aufspalten können. Das passiert im Darm.

Vielfach gibt es Verwirrung, weil die Galle in der Leber gebildet wird, jedoch im Darm zum Einsatz kommt. Und dann gibt es da noch die **Gallenblase**, die viele Leute auch »Galle« nennen und die bei einigen Menschen sogar entfernt wird. Die Gallenblase ist ein reines Speicherorgan für die Gallenflüssigkeit. Sie erleichtert eine gute Versorgung mit Galle. Die Leber wird entlastet, weil sie nicht immer spontan bei Bedarf große Mengen Galle direkt produzieren muss. Auch ohne Gallenblase produziert der Körper also weiterhin Galle und gibt sie in den Darm ab. Darum können Menschen auch ohne Gallenblase gut leben – sie haben einfach nicht so viel Vorrat an Gallenflüssigkeit, sondern müssen die benötigte Galle sozusagen direkt nach Bedarf aus der Leber herholen. Das passiert während Mahlzeiten übrigens bei jedem Menschen; in der Zeit zwischen den Mahlzeiten fließt Galle dann in die Gallenblase, wo sie eingedickt und gespeichert wird.

Wenn man sich mit SIBO beschäftigt, stolpert man früher oder später vermutlich über den Begriff »Gallensäureverlustsyndrom« (S. 97). Viele Betroffene kommen im Glauben in die Praxis, sie litten darunter. Was es mit diesem Gallensäureverlustsyndrom auf sich hat, beschreibe ich später im Zusammenhang mit den Verdauungssäften. Neben der Galleproduktion ist die Leber als Hauptstoffwechselorgan wesentlich an **Entgiftung** und **Ausleitung** beteiligt und ebenso an allen **Energiestoffwechseln**. Damit meine ich den Einbau, Umbau oder die Verfügbarmachung von Kohlenhydraten, Fetten und Eiweißen (Proteinen). Wann immer diese Nährstoffe verarbeitet werden, spielt die Leber eine Rolle. Auch beim Fettabbau.

Darüber hinaus hat sie noch weitere Aufgaben wie die Bildung von Gerinnungsfaktoren, Bluteiweißen, Nährstofftransportern, die Speicherung und Zurverfügungstellung von Vitaminen, sie ist beteiligt am Auf- und Abbau von Hormonen oder z. B. auch am Abbau von Histamin. Das bedeutet auch: Wenn die Leber überfordert oder träge ist, können diese Prozesse beeinträchtigt sein.

Die Bauchspeicheldrüse produziert Verdauungsenzyme und Hormone

Die Bauchspeicheldrüse (Pankreas) bildet einerseits Verdauungsenzyme für alle Nährstoffgruppen (Kohlenhydrate, Eiweiße, Fette). Das ist ihre exokrine Funktion. Die Enzyme werden als Teil des sogenannten Bauchspeichels über Ausführungsgänge in den Zwölffingerdarm abgegeben. Im Dünndarm können sie dann am Nahrungsbrei angreifen und die Nährstoffe aufspalten. Andererseits bildet die Bauchspeicheldrüse Hormone, die den Kohlenhydratstoffwechsel regulieren, endokrine Funktion genannt. Das wichtigste Hormon ist das blutzuckersenkende Insulin. Hormone werden über das Blut im Körper verteilt, um ihre Aufgaben zu erfüllen.

Viele Patient*innen kommen mit der Überzeugung in die Praxis, sie hätten eine sogenannte **Pankreas-Insuffizienz**, also ihre Bauchspeicheldrüse bilde nicht genügend Verdauungsenzyme. Was hinter dieser Annahme steckt und wie Pankreas-Insuffizienz und Fehlbesiedlung sich gegenseitig beeinflussen, erkläre ich später (S. 57).

Verdauungssäfte und ihre Einflussfaktoren

Die meisten Betroffenen beseitigen durch eine Optimierung ihrer Verdauungssäfte und deren Aktivität einen wichtigen Auslöser (Root Cause) ihrer Fehlbesiedlung oder ihres

Reizdarms und erfahren eine deutliche Linderung ihrer Beschwerden.

Die Verdauungssäfte sind wichtig für die Aufspaltung von Nährstoffen und beeinflussen pH-Wert und Milieu des Darms, den Zustand von Darmbarriere sowie Peristaltik und Motilität, also Bewegungsfähigkeit und Passagegeschwindigkeit. Das erklärt ihre zentrale Rolle bei der Entstehung, der Hartnäckigkeit und der Therapie von SIBO und IMO. Im Folgenden durchlaufe ich mit dir die wichtigsten Bestandteile der Verdauungssäfte und erkläre dir die Grundlagen ihres komplexen Zusammenspiels.

Es mag sein, dass du ein paarmal zu diesem Abschnitt zurückblättern wirst, um dir die Zusammenhänge nochmal vor Augen zu führen. Das ist sinnvoll, denn mit jedem Mal wirst du die Zusammenhänge besser verstehen. Und das lohnt sich. Insbesondere dieser Abschnitt enthält echtes »Geheimwissen«, mit dem du nicht nur deine Reizdarmbeschwerden in den Griff bekommst, sondern auch die Hebel für Darmgesundheit und Gewichtsmanagement in der Hand hältst.

Vorausgesetzt, du hast keine angeborenen Defekte oder Anomalien, gilt nämlich Folgendes: Nicht dein Körper ist »schuld daran«, dass dein Stoffwechsel träge, dein Stuhlgang fest, deine Motilität eingeschränkt oder dein Darm durcheinander ist. Denn typischerweise machen wir es unserem Körper schwer, Verdauungssäfte zur richtigen Zeit in der richtigen Menge zu bilden. Oder eine vernünftige Bakterienbesiedlung im

GUT ZU WISSEN: Aufgaben der Magensäure

Die Magensäure hat folgende Aufgaben, die sie zu einem absoluten Erfolgsfaktor optimaler Verdauung und Motilität (und damit auch wirksamer Behandlung) machen:

- **Abtötung unerwünschter Mikroorganismen:** Viren, Bakterien, Parasiten – alle möglichen Eindringlinge fallen der Säure zum Opfer.
- **Denaturierung von Proteinen** (Eiweißen): Sie verdaut Proteine vor, damit sie im späteren Verlauf der Verdauung in einzelne Aminosäuren zerlegt werden können.
- **Aktivierung des Eiweiß-Verdauungsenzyms Pepsin:** Im Magen wird eine inaktive Vorstufe des Pepsins produziert, damit keine Selbstverdauungsprozesse im Magen stattfinden. Erst durch die Magensäure wird diese Vorstufe in das aktive Pepsin umgewandelt und die Aufspaltung von Eiweißen kann bereits im Magen beginnen.
- **Nährstoffaufnahme:** Die Aufnahme von Calcium, Magnesium und Eisen wird durch die Säure erleichtert.
- **Trigger nachgelagerter Verdauungsprozesse:** Magensäure ist maßgeblich für den sauren pH-Wert des Magensaftes. Dieser pH-Wert beeinflusst auch das Darmmilieu und damit die »Wirksamkeit« von Verdauungsenzymen. Der pH-Wert ist außerdem Teil des komplexen Steuersystems, das die Nachproduktion von Magensaft und nachfolgende Bildung des sogenannten Bauchspeichels sowie die Motilität regelt.

Darm zu etablieren. Oder Entzündungsprozesse zu heilen. Oder ein starkes Immunsystem aufzubauen. Oder ordentlich zu regenerieren. Oder überflüssige Kilos abzuwerfen. Diese Liste könnte ich problemlos erweitern. Lass uns aber passend zum Thema bei den Verdauungssäften bleiben.

Die Hauptfaktoren bei der unzureichenden Bildung von Verdauungssäften sind eine **ungünstige Lebensmittelauswahl** und ein **ungünstiges Essverhalten**. Glücklicherweise zwei Faktoren, die du selbstwirksam direkt und unmittelbar verändern kannst. Fang am besten gleich heute an, deine Erkenntnisse zu nutzen und es deinem Körper leichter zu machen, zu verdauen. Mach dir am besten gleich Notizen an den Stellen, an denen du merkst, dass bei dir Luft nach oben ist.

Speichel & Speichelenzyme

Verdauung beginnt im Mund: Schon im Speichel befinden sich Enzyme (Amylasen), die Kohlenhydrate verdauen können. Je besser und länger du kaust, desto besser nutzt du die Vorverdauung im Mund. Und diese ist wichtig. Gut gekaut ist halb verdaut, das wussten schon unsere Großeltern. Aus der Praxis kann ich bestätigen, dass gutes Kauen eine deutliche Symptomverbesserung bringen kann. Die nächste Chance zur Kohlenhydratverdauung besteht nämlich erst im Dünndarm. Der Nahrungsbrei bewegt sich dabei allerdings stetig fort und es gibt nur ein gewisses Zeitfenster für die Aufspaltungsprozesse. Zudem können die Enzyme im Dünndarm nur ein bestimmtes Maß an Aufspaltungsaktivität aufbringen. Sie benötigen einen vorverdauten Nahrungsbrei, damit Aufspaltungsprozesse optimal ablaufen können.

Magensaft

In unserem Magen gibt es verschiedene spezialisierte Zellen, die u. a. den Magensaft bilden. Ein wichtiger Bestandteil des Magensaftes ist Salzsäure, auch **Magensäure** genannt. Der pH-Wert des Magensaftes liegt durch die Magensäure bei ca. 1–1,5. Magensaft beinhaltet allerdings mehr als die reine Salzsäure. Er besteht neben Magensäure vor allen Dingen aus Wasser, Schleim, Bikarbonaten, dem Verdauungsenzym Pepsin, geringen Mengen Lipasen und dem Intrinsic Factor.

Die **Belegzellen** (**Parietalzellen**) des Magens bilden die Magensäure und den Intrinsic Factor, der als Cofaktor essenziell für die Aufnahme von Vitamin B_{12} im hinteren Bereich des Dünndarms (terminales Ileum) ist. Die **Hauptzellen** des Magens bilden Pepsinogen, die Vorstufe des eiweißspaltenden Enzyms Pepsin. Und die **Nebenzellen** des Magens bilden den schützenden alkalischen Schleim, damit die Magensäure nicht die Magenschleimhautzellen selbst angreift. Durch die enthaltenen Enzyme (Pepsin und Lipasen) werden im Magen vor allen Dingen Eiweiße (Proteine) aufgespalten und in geringem Maße auch Fette.

Magensaft wird nicht kontinuierlich gebildet. **Magensäure** und die **Verdauungsenzyme** werden in **Abhängigkeit** von der **Nahrungsaufnahme** gebildet. Das heißt, die Zufuhr von Nahrung ist ein wichtiger Trigger für die Bildung der Säfte.

Störungen der Magensäurebildung

Die Produktion oder Sekretion von Magensäure kann aus verschiedenen Gründen gestört sein. Der Körper kann **zu viel Magensäure** produzieren. Das kann zu Sodbrennen, Reflux-Ösophagitis, Magenschleimhautentzündung (Gastritis), Magengeschwüren oder Zwölffingerdarmgeschwüren führen. Er kann aber auch **zu wenig Magensäure** produzieren, was ebenfalls zu Sodbrennen führen kann und die Verdauungsaktivität und die Motilität entscheidend behindert.

Reflux, Sodbrennen & Cardia-Insuffizienz

In der klassischen Schulmedizin wird häufig der **Magensäureüberschuss** thematisiert. Er kann zu Reflux (Rückfluss von Säure) und Sodbrennen führen. Insbesondere durch Genussgifte und Stress sowie stark säureüberschüssige ungesunde Ernährung, vielleicht sogar in Kombination mit Medikamenten, kann ein Magensäureüberschuss entstehen. Die überschüssige Säure steigt – meist begünstigt durch einen schwachen Magensphinkter – in die Speiseröhre hoch und verursacht ein unangenehmes Brennen oder Schmerzen.

Der **Magensphinkter** (**Cardia**) ist der ringförmige Muskel, der Speiseröhre und Mageneingang verbindet. Er ist keine Klappe, sondern ein Ringmuskel (ähnlich wie an unserem After), dem manchmal etwas Spannkraft fehlt, um richtig zu schließen. Wenn der obere Magensphinkter nicht ganz dicht ist, spricht man auch von einer **Cardia-Insuffizienz**. Falls bei dir schon eine Magenspiegelung gemacht wurde, hast du diesen Begriff vielleicht in deinem Befund gelesen.

In den seltensten Fällen ist die Cardia allerdings kaputt und diese Schwäche damit ein unabwendbares Schicksal. Zwei wichtige Faktoren tragen zur Spannkraft (auch: Tonus) der Cardia bei und können behandelt werden:

- **Versorgung**: Wie jeder Muskel profitiert auch das Gewebe des oberen Magen-Ringmuskels von vernünftiger Ernährung bzw. leidet unter mangelhafter Versorgung. Vor allem eine proteinoptimale Ernährung und eine Versorgung mit allen Bau-, Funktions- und Reparaturstoffen hilft oft, wieder Spannkraft in die Muskulatur zu bringen. Das geht dann mit optimierter Bildung von Verdauungssäften und Verbesserung der Motilität einher. Welche Stoffe dir ggf. fehlen, kannst du über einen vernünftigen Mikronährstoff-Checkup feststellen. Mehr dazu erfährst du auf S. 107.
- **Fehlbesiedlung**: Einerseits kann der Druck durch die Bauchgase den Sphinktermuskel mechanisch erschlaffen lassen. Andererseits produzieren einige Fehlbesiedlungsbakterien LPS-Toxine (S. 78). Diese tragen zu einer Schwächung der Sphinktermuskulatur bei.

Vielfach werden von der Schulmedizin bei (vermutetem) Magensäureüberschuss sogenannte **Protonenpumpenhemmer** (Protonenpumpeninhibitoren, PPI) bzw. **Magensäureblocker** eingesetzt, auch wenn damit die Ursache des Säureüberschusses nicht behoben wird. Ist Magensäureüberschuss ein Thema, helfen diese Medikamente meistens, zumindest im ersten Moment. Warum diese Medikamente nicht für den Dauereinsatz geeignet und ein häufiger Treiber für SIBO und IMO sind, besprechen wir im Abschnitt über die Auslöser einer Fehlbesiedlung (S. 46).

Interessant ist, dass nicht allen Menschen mit Sodbrennen mit der Einnahme von Magensäureblockern geholfen ist. Viele

Betroffene berichten, dass es ihnen unter Einnahme von Magensäureblockern schlechter ging als vorher. Spannenderweise ging es ihnen im Rahmen der Behandlung nach der Einnahme magensäurefördernder bzw. stimulierender Präparate deutlich besser. Denn nicht nur ein Überschuss, auch ein Mangel an Magensäure kann zu Sodbrennen und refluxähnlichen Beschwerden führen.

Magensäuremangel

Bei Magensäuremangel leidet auch die Denaturierung der Proteine sowie die Aktivierung eiweißspaltender Enzyme. Das heißt, die Vorverdauung und Aufspaltungsaktivität von Proteinen ist unzureichend. Dabei entsteht oft ein kleiner Teufelskreis, denn proteinarme Ernährung wiederum ist stark bedingend für eine geringe Säureproduktion, die verschiedene Folgen hat:

- Magensäure fehlt,
- die Motilität wird träge,
- es kann sogar zu Rückperistaltik und dadurch zu Gallerückfluss in den Magen kommen,
- Pepsinogen, die Vorstufe des eiweißspaltenden Enzyms Pepsin, wird nicht aktiviert und reichert sich an,
- der Magensphinkter verliert an Spannkraft,
- Verdauungssäfte und auch Pepsinogen können über die Speiseröhre hochsteigen und bis in den Rachenraum gelangen.

Zwei Problempunkte können darum in Verbindung mit Magensäuremangel zu Sodbrennen und Brennen hinter dem Brustbein oder im Rachenraum führen:

Gallensäuren fließen zurück: Träge Motilität oder gar eine Rückperistaltik führt dazu, dass Gallensäuren aus dem oberen Dünndarm durch den geöffneten unteren Magenausgang zurück in den Magen fließen. Luftaufstoßen und Brennen in der Speiseröhre sind eine häufige Folge.

Eiweißspaltende Enzyme werden am falschen Ort aktiviert: Normalerweise aktiviert die sehr saure Magensäure die Vorstufe Pepsinogen zum eiweißspaltenden Enzym Pepsin. Das passiert bei Magensäuremangel nur unzureichend. Der Theorie nach reichern sich bei Magensäuremangel die nicht aktivierten eiweißspaltenden Enzyme an und können nach oben in Speiseröhre und Rachenraum steigen. Was durch Berichte vieler Betroffener gestützt wird, ist, dass augenscheinlich auch sehr pH-saure Speisen denselben Effekt auf Pepsinogen haben könnten wie Magensäure. Ist nun also Pepsinogen in Speiseröhre oder Rachen gelandet und essen wir sehr pH-sauer, könnte eine Aktivierung des Pepsinogens dazu führen, dass das eiweißspaltende Pepsin an der falschen Stelle entsteht und dann Schleimhäute im Mund- und Rachenraum angreift. Das würde u. a. das seltsame Zungenbrennen erklären, über das einige SIBO- bzw. IMO-Betroffene klagen und das sich durch Regulierung der Magensäureaktivität und Motilität meist normalisiert.

Beide Ansatzpunkte erklären, warum Magensäureblocker die Symptome verschlimmern und eine magensäureaktivierende Therapie die Symptomatik verbessert – das Problem liegt nämlich nicht in einem Überschuss von Magensäure. Für mich zeigt dieses Beispiel, dass es extrem wichtig ist, nicht nur das Symptom anzuschauen – in diesem Falle Sodbrennen. Es gilt, Ursachenforschung zu betreiben und die Wurzel der Symptomatik zu behandeln. Wie du einem Verdacht auf Magensäuremangel auf die Spur kommst, erkläre ich dir ab S. 107.

Die Bauchspeicheldrüse und ihre Enzyme

Der Bauchspeichel ist der alkalische (basische) Saft der Bauchspeicheldrüse, der über Ausführungsgänge in den Zwölffingerdarm gespritzt wird. Im Bauchspeichel sind neben Schleim und alkalischen Substanzen vor allem Verdauungsenzyme für Kohlenhydrate, Fette und Eiweiße enthalten. Die Bauchspeicheldrüse bildet den überwiegenden Teil deiner Verdauungsenzyme. Verdauungsenzyme kannst du dir vorstellen wie kleine Spitzhacken, die Nährstoffe in klitzekleine Teile zerteilen. Während im Mund nur Kohlenhydrate aufgespalten werden können und im Magen hauptsächlich Aufspaltungsprozesse für Eiweiße stattfinden, werden im Dünndarm alle Nährstoffgruppen durch Enzyme »klein gehackt«.

Erst, wenn die Nährstoffe kleinstmöglich aufgespalten sind, können sie im gesunden Darm die Schleimhaut durchwandern. Nicht vollständig aufgespaltene Nahrungsbestandteile passen im gesunden Darm nicht durch die »Aufnahmekanäle« und müssen im Verdauungsrohr verbleiben. Folgende Verdauungsenzyme sorgen dafür, dass Kohlenhydrate, Fette und Eiweiße ordnungsgemäß aufgespalten werden:

Amylasen: Sie spalten Kohlenhydrate in Einfachzucker auf. Sie werden zu Teilen bereits in den Speicheldrüsen des Mundes gebildet, zum Großteil in der Bauchspeicheldrüse und dann auch noch im Bürstensaum der Darmschleimhautzellen.

Lipasen: Sie spalten langkettige Fette in resorbierbare Fettsäuren auf. Sie werden in geringen Mengen im Magen gebildet, vorrangig in der Bauchspeicheldrüse und darüber hinaus in den Darmschleimhautzellen im Bürstensaum.

Proteasen oder Peptidasen: Sie spalten Eiweiße (Proteine) in Aminosäuren auf. Hierzu gehört auch das Pepsin. Pepsin wird als inaktive Vorstufe im Magen gebildet (Pepsinogen) und dort durch die Magensäure aktiviert, ansonsten bildet die Bauchspeicheldrüse viele eiweißspaltende Enzyme und auch die Darmschleimhautzellen im Bürstensaum.

Wenn die Aufspaltung im Dünndarm nicht vernünftig erledigt werden kann, müssen Nährstoffe im weiteren Verlauf des Darms weiter zersetzt werden – es kommt zu Gärung oder Fäulnis. Bei SIBO und IMO sind vor allem Kohlenhydrate interessant. Kohlenhydrate, die unvollständig aufgespalten im Darm weiterwandern, müssen durch Bakterien weiter verdaut werden – dies passiert durch Gärungs- oder Fermentationsprozesse. Gärung bedeutet Gasbildung. Nicht nur folgen typischerweise Blähprozesse. Auch werden diejenigen Bakterien des Mikrobioms verstärkt gefüttert, die Kohlenhydrate fermentieren können. Es kommt zu **Dysbiosen**.

Im Bürstensaum des Dünndarms werden sogenannte **Bürstensaum-Enzyme** produziert. Sie dienen der Aufspaltung von Kohlenhydraten, Fetten und Eiweißen sowie auch der Aufspaltung von Histamin (Diaminoxidase, DAO) oder von Lactose (Lactase). Auch die Transporter für Fructose (GLUT-5-Transporter) werden im Bürstensaum produziert. Das erklärt, warum **Unverträglichkeiten** im Zusammenhang mit Lactose, Histamin oder Fructose häufig im Schlepptau von Darmentzündungen, Darmbarrierestörungen und Fehlbesiedlungen entstehen.

Enzyme benötigen einen bestimmten **pH-Wert**, um (perfekt) zu funktionieren. Verdauungsenzyme aus dem Pankreas benötigen einen eher alkalischen (basischen) pH-Wert. Darum schüttet die Bauchspeicheldrüse auch alkalischen Schleim mit dem Bauchspeichel aus. Dysbiosen und v. a. Fehlbesiedlungen können diesen pH-Wert ungünstig verändern und damit die Aufspaltungsaktivität behindern. So kommt es zu scheinbarer Pankreas-Insuffizienz (S. 57).

Galle wird von der Leber gebildet

Leberzellen bilden Gallensäuren, die überwiegend in Form von Gallensalzen vorliegen und zusammen mit Wasser, Cholesterin, Lecithin (einem bestimmten Fett) und Farbstoffen die Galle bilden. Die Galle spielt eine wichtige Rolle bei der **Fettverdauung**. Galle emulgiert Fette, das heißt, sie bereitet sie für die eigentliche Aufspaltung durch die fettspaltenden Enzyme aus der Bauchspeicheldrüse vor. Sie zersetzt die Fette in kleinere Fetttröpfchen. Außerdem helfen Gallensalze den Darmzellen, die gespaltenen Fette besser aufzunehmen. Die Gallenbildung ist auch wesentlich für das Cholesteringleichgewicht im Körper.

Die Galle hat noch eine wichtige Aufgabe: Über die Galle werden nicht oder schwer wasserlösliche Stoffe entgiftet, nachdem die Leber diese Stoffe in eine transportierbare Form gebracht hat. Dazu gehören viele Stoffwechselabfallprodukte, Medikamente oder Stoffe, die über den Glutathionmechanismus entgiftet werden (S. 203).

Ist die Gallebildung oder die Gallesekretion gestört, entstehen typischerweise Beschwerden im Zusammenhang mit Fettverdauung und/oder Ausscheidung von Abfallprodukten. Wenn du das Gefühl hast, deine Galle erfüllt ihre Funktion nicht vernünftig und du bemerkst entsprechende Symptome, kann das Problem in der Bildung von Galle oder im weiteren Weg der Galle durch deinen Darm liegen. Falls du einen Gallensäuremangel oder ein Gallensäureverlustsyndrom (GVS) vermutest, lies dort nach (S. 97).

Das Zusammenspiel in der Verdauungssaftbildung

Dir ist sicherlich schon aufgefallen, dass die Produktion der einzelnen Verdauungssäfte auf einem komplexen Zusammenspiel beruht. Bitte hab das im Blick, wenn du in die Therapie einsteigst. Denn der Ansatzpunkt für dich liegt manchmal deutlich weiter vorne in dieser Kette aus Ursache und Wirkung, als es auf den ersten Blick scheint.

So funktioniert die Produktion der Verdauungssäfte:

- Bereits bevor der erste Bissen im Mund landet, triggert unser Vagusnerv (S. 35) beim Gedanken oder Geruch an Essen die Bildung von Verdauungssäften an.
- Isst du dann tatsächlich etwas, regen die Speichelproduktion und Dehnungsreize auf der Schleimhaut die Bildung verdauungssaftanregender Hormone an. Diese wiederum stimulieren die Bildung von Magensaft.
- Magensaft und saurer pH-Wert des Magens triggern u. a. über die Aktivierung weiterer Hormone die Bildung von Bauchspeichel und von Verdauungsenzymen im Darm.
- Die Magensäure beeinflusst über den pH-Wert im Darm auch die »Arbeitsbe-

dingungen« der Enzyme. pH-Wert und Enzymaktivität beeinflussen u. a. die Nährstoffaufnahme und die Zusammensetzung des Mikrobioms.
- Der pH-Wert im Darm nimmt rückkoppelnd Einfluss auf die weitere Magensaftbildung.
- Die durch die verschiedenen Effekte produzierten Hormone sowie Nervenreize in Magen und Darm steuern die Motilität des Verdauungstraktes.

Erst nach **ca. 3–5 Stunden** ist der **Verdauungsvorgang abgeschlossen** (bei »schwieriger« Nahrung sogar noch später). Wenn du dich unausgewogen ernährst, zu häufig isst und nicht ordentlich kaust, bringst du die Rückkopplungsprozesse durcheinander und Nahrung kann nicht optimal verarbeitet und verdaut werden.

Motilität als Erfolgsfaktor der Darmgesundheit

Darmmotilität bezeichnet die Bewegungsfähigkeit des Darms. Diese wird durch die Muskulatur im Verdauungstrakt ermöglicht und durch Hormone sowie das zentrale Nervensystem gesteuert. Eine gesunde Motilität ermöglicht einen ungestörten und abgestimmten Fluss des Nahrungsbreis durch den gesamten Verdauungstrakt. Ausreichende Motilität ist ein entscheidender Faktor für Darmgesundheit. Sie kann viele andere Einschränkungen kompensieren, sodass du trotz ungünstiger Rahmenbedingungen frei von Symptomen bist. Wenn wir später über die Behandlung einer gestörten Motilität sprechen, ist es wichtig zu verstehen, dass Dünndarm und Dickdarm zwei unterschiedliche Organe mit unterschiedlicher Struktur und Funktion sind und sich in ihrer Motilität unterscheiden können.

Dünndarm- und Dickdarmmotilität können unterschiedlich sein

Motilitätsstörungen müssen nicht immer den kompletten Darm betreffen; sowohl Dünn- als auch Dickdarm können unabhängig voneinander in ihrer Motilität gestört sein, wie die Tabelle darstellt. Während der Nahrungsbrei bei optimaler Funktionsweise im Dünndarm ca. 30 cm in 5 Minuten zurücklegt, legt er im Dickdarm ca. 30 bis 50 cm in 5 Stunden zurück.

Auch der Magen kann, z. B. durch eine Lähmung (Gastroparese), langsam in der

Unterschiedliche Motilitäten in Dünn- und Dickdarm

Motilität/Darmabschnitt		Dickdarm		
		träge	**normal**	**schnell**
Dünndarm	**träge**	vermutlich Verstopfung, Blähbauch	vermutlich Blähbauch	vermutlich Blähbauch, Durchfall
	normal	vermutlich Verstopfung	eher unauffällig	vermutlich Durchfall
	schnell	vermutlich Verstopfung, ggf. mit Nährstoffmängeln	ggf. Nährstoffmängel	vermutlich Durchfall, ggf. mit Nährstoffmängeln

Funktion bzw. Entleerung sein, was im Zusammenhang mit einem schnellen Dickdarm trotzdem zu Durchfall führen kann. Feste Nahrung und Flüssigkeiten sowie Gase können unterschiedliche Motilitäten haben, sodass z. B. Gase in Form von Blähungen austreten, Stuhl jedoch selten abgesetzt wird.

Der Migrating Motor Complex (MMC)

In den Pausen zwischen den Mahlzeiten, im Nüchternzustand, tritt eine zyklische Kontraktion im Magen und Dünndarm auf, der »migrating motor complex« (MMC), im Deutschen »migrierender motorischer Komplex«. Das ist eine peristaltische Welle, die je nach Individuum alle 30 bis 120 Minuten auftritt. Der MMC leert den Magen zwischen den Mahlzeiten und transportiert unverdauliche Ballaststoffe und Bakterien in den Dickdarm. Er schafft ca. 30 cm in 5 Minuten, ein Zeitraum, der es unerwünschten Mikroben erschwert, sich zu vermehren. Der MMC hat also eine überwucherungsverhindernde und reinigende Funktion. Das ist gerade auch beim Abtransport unerwünschter Bakterien oder Toxine wichtig. Der MMC ist auch für das charakteristische Magenknurren verantwortlich, das anzeigt, dass die Reinigungswelle sich dem Ende nähert.

Der MMC hat seinen Ursprung hauptsächlich in den Cajal-Zellen: Cajal-Zellen bilden in der Muskelschicht unseres Verdauungstraktes (Tunica muscularis) ein dreidimensionales Netzwerk. Sie stehen über bestimmte Zellverbindungen (Gap-Junctions) mit den Zellen der glatten Muskulatur in Verbindung und fungieren als eine Art Schrittmacher. Die Cajal-Zellen wiederum werden über das Nervensystem im Bauchraum (genauer über den Auerbach-Plexus des enterischen Nervensystems) gesteuert. Studien lassen vermuten: Wenn die Zahl der Cajal-Zellen unter 0,12 pro Darmzotte sinkt, entwickelt sich eine Fehlbesiedlung.

Der MMC wird durch Stress, dämpfende Medikamente (z. B. Narkotika) oder z. B. auch nach einer Infektion mit Campylobacter-Bakterien und darauffolgenden Autoimmunreaktionen beeinträchtigt.

Ein großer Erfolgsfaktor bei der Behandlung von Reizdarm, SIBO und IMO ist die **Sicherstellung der Motilität** über eine einwandfreie Aktivität des MMC. Viele strukturelle oder funktionelle Defizite im Körper können durch einen gut funktionierenden MMC ausgeglichen werden. Der MMC wird durch ausreichend lange Abstände zwischen den Mahlzeiten (Fastenperioden) ermöglicht. Anders gesagt: Nahrungsaufnahme stellt den MMC ab.

Folgende Faktoren stören den MMC:

- Nach einer Hauptmahlzeit ist der MMC für ungefähr 2 Stunden nach Mahlzeitenbeginn außer Kraft gesetzt.
- Nach einer kleinen Süßigkeit ist der MMC für ca. eine Dreiviertelstunde abgestellt.
- Nach künstlichen Süßungsmitteln kommt der MMC zum Erliegen, weil Rezeptoren im Verdauungstrakt eine Mahlzeit melden. Bei einigen Menschen gilt dies sogar für Stevia.
- Zuviel Flüssigkeit auf einmal kann den MMC stören, da bestimmte Rezeptoren im Verdauungstrakt auf Dehnungsreize reagieren und eine Mahlzeit anzeigen.
- Gedanken und Sinneseindrücke (Geruch, Geschmack) an/von Essen können bereits die erste Phase der Verdauungssaftbildung anregen und dem Körper Nahrungsaufnahme signalisieren.
- Stress stört die Ansteuerung der Nervenzellen, die den MMC ermöglichen.

Das vegetative Nervensystem steuert unsere Verdauung

Maßgeblich gesteuert wird unser Verdauungstrakt durch das vegetative Nervensystem, das oft auch autonomes Nervensystem genannt wird, weil wir es nicht willentlich steuern können. Es reguliert unablässig z.B. Atmung, Herzaktivität, Schweißdrüsen, Blutdruck, Sexualorgane, Verdauung und Stoffwechsel – u.a. auch die Darmmotilität.

Das vegetative oder autonome Nervensystem.

Das autonome Nervensystem sorgt dafür, dass diese Funktionen optimal auf die aktuellen Bedürfnisse des Körpers abgestimmt sind, ohne dass du bewusst darauf achten musst. Das ermöglicht es dem Körper, sich an Umweltbedingungen anzupassen und auf Stresssituationen zu reagieren. Es spielt eine entscheidende Rolle bei der Aufrechterhaltung des inneren Gleichgewichts und beeinflusst auch Emotionen und psychische Zustände.

Zwei Anteile unseres autonomen Nervensystems sind anlassbezogen aktiv und

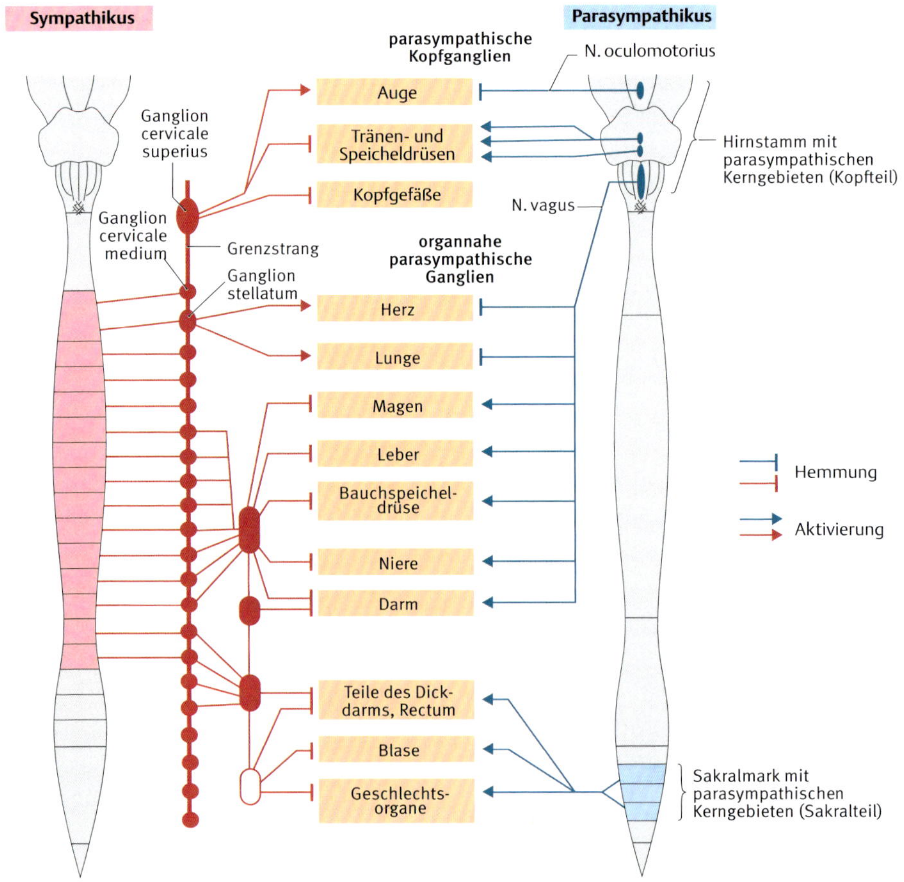

ZUSATZWISSEN FÜR THERAPEUT*INNEN

Nervengeflechte im Verdauungstrakt

Hauptkomponenten des ENS sind zwei in die Darmwand eingebettete Nervengeflechte: Der Auerbauch-Plexus (Plexus myentericus) liegt zwischen Ring- und Längsmuskelschicht und steuert u. a. die groben Darmbewegungen der Peristaltik sowie die Abgabe von Enzymen in den Darm. Auch der MMC wird unter Mithilfe der Cajal-Zellen durch den Auerbach-Plexus gesteuert. Der Meissner-Plexus (Plexus submucosus) liegt in der Submukosa und reguliert die feinen Darmbewegungen und ist damit ebenfalls für die Peristaltik mitverantwortlich. Außerdem steuert er die Drüsenzellen im Magen-Darm-Trakt und beeinflusst auch Immunvorgänge.

werden je nach Situation von bestimmten Bereichen des Gehirns angesteuert: Der Sympathikus, unser Stressnerv, ist für den Modus »Kampf oder Flucht« zuständig und leitet die Energie in Muskulatur und Atmungssystem. Der Parasympathikus, unser Ruhenerv, aktiviert den Modus »Grillen & Chillen«, triggert also die Verdauung. Er aktiviert u. a. auch den MMC sowie die Peristaltik des Verdauungstraktes.

Ist unser **Stressnerv**, der **Sympathikus**, aktiv, wird das Verdauungssystem so gut wie lahmgelegt, denn schließlich kann man bei Kampf oder Flucht keine Darmaktivität gebrauchen. Bei Stress wird auch nicht das Immunsystem aufgebaut. Es findet keine Regeneration und Heilung statt. Und die Nährstoffspeicher werden nicht vernünftig aufgefüllt. Im Stressmodus baut man also eher ab. Man nennt das auch katabolen Stoffwechsel.

Der Gegenspieler des Stressnervs ist der **Ruhenerv**, der **Parasympathikus**. Er sorgt für vernünftige Darmbewegung (Motilität und Peristaltik), ausreichende Verdauungssaftbildung, ordentliche Nährstoffaufspaltung, optimale Nährstoffaufnahme und -verteilung. Er fördert Heilung, Reparatur und Regeneration und ermöglicht Aufbauprozesse, also einen sogenannten anabolen Stoffwechsel. Nur bei ausreichender Aktivität des Ruhenervs sind Darmgesundheit und Heilung möglich. Störungen des vegetativen Nervensystems reichen aus, um Reizdarm, SIBO oder IMO hervorzurufen oder zu verhindern, dass eine Fehlbesiedlung verschwindet.

Der Vagusnerv

Der größte Nerv des Parasympathikus ist der 10. Hirnnerv, der Vagusnerv. Sein Name leitet sich aus dem Lateinischen ab und bedeutet »der Umherschweifende«, denn er verläuft fast durch den ganzen Körper. Er beginnt im Gehirn und verläuft dann über die Kopfhaut, die Ohren, Teile des Mundes und des Rachens, durch die Lunge, die Milz und die Niere, den Magen, die Leber und den Darm. Der Vagusnerv ist der Hauptnerv des autonomen Nervensystems und wir lernen ihn als wichtigen Ansatzpunkt zur Stressregulation später näher kennen (S. 208).

Das enterische Nervensystem (ENS)

Das enterische Nervensystem (ENS) ist das Nervensystem des Magen-Darm-Trakts und wird manchmal auch Bauchhirn genannt.

Im englischsprachigen Raum bezeichnet man das ENS passenderweise auch als »second brain«. Es befindet sich zwischen den Muskelschichten des Verdauungstraktes und steuert über komplexe Verschaltungen vieler Millionen von Nervenzellen verschiedene Funktionen, wie die Grob- und Feinmotorik des Darmtraktes, die Peristaltik und die Motilität, den Blutfluss im Magen-Darm-Bereich sowie das darmbezogene Immunsystem. Das ENS empfängt Signale vom Sympathikus und vom Parasympathikus. Der **Sympathikus** wirkt **dämpfend** und der **Parasympathikus**, unser Ruhenerv, **aktivierend**. Ohne ausreichende Ruhenervaktivität kann der Darm nicht vernünftig arbeiten. Das führt zwangsläufig zu Verdauungsproblemen. Das vegetative Nervensystem kann durch verschiedene Stressfaktoren durcheinandergebracht werden. Das führt i. d. R. zu einer massiven Überbetonung des Stressnervs. Darum zählt **Stress** auch zu den wichtigsten **Auslösern** und **Treibern** einer **Fehlbesiedlung** – darüber sprechen wir im ab S. 38 noch detaillierter.

Auswirkungen von Dysbiosen des Mikrobioms auf die Gesundheit.

DYSBIOSE DES MENSCHLICHEN MIKROBIOMS

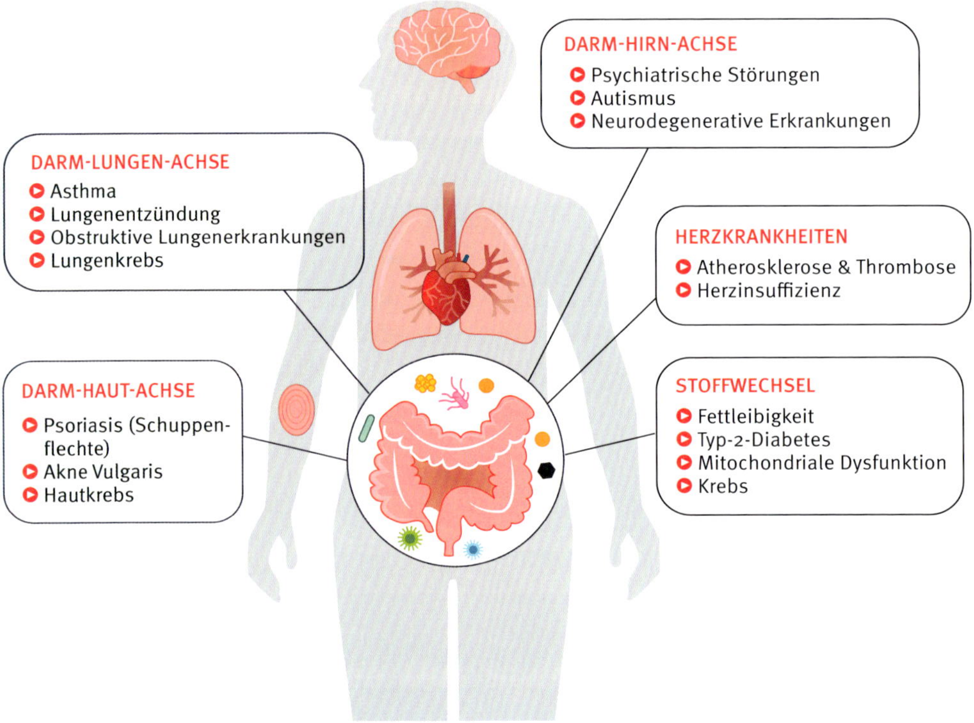

Daten basieren auf Gebrayel P, Nicco C, Al Khodor S, Bilinski J, Caselli E, Comelli EM, Egert M, Giaroni C, Karpinski TM, Loniewski I, Mulak A, Reygner J, Samczuk P, Serino M, Sikora M, Terranegra A, Ufnal M, Villeger R, Pichon C, Konturek P, Edeas M. Microbiota medicine: towards clinical revolution. J Transl Med. 2022 Mar 7;20(1):111. doi: 10.1186/s12967-022-03296-9. PMID: 35255932; PMCID: PMC8900094.

Die Darm-Hirn-Achse und viszerale Hypersensitivität

Die Darm-Hirn-Achse ist ein komplexes Kommunikationsnetzwerk zwischen Darm und Gehirn. Sie ist auch die Grundlage für Wahrnehmungen und Schmerzempfinden im Bauchraum. Die Kommunikation zwischen Gehirn und Darm verläuft nämlich in beide Richtungen. Vegetatives Nervensystem (v. a. der Vagusnerv), Nervenimpulse, Teile des Immunsystems sowie das Mikrobiom sind an den Kommunikationsprozessen beteiligt. Ist die Darm-Hirn-Achse gestört, kann eine viszerale Hypersensitivität entstehen. So bezeichnet man eine extrem verstärkte oder sogar abnorm deutliche Wahrnehmung von Reizen im Bauchraum. Beispielsweise werden Dehnungsreize als viel stärker und schmerzhafter wahrgenommen als erwartet. Einschränkungen der Motilität treten häufig begleitend bzw. als Folge auf. Die Darm-Hirn-Achse beeinflusst auch unsere emotionale Gesundheit und Stimmung. Dies erklärt, warum ein **Ungleichgewicht im Darm** auch oft mit **Stimmungsschwankungen** und **Stress** verbunden ist. Neben der Darm-Hirn-Achse steht unser Mikrobiom noch über weitere Kommunikationswege mit zahlreichen Organen und Körperbereichen in Verbindung. Dysbiosen haben darum weitreichende Auswirkungen auf unsere Gesundheit.

Wie bekommt man eine SIBO oder IMO?

Um eine Fehlbesiedlung (SIBO bzw. IMO) zielführend behandeln und ein für alle Mal loswerden zu können, ist es essenziell, die Ursachen, Auslöser und Treiber zu verstehen.

Kurz gesagt: SIBO und IMO können entstehen, wenn die Faktoren, die den Schutz des Darms im gesunden Zustand gewährleisten, gestört und aus dem Gleichgewicht gebracht werden. Also, alles, was die **Struktur** (Organaufbau, Gewebe, Schleimhaut) des Magen-Darm-Traktes beeinträchtigt, schädigt oder zerstört, kann eine Fehlbesiedlung hervorrufen. Und alles, was die **Funktionsweise** (Peristaltik, Motilität, Verdauungsaktivität) des Magen-Darm-Traktes beeinträchtigt, behindert oder verhindert, kann ebenfalls eine Fehlbesiedlung hervorrufen.

Wie der Darm sich schützt

Der Körper verfügt über einige Mechanismen, die den optimalen Zustand der Strukturen und Funktionen des Darms, speziell des Dünndarms, gewährleisten und schützen sollen.

Diese Schutzfunktionen des Darms sind:

- **Darmschleimhaut**: Sie schützt mechanisch vor unerwünschten Eindringlingen und Fremdstoffen und sorgt durch besondere Zellverbindungen für strukturelle Integrität und kontrollierte Aufnahme von Nährstoffen. Die Schleimhaut ist mit einer **Schleimschicht** (Mucus) bedeckt.
- **Mikrobiom**: Die Bakterienbesiedlung des Darms mit Billionen nützlicher Mikroorganismen übernimmt wichtige Aufgaben für die Gesundheit des Körpers. Diese Bakterien verdrängen z. B. schädliche Keime oder stimulieren unser Immunsystem.
- **Darm-assoziiertes Immunsystem**: Es sitzt hinter den Zellen der Darmschleimhaut. Ungefähr 80 % unserer aktiven Zellen des angeborenen und erworbenen Immunsystems sind im Darm beheimatet. Bestimmte Zellen in der Darmschleimhaut bilden Abwehrstoffe (Defensine) und Immunglobuline (das sekretorische IgA).
- **Peristaltik**: Die Darmperistaltik, also seine wellenförmige Bewegung, bewegt den Nahrungsbrei Richtung Ausgang.
- **Migrating Motor Complex** (**MMC**): Die zyklische Welle durchläuft in regelmäßigen Abständen den Darm und räumt ihn dabei auf und reinigt ihn.

- **Ileocaecalklappe** (**Bauhin-Klappe**): Sie soll verhindern, dass Inhalt des Dickdarms in Richtung des Dünndarms übertritt, und schützt auch vor Bakterienübertritt.
- **Verdauungssäfte**: Ausreichend vorhandene Verdauungssäfte, v. a. Magensäure, Galle und Verdauungsenzyme, gewährleisten ein optimales Milieu für körpereigene Prozesse sowie optimale Aufspaltungsaktivität und Motilität und helfen auch dabei, Fremdkeime abzutöten oder an der Vermehrung zu hindern.

Du hast die meisten Begriffe und die Funktionsweise der Mechanismen bereits kennengelernt. In der Therapie von SIBO und IMO geht es maßgeblich darum, gestörte Schutzfaktoren wieder zu »reparieren«. Denn wenn eine oder mehrere dieser Schutzfunktionen nicht ordnungsgemäß funktionieren, werden Bakterien bzw. Keime entweder nicht abgetötet, nicht herausbefördert und/oder können wieder in vorhergehende Darmabschnitte zurückwandern. Das kann, muss aber nicht zur Entstehung von SIBO und IMO führen. Andersherum: Wenn die Schutzfunktionen einwandfrei funktionieren, ist der Körper wehrhaft und Fehlbesiedlungen haben wenig Chance auf Ansiedlung und Verbleib.

Auslöser, Ursache und Wirkung

Ich unterscheide zwischen Auslösern, Ursachen und Treibern sowie Risikofaktoren für die Entstehung einer Dünndarmfehlbesiedlung. Das klingt erstmal spitzfindig und verwirrend – und tatsächlich ist es das auch manchmal, da diese Kategorien keine überschneidungsfreie Einordnung erlauben. Dennoch nehme ich diese Unterscheidung vor, damit es für dich leichter wird, den »Tathergang« zu erkennen. Denn es ist wichtig, zwischen Ursache und Wirkung zu unterscheiden. Für die **Behandlung** ist es relevant, dass du den **am weitesten zurückliegenden Grund** für die Entstehung der Beschwerden identifizierst. Die Behandlung der Beschwerden sollte nämlich bestmöglich an der Ursache ansetzen.

Wichtige Zusammenhänge:

- **Auslöser** ermöglichen die Entstehung einer Fehlbesiedlung.
- Nicht immer ist es uns möglich, Auslöser zweifelsfrei zu bestimmen.
- Nicht immer besteht ein Auslöser dauerhaft; manchmal (Beispiel Lebensmittelvergiftung) ist er längst Geschichte, doch bleibt die von ihm ermöglichte Fehlbesiedlung nach wie vor bestehen.
- Finden wir einen Auslöser, müssen wir diesen als Wurzel des Übels behandeln.
- Finden wir den Auslöser als Wurzel des Übels nicht, finden wir meistens zumindest die Ursache für die Beschwerden. **Ursachen** sind die Störung(en) der Schutzfunktionen des Darms, die durch den Auslöser entstanden sind.
- Neben der oder den Ursache(n) gibt es bestimmte **Treiber**, die dazu führen können, dass die SIBO oder IMO hartnäckig bestehen bleibt.
- Es gibt bestimmte **Risikofaktoren**, die die (erneute) Entwicklung einer Fehlbesiedlung begünstigen – ihnen muss bestmöglich vorgebeugt werden.
- Ursachen, Treiber und Risikofaktoren können sich überschneiden.

Nochmal in einem Satz zusammengefasst: Der **Auslöser** führt zu einer Störung der Schutzfunktionen deines Darms, diese Störung wiederum ist **Ursache** deiner

Fehlbesiedlung; die **Treiber** verhindern das Verschwinden der Fehlbesiedlung – alle müssen behandelt werden.

Ein Beispiel zur Verdeutlichung: Durch eine Lebensmittelvergiftung (Auslöser) vor einigen Jahren wurde deine Darmschleimhaut geschädigt und es entwickelte sich in der Folge ein Leaky-Gut-Syndrom (Ursache). Mikronährstoffmängel (Treiber) und eine ungünstige Lebensweise (Treiber) mit unregelmäßigen häufigen Mahlzeiten und viel Stress verhindern eine Ausheilung des Leaky Gut (Treiber) und begünstigen die Ausbreitung der Fehlbesiedlung. In diesem Beispiel ist es zwar gut, den Auslöser zu kennen, da du bei durchgemachten Lebensmittelvergiftungen besonderes Augenmerk auf Rückfallprävention legen solltest. Für die Behandlung der Fehlbesiedlung ist aber vor allem die Kenntnis und Behandlung der Ursache (Leaky Gut) sowie der Treiber (Nährstoffmängel, Lebensführung, Stress, Ernährung) wichtig.

Auslöser von SIBO und IMO – die Wurzel des Übels

Der Auslöser ist der Tatbestand, der die Entstehung deiner Fehlbesiedlung ermöglicht. Er ist die Wurzel des Übels (im Englischen »Root Cause« genannt) und ist verantwortlich dafür, dass die Schutzbarriere deines Darms an einer oder mehreren Stellen gestört wurde. Und zwar so stark, dass eine Fehlbesiedlung entstehen konnte. Den Auslöser hast du gefunden, wenn du nicht weiterfragen kannst: »Warum ist das so?«

Die Auslöser einer Fehlbesiedlung lassen sich meiner Erfahrung nach in eine der folgenden Kategorien einordnen:

- angeborene Defekte (Fehlbildungen, Anomalien)
- Defekte durch Verletzungen und Verletzungsfolgen (z. B. Traumata, Operationen, Therapien)
- Erkrankungen und Erkrankungsfolgen (akut, chronisch, autoimmun), dazu zählen u. a. auch Infektionen bzw. Lebensmittelvergiftungen
- Medikamenteneinnahme
- Lebensführung (v. a. Ernährung und Stress)

Der Auslöser für deine SIBO oder IMO kann noch akut sein – er kann aber auch bereits »abgelaufen« und nicht mehr vorhanden sein. Ein Lebensstil, der von Hetze, emotionalem Stress, unregelmäßigen und ungesunden Mahlzeiten geprägt ist, kann ein Beispiel für einen **akuten Auslöser** sein. Eine Lebensmittelvergiftung, die du vor einigen Jahren mal hattest, kann ein Beispiel für einen **abgelaufenen Auslöser** sein, ebenso eine Operation oder eine Verletzung. Auslöser einer SIBO oder IMO sollten immer genauestens erforscht und diagnostisch verfolgt werden. Denn wenn der Auslöser der Fehlbesiedlung nach wie vor besteht, musst du ihn behandeln, damit die Fehlbesiedlung verschwinden kann. Mach dich aber bitte nicht verrückt, wenn es dir nicht gelingt, einen Auslöser zweifelsfrei zu identifizieren. Setze so weit vorne in der Ursache-Wirkungs-Kette an, wie es möglich ist.

Wichtige Auslöser für die Entstehung einer Fehlbesiedlung

Die wichtigsten Auslöser für die Entstehung von SIBO und IMO sind in der Abbildung zusammengefasst. Auf einige dieser Auslöser gehe ich im Folgenden noch etwas genauer ein, damit du sie besser in dein Behandlungskonzept einbeziehen kannst.

Wichtige Auslöser von SIBO und IMO

Strukturelle und funktionale anatomische Probleme des Verdauungstraktes	Erkrankungen	Medikamente, Drogen und Toxine	Suboptimale Lebensführung
Angeborene Anomalien (z. B. Kurzdarm, Fisteln, Divertikel, Adhäsionen, Hernien)	Magen-Darm-Infektion, v. a. • Lebensmittelvergiftung • C.-difficile-Infektion • Parasiten • H. pylori	Alkohol	Übermäßiger Stress auf körperlicher, geistiger und/oder seelischer Ebene und mangelhafte Stressregulation
Gendefekte (z. B. Entgiftungsstörung, Enzymmangel)	Autoimmunerkrankungen, v. a. • Kollagenosen (z. B. Sklerodermie, Ehlers-Danlos-Syndrom) • Mastzellenaktivierungssyndrom (MCAS) • Zöliakie • Typ-A-Gastritis • Perniziosa	Protonenpumpenhemmer (PPI, Magensäureblocker)	Ungünstige Ernährung
Verletzungen durch Trauma oder OP im Bauch-/Beckenraum (z. B.Resektionen, Kurzdarmsyndrom, Strikturen, Adhäsionsbildung, Beschädigung der IC-Klappe)	Diabetes mellitus	Antibiotika	
Versorgungsengpässe oder Schäden durch innere Blutungen oder Minderdurchblutung (Ischämie) durch Trauma oder OP	Schilddrüsenunterfunktion (auch Hashimoto)	Betäubungsmittel, Anästhetika	
Bestrahlungsfolgen	Gastroparese	Beruhigungs- und Schlafmittel	
	Exokrine Pankreasinsuffizienz	Starke Schmerzmittel, Opiate	
	M. Parkinson	Muskelrelaxanzien	
	Schwere Lebererkrankungen	Anticholinergika	
	Gallensteine	Psychopharmaka, Antidepressiva	
	Muskelatrophie	Umweltgifte (z. B. Blei, Quecksilber)	
	Chronische Vergiftungen		
	Chronische entzündliche Darmerkrankungen (z. B. M. Crohn, Colitis Ulcerosa)		
	Leaky Gut		
	Endometriose		
	Divertikulose		
	Magen- oder Darmgeschwüre		
	Chronische Vergiftungen/Entgiftungsstörungen		

Daten basieren auf Siebecker A: SIBO Pro Course. Education for Professionals. Stand 2023. Abrufbar unter: http://www.siboinfo.com

Darmschädigungen als Auslöser

Da Fehlbesiedlungen entstehen können, wenn Struktur und/oder Funktionsweise des Magen-Darm-Traktes beeinträchtigt oder geschädigt sind, können auch alle angeborenen oder erworbenen Schäden bzw. Dysfunktionen ein Auslöser sein. Wenn Defekte oder Fehlbildungen nicht angeboren sind, können sie z.B. durch Traumata im Rahmen von Unfällen oder durch Operationen oder Therapien entstehen.

Darmschäden als mögliche Auslöser von Fehlbesiedlung:

- verkürzter, verlängerter oder untypisch verlaufender oder untypisch aufgebauter Darm (z.B. Kurzdarmsyndrom, Verengungen (Strikturen), Vernarbungen, Verschlingungen)
- Schädigung/Fehlen der Ileocaecalklappe
- Fisteln
- Hernien bzw. Eingeweidebrüche
- Adhäsionen bzw. Verklebungen (diese bilden sich häufig auch infolge von Operationen im Bauch- oder Beckenraum)
- Divertikel, also Aussackungen im Bindegewebe der Darmschleimhaut, in denen sich Bakterien ansammeln und ansiedeln können
- Versorgungsengpässe oder Schädigungen durch innere Blutungen oder Minderdurchblutung (Ischämie) sowie durch Bestrahlungsfolgen

Solltest du unter angeborenen oder erworbenen anatomischen Anomalien, Fehlbildungen, Schäden oder Dysfunktionen leiden, gelten die in diesem Buch beschriebenen Maßnahmen natürlich trotzdem, allerdings startest du mit eingeschränkteren Möglichkeiten. Die Praxiserfahrung zeigt, dass deutliche Besserungen möglich sind, allerdings kann es ratsam sein, hier Spezialist*innen für deine Ausgangssituation hinzuzuziehen, um deine individuellen Besonderheiten bestmöglich berücksichtigen bzw. unterstützen zu können. Es gibt zur Unterstützung auch einige Begleittherapien (S. 110), die Beschwerden deutlich bessern können.

Häufige auslösende Erkrankungen

Jegliche Erkrankung, die das Nervensystem oder das Hormonsystem beeinflusst, die Verdauungssaftbildung behindert und/oder die Struktur oder Motilität des Verdauungstraktes stört, kann als Auslöser einer SIBO oder IMO infrage kommen. Im Folgenden führe ich häufige Erkrankungen auf.

Autoimmunerkrankungen

Neben Nervenschädigungen (Neuropathien), die die Darmnerven beeinträchtigen, fallen vor allem autoimmune Erkrankungen in diese Kategorie. Autoimmunerkrankungen sind Erkrankungen, bei denen das Immunsystem sich fälschlicherweise gegen körpereigene Zellen wendet und diese angreift und schädigt. Ursachen sind häufig unbekannt; vermutet werden Infektionen (z.B. durch das Epstein-Barr-Virus), Schwermetallbelastungen, hormonelle Umstellungsprozesse oder starker Stress.

Typische autoimmune Erkrankungen, die ursächlich für Fehlbesiedlungen sein können:

- **Sklerodermie** oder andere **Kollagenosen** führen häufig zu Motilitäts- und Verdauungssaftbildungsproblemen.
- Eine **autoimmune Gastritis** (Gastritis Typ A) führt dazu, dass die Belegzellen (Parietalzellen) des Magens geschädigt

werden. Da diese die Magensäure sowie den zur Vitamin-B_{12}-Aufnahme nötigen Intrinsic Factor bilden, stellen sich typischerweise Symptome eines Magensäuremangels sowie einer B_{12}-Mangel-Anämie ein.

- Der vermutlich autoimmun bedingte **Diabetes mellitus Typ 1** kann durch gehäufte Neuropathien ebenfalls als Auslöser fungieren.
- **Autoimmune Schilddrüsenerkrankungen**, die in Richtung einer Unterfunktion tendieren, können den Stoffwechsel träge machen und auslösend für Fehlbesiedlungen sein. Dazu gehört z. B. Morbus Hashimoto (**Hashimoto-Thyreoiditis**).
- Bei einer **Zöliakie** werden Darmzotten geschädigt, weshalb man sie vom Mechanismus her auch bei den entzündlichen Darmerkrankungen einordnen kann. Die Zöliakie ist eine angeborene Glutenunverträglichkeit höchsten Grades, bei der sogar kleinste Mengen Gluten zu massiven Symptomen führen.
- **Morbus Addison** kann zu einer Nebennieren-Insuffizienz führen, bei der die Nebennierenhormone nur noch eingeschränkt produziert werden.

Auch die chronisch-entzündlichen Darmerkrankungen Morbus Crohn und Colitis ulcerosa haben autoimmune Komponenten.

Chronisch-entzündliche Darmerkrankungen (CED)

Eine chronisch-entzündliche Darmerkrankung (CED) zeichnet sich dadurch aus, dass sich Abschnitte des Darms aus verschiedenen Gründen entzünden. Dadurch entstehen mindestens vorübergehende, manchmal aber auch bleibende Schleimhautschädigungen oder auch Gewebsveränderungen und Strikturen, die die Funktion des Darms beeinträchtigen. Zu den typischen chronisch-entzündlichen Darmerkrankungen zählen Morbus Crohn (Ileitis terminalis) und Colitis ulcerosa. Auch die kollagene Kolitis kann man dazuzählen. Jede entzündliche Erkrankung des Darms kann die Darmschleimhaut, die Schutzbarriere des Darms sowie das Mikrobiom beeinträchtigen und so SIBO oder IMO auslösen.

Die Folgen einer Darmentzündung:

- Durch die geschädigte Dünndarmschleimhaut können bestimmte Nährstoffe nicht mehr vernünftig resorbiert werden; das bedeutet, Nahrung verbleibt im Dünndarm und kann stattdessen die Bakterien nähren, die sich dadurch noch besser vermehren können – ein Teufelskreis entsteht, da diese Vitalstoffe den Betroffenen fehlen und gleichzeitig die Symptome verschlechtern.
- Die Rückresorption von Gallensäuren ist beeinträchtigt, ein Gallensäureverlustsyndrom kann forciert werden.
- Die in der Darmschleimhaut produzierten Verdauungsenzyme (auch die histaminabbauende DAO oder die lactosespaltende Lactase) werden beeinträchtigt. Verdauungsstörungen, Enzymmangel oder Unverträglichkeiten können resultieren.
- Das Mikrobiom (die Bakterienbesiedlung) des Darms kann sich ungünstig verändern.
- Je nach Heftigkeit und Lokalisation der Entzündung kann auch die Ileocaecalklappe betroffen sein, die den Dünndarm vom Dickdarm trennt. Schließt sie nicht mehr richtig, können unerwünschter Bakterien leichter in den Dünndarm gelangen.

Divertikel und Divertikulitis

Auch bei der Divertikulitis entsteht ein entzündlicher Prozess. Dabei entzünden sich sogenannte Darmdivertikel. Das sind

Einsackungen der Darmschleimhaut. Da sich in diesen Säckchen Darminhalt absetzen und vor sich hingären oder -faulen und bakterielle Besiedlungen ermöglichen kann, können Divertikel ein möglicher Auslöser für SIBO oder IMO sein.

Magen-Darm-Infektionen als Auslöser

Eine Magen-Darm-Infektion (Gastroenteritis) kann bakteriell, viral oder durch andere Erreger ausgelöst sein. Sowohl erkältungsähnliche Magen-Darm-Grippen als auch Vergiftungen können eine Fehlbesiedlung auslösen. Auch Reisedurchfall kann Symptom einer Gastroenteritis sein.

Lebensmittelvergiftungen

Lebensmittelvergiftungen werden als einer der **Hauptauslöser** für die **Entstehung** von **Fehlbesiedlungen** angesehen. Man findet bei vielen SIBO- und IMO-Betroffenen eine Lebensmittelvergiftung oder eine andere heftige Magen-Darm-Infektion in der Geschichte. Diese Infektionen werden durch verschiedene Mikroben ausgelöst. Zu den Bakterien, die Lebensmittelvergiftungen verursachen, gehören z. B. Salmonellen, E. coli, Shigellen, Listerien, Yersinien oder Campylobacter jejuni einer der bei Fehlbesiedlungen am häufigsten nachgewiesenen Keime.

WISSEN FÜR THERAPEUT*INNEN

Cytolethal distending Toxin (CdT-B) und Vinculin

Lebensmittelvergiftungs-Bakterien produzieren ein Toxin, das sich cytolethal distending Toxin (CdT-B) nennt. Auf Deutsch heißt das in etwa »zelltödlicher schwellender Giftstoff«. Dieses Toxin verursacht die heftigen Magen-Darm-Beschwerden wie Übelkeit, Durchfall und/oder Erbrechen, durch die eine Lebensmittelvergiftung zumeist gekennzeichnet ist. Unser Körper bildet in diesem Fall Antikörper, um sich gegen die Bakterien und deren Toxine zur Wehr zu setzen. Und in der überwiegenden Zahl der Fälle funktioniert das auch ganz gut. Man schätzt, dass es ca. 90 % der Betroffenen gelingt, die Lebensmittelvergiftung mithilfe der Antikörper ein für alle Mal zu beseitigen. In ca. 10 % der Fälle gibt es jedoch Probleme, die später eine Fehlbesiedlung verursachen können.

Es gibt ein körpereigenes Strukturprotein mit Namen Vinculin, das Zellen miteinander verbindet. Es kommt auch in den Nervenzellen des enterischen Nervensystems vor, die den MMC und die Motilität des Darms steuern. Vinculin hat strukturelle Ähnlichkeiten mit Teilen des CdT-B-Toxins. Bildet der Körper nun Antikörper gegen CdT-B, kann es sein, dass diese sich durch eine autoimmune Reaktion fälschlicherweise gegen das Vinculin richten. Die Zellverbindungen der Darmschleimhautzellen (Tight Junctions) sowie Nervenzellen werden beschädigt. Eine Beeinträchtigung des Vinculins resultiert in verringerter Ansteuerung des Darm-Nervensystems und der darmbewegenden Muskulatur; die Motilität wird massiv beeinträchtigt. Außerdem wird die Entwicklung eines Leaky Gut begünstigt.

Nicht jede Lebensmittelvergiftung hat man eindrucksvoll im Kopf – viele Fälle laufen mild ab, sodass du vielleicht nur ein Unwohlsein oder eine Magenverstimmung gespürt hast. Man nennt eine SIBO oder IMO, die infolge einer Infektion entstanden ist, auch **postinfektiöse Fehlbesiedlung**. Häufiger liest oder hört man vom postinfektiösen Reizdarmsyndrom. Eine postinfektiöse SIBO/IMO ist autoimmun bedingt, da der Körper fälschlicherweise Antikörper gegen Bestandteile der Darm-Nervenzellen gebildet hat. Expert*innen schätzen, dass ca. zwei Drittel aller SIBO-/IMO-Fälle postinfektiös bedingt sind. Die Entwicklung einer Fehlbesiedlung kann dabei bis zu 6 Monate nach der Infektion stattfinden. Wenn du weißt, dass du an einer postinfektiösen Fehlbesiedlung leidest, ist es besonders wichtig, sich um Prävention zu kümmern, denn dein Verdauungssystem ist anfälliger. Du startest gewissermaßen mit einem Handicap, das du ausgleichen solltest.

Clostridium difficile

Ich möchte noch ein spezielles Bakterium erwähnen, das im Zusammenhang mit SIBO und IMO häufig auftaucht: Clostridium difficile. Es findet sich in kleinen Mengen im Darm und richtet im Regelfall keinen Schaden an. Ein Problem entsteht, wenn es sich übermäßig ausbreitet. Das ist häufig nach Antibiotikagaben der Fall. Denn Clostridium difficile kann **Toxine** ausscheiden, die die **Darmschleimhaut schädigen** und **entzündliche Prozesse begünstigen**. Dies wiederum macht den Darm anfälliger für andere pathogene Keime wie Staphylokokken, Salmonellen oder auch Candida. Viele Betroffene erleben Clostridium difficile als **sehr hartnäckig** und ich kann aus der Praxis bestätigen, dass es besonders häufig im Zusammenhang mit **Methanbildnern** und **Verstopfung** auftritt.

Candida und Parasiten, Blastocystus hominis

Infektionen können nicht nur bakterieller oder viraler Natur sein. Es gibt auch andere Erreger und Parasiten, die den Darm ganz schön durcheinanderbringen können. Hefepilze wie **Candida** beispielsweise finden einen guten Nährboden, wenn das Mikrobiom durch Antibiotikagaben, Clostridienbefall oder andere Dysbiosen geschädigt ist. **Parasiten** können auf unterschiedlichen Wegen ihren Weg in den Darm finden. Liegt ein Befall vor, muss dieser von Anfang an mittherapiert werden. **Blastocystus hominis** ist ein Parasit, den ich extra hervorhebe, weil er sich in der Praxis häufig als Therapieblockierer präsentiert. Es gibt viele Menschen, die problemlos und symptomlos mit kleinen Mengen Blastocystus hominis im Darm leben, und einige Studien finden sogar positive Seiteneffekte einer Besiedlung. Häufig ist keine spezielle Therapie nötig, sondern der Parasit verschwindet im Zuge einer ganzheitlichen Therapie ohnehin. Dennoch wäre für mich das Vorliegen von Blastocystus hominis im Zusammenhang mit einer Fehlbesiedlung immer ein besonderer Grund, die Rolle der Prävention hervorzuheben.

Helicobacter pylori

Helicobacter pylori ist ein häufig vorkommendes Bakterium, das den Magen befällt. Das Bakterium Helicobacter pylori ist einer der häufigsten Auslöser für Entzündungen und Geschwüre im Magen und Zwölffingerdarm und kann auch auslösend für Fehlbesiedlungen sein. Ein Befall führt typischerweise zu einer Erhöhung des pH-Wertes im Magen, da die Bakterien Urease absondern, ein Enzym, das Magensäure neutralisiert. Längerfristig wird durch das Bakterium die Schleimhaut beschädigt, wodurch sich negative Effekte verstärken. **Chronischer**

Befall mit Helicobacter pylori führt häufig zum **Magensäuremangel**. Dadurch wird die Säureschutzfunktion beeinträchtigt, Eindringlinge werden unzureichend abgetötet und fehlbesiedelten Bakterien fällt es leichter, sich anzusiedeln.

Medikamente, Drogen und Toxine als Auslöser

Es gibt eine Reihe von Medikamenten, die den Verdauungstrakt direkt oder indirekt beeinflussen. Interessant mit Blick auf mögliche Auslöser von SIBO und IMO sind insbesondere diejenigen Medikamente, die die Verdauungssaftbildung und die Motilität behindern und die Verdauung sowie den Stuhlgang träge machen. Vor allem bei längerer Einnahme kann dies eine Fehlbesiedlung auslösen. Im Folgenden liste ich dir wichtige Medikamente auf, die als Auslöser einer SIBO oder IMO infrage kommen. Falls du Medikamente aus diesem Abschnitt verordnet bekommen hast, **setze diese bitte keinesfalls einfach ab**! Sprich bitte mit der Person, die die Medikamente verschrieben hat, über Auswirkungen und Alternativen.

Magensäureblocker bzw. Protonenpumpeninhibitoren (PPI)

Vielen »Magenpatient*innen« werden Magensäureblocker verordnet. Protonenpumpenhemmer oder Protonenpumpeninhibitoren (PPI) nennt man diese auch, oder sie werden als **Magenschutz** bezeichnet, wenn sie im Zusammenhang mit anderen Medikamenten zum Einsatz kommen. PPI docken an die säurebildenden Belegzellen des Magens an und hindern diese daran, Magensäure zu produzieren. Im Abschnitt zum Magensaft (S. 27) hast du erfahren, dass die Magensäure massive Auswirkungen auf die Verdauungsaktivität und die Motilität hat. Natürlich sollte man PPI deswegen nicht grundsätzlich verteufeln. Sie können bei der Behandlung von Säureüberschuss und darauf basierenden Magenschleimhautreizungen oder -entzündungen zumindest akut und kurzfristig gute Dienste tun. Wenn bei dir ein Missverhältnis von Säure und Schutzstoffen vorliegt und dir **Magensäureblocker helfen**, ist ein **Säureüberschuss ziemlich wahrscheinlich**.

Falls du Protonenpumpeninhibitoren im Einsatz hast, beachte bitte, dass sie nicht für eine Dauermedikation vorgesehen und geeignet sind. Sie blockieren und zerstören auf lange Sicht nämlich die säurebildenden Belegzellen des Magens. Insbesondere ein Einsatz über 8 Wochen kann eine Fehlbesiedlung hervorrufen. Da erstens Magensäure für Verdauungsvorgänge benötigt wird und zweitens diese Zellen gleichzeitig den Intrinsic Factor bilden, gibt es im weiteren Verdauungsvorgang Probleme: Die Verdauungsvorgänge laufen nicht mehr optimal ab, da die Säftebildung beeinträchtigt wird. Insbesondere die Motilität leidet und bei vielen Betroffenen bildet sich eine SIBO oder IMO im Nachgang einer langfristigen Einnahme von Magensäureblockern aus. Und zweitens wird der Intrinsic Factor für die Aufnahme von Vitamin B_{12} im hinteren Dünndarm benötigt. Fehlt dieser Cofaktor, kommt es zu einem **massiven B_{12}-Mangel,** was diverse Störungen zur Folge haben kann, von Anämie bis hin zu Nervenproblemen. Ich erkläre das so ausführlich, weil ich mehrmals wöchentlich Patient*innen habe, die diese Medikamente seit Monaten oder sogar Jahren verschrieben bekommen, entsprechende Langzeiteinnahme-Symptome aufweisen und noch niemals auf diese Risiken hingewiesen wurden.

GUT ZU WISSEN: Medikamente absetzen – ja oder nein?

Wenn du eines oder einige dieser Medikamente verwendest, solltest du sie natürlich nicht direkt absetzen! Einige Medikamente dürfen auch gar nicht abrupt abgesetzt werden. Ich empfehle, zunächst das Gespräch mit dem verschreibenden Behandelnden zu suchen und deine Bedenken bzw. die unerwünschten Effekte des Medikaments zu schildern und zu prüfen, ob die Einnahme (noch) notwendig ist. Vielleicht ist ein Ausschleichen oder Absetzen möglich. Zu vielen chemischen Medikamenten gibt es gute naturheilkundliche Alternativen. Viele lernst du in den einzelnen Therapiesäulen in späteren Kapiteln kennen. Vielleicht ist dein Arzt bzw. deine Ärztin aufgeschlossen für einen alternativen Versuch. Hier lohnt ansonsten das Einholen einer **Zweitmeinung.**

Falls ein Absetzen (noch) nicht möglich ist, musst du bestmöglich »drumherum arbeiten« und die restlichen Rahmenbedingungen optimieren. Es mag sein, dass die Wirkung des Präparats auf den Verdauungstrakt jedoch nicht komplett neutralisiert werden kann. Das kann dann tatsächlich auch eine Blockade für dauerhafte Heilung darstellen. Auch das ist kein Grund zum Verzweifeln, sondern eine wichtige Information im Hinblick auf Rückfallprävention. Wenn du ein motilitätshemmendes Medikament einnehmen musst, solltest du dauerhaft deine Motilität im Blick behalten und positiv unterstützen. In den meisten Fällen ist so Beschwerdefreiheit möglich – auch, wenn nicht alle Ursachen und Treiber beseitigt werden konnten.

Antibiotika

Antibiotika sind antimikrobielle Substanzen, die in der Regel chemisch hergestellt werden und gegen Bakterien wirken sollen, indem sie deren Wachstum hemmen oder sie abtöten. Das ist in vielen Fällen auch gut und wichtig, weil der positive Effekt manchmal lebensrettend sein kann oder schlimme Komplikationen verhindert. Häufig werden Antibiotika jedoch leider ohne vorhergehenden Erregernachweis oder Antibiogramm eingesetzt. Das kann zur Entwicklung resistenter Keime beitragen und auch unser Mikrobiom unnötig durcheinanderbringen. Die Billionen erwünschter Bakterien, die in unserem Darm leben, bleiben von typischen Antibiotika leider auch nicht verschont. Das Mikrobiom leidet also durch den Einsatz von Antibiotika, was wiederum den Nährboden für unerwünschte Fehlbesiedlungen mit Keimen oder Parasiten bilden kann. Beispielsweise siedeln sich der unerwünschte Keim **Clostridium difficile** oder auch der **Hefepilz Candida** besonders häufig nach Antibiotikatherapie im Darm an. Es gibt auch **pflanzliche Antibiotika**. Das sind spezielle pflanzliche Wirkstoffe, die antimikrobielle Wirkungen im Körper entfalten. Über diese erfährst du später mehr. Auch diese können bei unsachgemäßer (und vor allem zu langer) Anwendung die erwünschten Darmbakterien negativ beeinflussen. Allerdings sind die Nebenwirkungen bei sachgemäßer Anwendung nach Studienlage und Praxiserfahrung überschaubar und im Vergleich zu denen chemischer Präparate weniger stark.

Motilitätsdämpfende Medikamente

Alle motilitätsdämpfenden Medikamente wirken (zum Teil als Nebenwirkung) hemmend auf den MMC. Dazu gehören u. a. viele

- Betäubungs- und Narkosemittel (Anästhetika),
- Beruhigungs- und Schlafmittel (z. B. Benzodiazepine wie Diazepam),
- starke Schmerzmittel und Opioide (z. B. Tramadol, Morphin),
- Muskelrelaxanzien,
- H_2-Antihistaminika, die zur Magensäureunterdrückung eingesetzt werden (nicht zu verwechseln sind diese H_2-Rezeptor-Antagonisten mit den H_1-Antihistaminika, die bei Allergien eingesetzt werden),
- Anticholinergika,
- Psychopharmaka (z. B. trizyklische Antidepressiva wie Amitriptylin oder Antipsychotika wie Chlorpromazin).

Auch Alkohol und Umweltgifte können die Motilität negativ beeinflussen.

Andere verdauungsbeeinflussende Medikamente

Medikamente, die ebenfalls fehlbesiedlungsfördernden Einfluss auf den Verdauungstrakt haben können, weil sie Verstopfung begünstigen, sind: Mittel gegen Bluthochdruck, Diuretika, Antiepileptika, Calciumpräparate und Eisenpräparate.

Stress als Auslöser für SIBO und IMO

Stress allein kann SIBO und IMO verursachen und ist ein echter Heilungsblockierer. Stressfaktoren sind Toxine. Oftmals wird Stress abgetan nach dem Motto: »Hat doch jeder, stell dich nicht so an!« Eine krasse Unterschätzung der Auswirkungen, die Stress auf den Körper hat. Stress bedeutet für den Organismus: Es geht um Leben und Tod! Nimmt das Gehirn Stress wahr, schaltet es sofort einige Automatikprogramme ein. Diese führen u. a. zu hormonellen Ausschüttungen und zur Aktivierung des Stressnervs (Sympathikus). Da der Stressnerv (Sympathikus) und der Ruhenerv (Parasympathikus) als Gegenspieler arbeiten, kann immer nur einer von beiden das Sagen haben: Wenn wir kämpfen oder fliehen, können wir nicht gleichzeitig ausruhen und verdauen. Ist der Stressnerv aktiv, schweigt der Ruhenerv und die Verdauung kommt zum Erliegen. **Da der Ruhenerv das Verdauungssystem steuert** und für gute Motilität, Verdauung, Verstoffwechselung und Nährstoffverwertung zuständig ist, gerät die **Verdauung bei Stress zwangsläufig durcheinander**. Insbesondere, wenn Stress zum Dauermodus wird.

Stress hat folgende Auswirkungen auf den Körper:

- lahmgelegte Motilität
- eingeschränkte Verdauung, Verstoffwechselung, Nährstoffaufnahme und Nährstoffverwertung
- übermäßigen Verbrauch von Vitalstoffen
- oxidativen und/oder nitrosativen Stress
- Zell- und Zellorganellschäden (Mitochondriopathien)
- Erschöpfung der Nebenniere bei längerfristiger Stresshormon-Ausschüttung,
- Teufelskreis, da Psyche, Geist und Körper wiederum auf die Folgen des Stresses mit weiterem Stress reagieren.

Was ist eigentlich Stress?

Es lohnt sich also, das Thema Stress zu hinterfragen und eigene Stressfaktoren zu identifizieren. Wichtig für deine Selbstein-

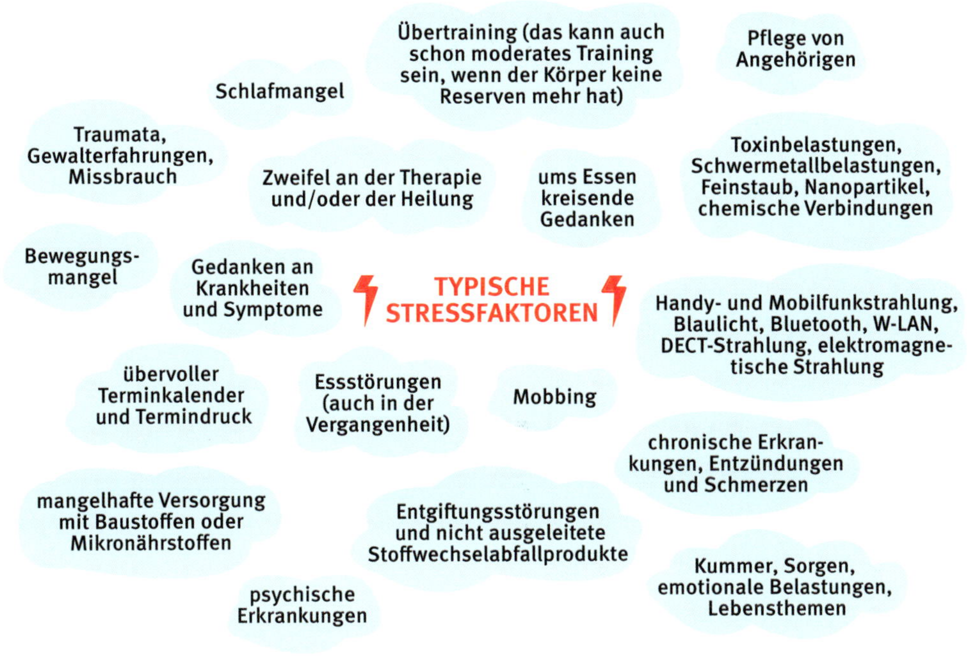

Was alles als Stressfaktor wirken und damit eine SIBO oder IMO auslösen kann.

schätzung: **Stress ist vielgestaltig.** Es gibt **deutlich merkbare Stressfaktoren** wie Termindruck oder kurze Nächte, gepaart mit einer langen To-do-Liste. Daneben stehen **subtilere Stressfaktoren** wie emotionale Belastungen, Kummer, Sorgen, Mobbing oder andere Dinge, über die du dir ständig Gedanken machst. Für viele Reizdarmbetroffene gehört dazu auch das Essen. Oder natürlich ihre Beschwerden und die Sorge, dass es nie wieder besser wird. Natürlich gehören auch psychische Themen, Traumata oder spezielle Belastungen wie Essstörungen (auch in der Vergangenheit) dazu.

Dann sind da noch **körperliche Stressfaktoren**: zu viel oder zu wenig körperliche Aktivität, gemessen an den aktuellen Möglichkeiten deines Körpers. Mangelhafte Versorgung mit Baustoffen oder Mikronährstoffen, Entgiftungsstörungen, chronische Prozesse, Entzündungen und Schmerzen. So richtig »greifbar« werden Stressfaktoren, wenn es um **Toxine**, also Giftstoffe, geht. Schwermetalle, Feinstaub, Nanopartikel, chemische Verbindungen, aber auch nicht ausgeleitete Stoffwechselabfallprodukte können dem Körper ordentlich Stress zufügen. Aber auch **immaterielle Stressfaktoren** wie Handystrahlung oder Blaulicht können im Körper wirken wie »echte« Toxine.

Zusammengefasst: Stressfaktoren umfassen alles, womit dein Körper, dein Geist oder deine Psyche sich außerplanmäßig beschäftigen müssen, weil etwas nicht nach Plan läuft und/oder deinen Organismus übermäßig fordert. Damit wird auch deutlich, warum sogenannter **Eu-Stress**, also der als positiv empfundene Stress (z. B. eine Hochzeitsvorbereitung, auf die man sich schließlich freut), anstrengend für den Körper ist.

Oxidativer und nitrosativer Stress

Stressfaktoren wirken auf zellulärer Ebene wie »echte« Toxine und schädigen Zellen und Mitochondrien, denn sie verursachen oxidativen und/oder nitrosativen Stress. Im Körper besteht normalerweise ein Gleichgewicht zwischen schädlichen, prooxidativen Faktoren und schützenden, antioxidativen Schutzstoffen und -systemen, also Vitaminen, Enzymen, Coenzymen, Mineralstoffen, Spurenelementen und Aminosäuren. Ist dieses Gleichgewicht verschoben, kommt es zu Problemen.

Oxidativer Stress: Befindet sich im Körper eine erhöhte Anzahl reaktiver Sauerstoffverbindungen (ROS), spricht man von oxidativem Stress. Dabei entstehen **freie Radikale**. Diese sind besonders reaktionsfreudig und greifen alle möglichen Strukturen im menschlichen Körper an. In übermäßiger Anzahl überfordern sie die normalen Entgiftungs- und Reparaturmechanismen der Zellen und führen zu Zellschäden. Folge oxidativen Stresses ist die sogenannte **Lipidperoxidation**, die dazu führt, dass die Zellen mehr und mehr Energie aufwenden müssen, um die Zellwände zu stabilisieren und sich zu schützen. Proteine werden geschädigt, das Erbgut ebenfalls. Oxidativer Stress hat Einfluss auf die **Alterungsprozesse** und die **Lebenserwartung**. Man vermutet, dass oxidativer Stress auch an der Entstehung von Krebs, Autoimmunprozessen, rheumatischen, systemischen und neurodegenerativen Erkrankungen beteiligt ist.

Nitrosativer Stress: Analog zum oxidativen Stress bezeichnet man als nitrosativen Stress eine übermäßige Bildung des Radikals Stickstoffmonoxid (NO) und seiner Folgeprodukte. Auch NO ist wie die ROS in der Lage, in erhöhten Konzentrationen Zellstrukturen und Proteine zu beschädigen. NO ist im Körper recht kurzlebig und reagiert schnell zu Nitrat und Nitrit. Eine erhöhte Zufuhr von Nitrat und Nitrit, aber auch Chemikalien, Schwermetalle, Nikotin oder Medikamente wiederum erhöhen den NO-Spiegel im Körper. Schon NO schädigt Zellen. Erhöhter Stress, insbesondere in Kombination mit oxidativem Stress und unter Einwirkung von Superoxiden kann aufgrund seiner hohen Reaktivität umliegende Zellstrukturen irreversibel zerstören.

Nitrosativer Stress hat auch massive negative Wirkungen auf das Entgiftungssystem und die Bildung von Steroidhormonen (Stress- und Geschlechtshormone). Störungen im Steroidhormonstoffwechsel können den gesamten Stoffwechsel betreffen, was vor allem bei Reizdarm, SIBO und IMO essenziell ist. Infektionen und kohlenhydratreiche Ernährung steigern die NO-Bildung übrigens noch einmal um das Vielfache.
Je höher das nitrosative Stresslevel, desto höher das Risiko für oxidativen Stress. Da NO u. a. die Glutathionsynthese hemmt, können ROS nicht mehr zuverlässig neutralisiert werden. **Mitochondrienschäden** sind die Folge. Folgen nitrosativen Stresses sind erhöhte Entzündungsbereitschaft, hormonelle Störungen, chronischer Energiemangel der Zellen, Hemmung diverser Stoffwechselwege, Zell- und DNA-Schäden und daraus resultierender Zelltod. Auch Multisystemerkrankungen wie Multiple Sklerose oder Chronisches Fatiguesyndrom (CFS) werden damit in Zusammenhang gebracht.

Stresshormone und Nebennierenerschöpfung

Neben den zellschädigenden Wirkungen oxidativen und nitrosativen Stresses führt Stress jeglicher Art auch zur Ausschüttung von Stresshormonen. Kurzfristiger Stress verursacht zunächst eine sekundenschnelle Ausschüttung von **Adrenalin** und **Noradrenalin**. Diese Stresshormone kursieren direkt im Blut und führen zu blitzschnellen körperlichen Reaktionen. Dein Körper ist in Alarmbereitschaft. Du kennst das, wenn dir auf der Autobahn plötzlich ein Lkw vors Auto zieht: Dein Herz beginnt zu rasen, dir bricht der Schweiß aus und du bist sofort voll fokussiert und jegliche Müdigkeit ist verflogen. Man spricht nicht umsonst vom Adrenalinkick. Etwas länger dauert die Freisetzung von **Cortisol**. Es macht kampfbereit durch gesteigerten Herzschlag, erhöhte Atemfrequenz, gesteigerte Konzentration und Hemmung von Entzündungsreaktionen. Bei Entwarnung zieht sich das Hormon-Trio typischerweise zuverlässig zurück und der Körper entspannt sich unter Ausschüttung des Glückshormons Dopamin. Stehst du allerdings unter chronischem Stress, kann das dazu führen, dass Cortisol dauerhaft freigesetzt wird. Cortisol zählt darum zu den Haupt-Stresshormonen.

Ist Cortisol dauerhaft erhöht, kann das negative Effekte haben:

- Beim Kämpfen oder Flüchten können wir weder Magenknurren noch Stuhlgang gebrauchen, darum hemmt dein Stressnerv das Verdauungssystem. Dauerstress kann zu Verdauungsproblemen und damit auch Nährstoffaufnahmestörungen führen.
- Das eigentlich natürliche Absinken des Cortisolspiegels fehlt, dadurch leiden Regeneration und Entspannung. Typisch ist, dass du dich morgens wie vom Lkw überfahren fühlst.
- Mangelnde Regeneration führt auch zu mangelhafter Umsetzung von Trainingsreizen und langfristig unter Umständen sogar zum Abbau von Muskelmasse.
- Die Serotoninproduktion kann leiden. Wenn dein Glücks- und Sonnenschein-Hormon fehlt, kann das auf die Stimmung schlagen.
- Konzentration und Merkfähigkeit können durch Schädigung der Nervenzellen im Gehirn beeinträchtigt werden.
- Die Wasserausscheidung deines Körpers wird verzögert.
- Dein Immunsystem wird gedämpft.
- Deine Libido sinkt.
- Dein Schmerzempfinden steigt.

Nebennierenschwäche und -insuffizienz

Die Nebennieren sind Hormondrüsen, die Stresshormone und eine Reihe anderer Hormone bilden, die z. B. bei Blutdruckregulation oder Produktion der Geschlechtshormone eine Rolle spielen. Eine Nebennierenerschöpfung oder Nebennierenschwäche ist abzugrenzen von einer »echten« Nebenniereninsuffizienz, mit deren Verdacht immer mehr Patient*innen meine Praxis aufsuchen.

Bei der Nebenniereninsuffizienz ist die Nebenniere geschädigt (z. B. durch Tumoren oder autoimmune Prozesse), was zu einer verminderten Hormonproduktion aller Nebennierenhormone führen kann. Symptome können stark lebenseinschränkend sein, sind manchmal im Alltag aber auch nicht stark spürbar. Dies ist z. B. beim Morbus Addison der Fall, bei dem oftmals nur unter starker Stressbelastung Krisen auftreten.

GUT ZU WISSEN: Die Rolle des vegetativen Nervensystems

Werden Stresshormone im Übermaß und dauerhaft ausgeschüttet, hat dies Auswirkungen auf das vegetative Nervensystem. Stresshormone versetzen uns in den Kampf-oder-Flucht-Modus, in dem der Stressnerv das Sagen hat. Der Ruhenerv ist bei übermäßigem Stress also lahmgelegt, ebenso das enterische Nervensystem (ENS). Die Auswirkungen mangelhafter Motilität und Verdauungssaftbildung wurden ausführlich beschrieben. All dies kann allein durch Stress verursacht werden. Stress wirkt sich also massiv auf unser vegetatives Nervensystem aus und behindert damit Verdauung, Nährstoffaufnahme, Nährstoffverteilung, Stoffwechsel, Heilung und Regeneration.

Bei der Nebennierenschwäche ist die Nebenniere nicht defekt: Vielmehr soll der Begriff ausdrücken, dass die Nebenniere als »Opfer der Umstände« zu vermehrter Hormonausschüttung gezwungen wird. Auslöser sind multiple, meist chronische Stressfaktoren, die wir bereits besprochen haben. Darum kann man eine Nebennierenschwäche auch im Labor nicht eindeutig fassen. Muss man meist auch nicht, denn eine Nebennierenschwäche sollte ohnehin immer kausal behandelt werden. Das heißt, es geht nicht um die »Reparatur« der Nebenniere, sondern im Sinne des 6-Säulen-Programms um die Regulation des vegetativen Nervensystems, den Ausgleich von Mikronährstoffen, die Regulation des Ausleitungs- und Entgiftungssystems, die Herstellung von Darmgesundheit und die Beseitigung von Störfaktoren.

Stressregulation

Unser Körper verfügt über ausgeklügelte multiple Mechanismen zum Schutz vor Stressfaktoren. Dabei spielen auch Schutzsysteme und Antioxidanzien eine wichtige Rolle, beispielsweise Glutathion, Coenzym Q_{10}, die Vitamine A, B, C, D, E, sowie Alpha-Liponsäure, Selen und Zink. Wichtig ist mir, dass du verstehst, dass Stress so vielgestaltig ist und die Schutzsysteme deines Organismus so breit aufgestellt sind, dass sowohl Diagnostik als auch Therapie ebenso breit aufgestellt sein sollten. Denn dein Organismus benötigt nicht nur auf körperlicher Ebene Mechanismen zur Stressregulation, sondern auch auf geistiger und Gemütsebene. Insbesondere die Therapie sollte neben Präparaten immer auch Maßnahmen in Bezug auf die Lebensführung, die mentale Hygiene und die seelische Gesundheit umfassen. Nur so können Stressoren dauerhaft minimiert werden. Und nur so kann die Stressregulation langfristig funktionieren und die Behandlung von SIBO und IMO Erfolg haben. Ich empfehle dir darum dringend, das Thema Stress und Regulation des vegetativen Nervensystems von Anfang an mit in deinen Therapieplan aufzunehmen. In meinem Konzept hat dieser Themenbereich darum auch eine eigene Therapiesäule (S. 208) erhalten.

Verschiedene Auslöser sind verantwortlich für typische Ursachen von Fehlbesiedlungen – diese Ursachen stören die Schutzfunktion(en) des Darms.

Typische Ursachen von Fehlbesiedlungen

Anatomische Anomalien

Mögliche Auslöser:

- Unfall
- Verletzung
- OP
- Infektion

Beeinträchtigte Ileocaecalklappe

Mögliche Auslöser:

- Unfall
- Verletzung
- OP
- Infektion
- Entzündung
- CED
- Leaky Gut
- erhöhter Druck im Bauchraum durch Schwangerschaft oder Übergewicht
- Aszites
- Geburt
- Bauchgase

Leaky Gut

Mögliche Auslöser:

- Infektion,
- Entzündung,
- CED
- Candida
- Alkohol
- Toxine
- Mikronährstoffmängel
- Medikamente (z. B. Antibiotika, NSAR, Cortison)
- Stress
- zu häufige Mahlzeiten
- Killerfoods (z. B. Weizengliadine)

Motilitätsstörungen

Mögliche Auslöser:

- Anomalien
- Unfall
- Verletzung
- OP
- Infektion (v. a. Lebensmittelvergiftung)
- Entzündung
- CED
- Neuropathien
- Autoimmunerkrankungen
- Medikamente
- Ernährungsfehler
- Stress

Magensäuremangel

Pankreas-Insuffizienz/ Verdauungsenzymmangel

Ungünstige Ernährung als Auslöser

Ungünstige Ernährungsgewohnheiten können weitreichende Auswirkungen auf den Verdauungstrakt haben. Denn unsere Nahrung und unsere Nahrungsaufnahme haben Einfluss auf Verdauungssaftbildung, Motilität, Darmgesundheit einschließlich des Mikrobioms. Typische Gründe für schlechte Motilität, unzureichende Verdauungssaftbildung, Darmbarrierestörungen oder -schäden und Dysbiosen sind daher zu häufiges Essen und fehlende Mahlzeitenpausen, unausgewogene Ernährung und mangelhafte Protein- und Fettzufuhr sowie schlechtes Kauen und Schlingen. Auch sogenannte Killerfoods sind hier zu nennen. Denn sie überfordern das Immunsystem und/oder schädigen die Darmbarriere sowie das Mikrobiom. Ich spreche von Killerfoods beim übermäßigen Konsum von »leeren« Getreide-Kohlenhydraten, Weizen, Zucker Süßstoffen, Genussgiften, billigen Fertignahrungsmitteln, verarbeiteter Nahrung mit vielen Zusatzstoffen und minderwertigen Inhaltsstoffen, tierischen Produkten aus konventioneller Haltung, Schweinefleisch (unabhängig von der Haltungsform). Für viele Menschen sind auch Kuhmilchprodukte sowie Sojaprodukte schwierig zu verarbeiten und wirken belastend auf Darm und Gesamtorganismus.

Ein langfristig ungesunder Ernährungsstil reicht aus, um einer Fehlbesiedlung Tür und Tor zu öffnen. Ernährung ist ein mächtiger Hebel, mit dem du wahnsinnig viel für deine Gesundheit tun kannst – aber eben auch dagegen. Daher empfehle ich dir dringend, dich nicht nur im Rahmen der Behandlung mit dem Spezialthema SIBO- bzw. IMO-Ernährung auseinanderzusetzen, sondern auch generell mit den Grundsätzen einer artgerechten, gesunden Ernährung. Hinten in diesem Buch findest du meine Empfehlungen, wenn du dich weiter dazu informieren möchtest.

Ursache der Fehlbesiedlungen

Auslöser lassen sich leider nicht immer zweifelsfrei identifizieren. Was du jedoch sehr wohl in den meisten Fällen identifizieren kannst, ist die konkrete Ursache deiner aktuellen Beschwerden. Die Ursache deiner Fehlbesiedlung ist eine **Störung** der **Schutzfunktionen** des **Darms** durch einen oder mehrere Auslöser. Die Liste der Ursachen ist kurz, da diverse Auslöser dieselben Folgen nach sich ziehen. Bei den Ursachen geht es darum, inwiefern die Funktion bzw. Schutzfunktionen des Darms gestört sind.

Anatomische Veränderungen

Wir haben anatomische Probleme bereits als Auslöser für Fehlbesiedlungen kennengelernt. Sind diese Veränderungen nicht angeboren bzw. genetisch, sondern z. B. durch Auslöser wie Unfälle, Verletzungen, Operationen oder Infektionen erworben, können sie als Ursachen für SIBO oder IMO eingeordnet werden.

Beeinträchtigte Ileocaecalklappe

Die Ileocaecalklappe zwischen Dünndarm und Dickdarm spielt eine große Rolle bei der Entstehung von Dünndarmfehlbesiedlungen. Bei der Erstellung des Therapieplans sollte immer nach den Auslösern für eine Beeinträchtigung der IC-Klappe geforscht werden. Werden diese nicht beseitigt, kann eine Fehlbesiedlung immer wieder reaktiviert werden.

Leaky-Gut-Syndrom und andere Darmbarrierestörungen

Ein Leaky-Gut-Syndrom ist einer der Hauptgründe, warum eine Fehlbesiedlung entsteht und warum sie trotz verschiedener Therapieversuche nicht verschwindet. Leaky Gut bedeutet »durchlässiger Darm« und ist eine Durchlässigkeitsstörung der Darmschleimhaut. Bei einem Leaky Gut sind die Zellverbindungen der Darmzellen (Tight Junctions) beeinträchtigt. Sie werden durchlässiger und lassen nun auch Stoffe hindurch, die normalerweise die Darmbarriere nicht passieren würden.

Ein Leaky-Gut-Syndrom hat verschiedene Folgen:

- Nahrungsbestandteile, Stoffwechselabfallprodukte und Toxine, die eigentlich nicht durch die Zellkanäle passen, können plötzlich durch die Darmbarriere ins Gewebe übertreten. Das löst i. d. R. Immunprozesse und damit weitere Entzündungsprozesse aus.
- Die »unpassenden« Stoffe im Gewebe müssen entsorgt werden, was Ressourcen fordert.
- Die fälschlicherweise übergetretenen Stoffe fehlen zum Teil in ihrer perfekt aufgeschlüsselten Form als Nährstoff – das kann zu Bau-, Funktions- und Reparaturstoffmängeln führen.
- Nährstoffmängel wiederum können Heilungsprozesse verhindern und weitere Symptome hervorrufen.
- Das Mikrobiom wird durcheinandergebracht. Ein Nährboden für unerwünschte Mikroben entsteht.
- Verdauungsprozesse und Motilität können beeinträchtigt werden.
- Wenn der Bereich rund um die Ileocaecalklappe (die Klappe zwischen Dünndarm und Dickdarm) beeinträchtigt ist, kann ein Übertritt von Dickdarmbakterien in den Dünndarm begünstigt werden.

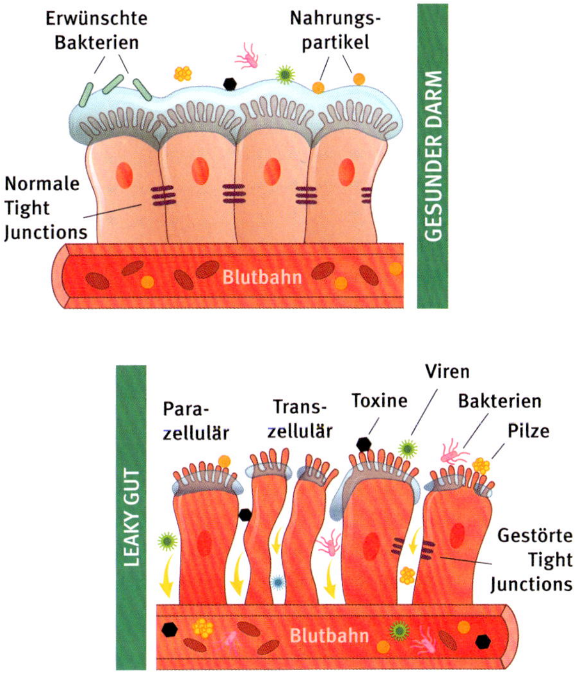

Beim Leaky-Gut-Syndrom sind die Zellverbindungen zwischen den Darmschleimhautzellen durchlässig geworden.

Ein echter **Teufelskreis** also, da der Körper kaum eigenständig wieder in die Regulation kommt. Neben dem entzündlich bedingten Leaky-Gut-Syndrom können Darmbarrierestörungen auch degenerativ und z. B. durch Stress, Medikamente oder Toxine bedingt sein. Die Diagnostik zum Leaky-Gut-Syndrom und zu Darmbarrierestörungen sollte immer Bestandteil der SIBO-Diagnostik sein. Und sind ein Leaky Gut/Darmbarrierestörungen vorhanden, sollten diese immer sofort mittherapiert werden.

Motilitätsstörungen als Ursache

Eine Motilitätsstörung führt zu einer Einschränkung der Transportgeschwindigkeit des Darms und einer eher trägen Verdauung. Das ist aus verschiedenen Gründen ungünstig. Hält sich Nahrungsbrei zu lange im Verdauungstrakt auf, passieren verschiedene Dinge: Erstens spürst du typischerweise ein Völlegefühl und das Gefühl eines »Steins im Magen«. Zweitens finden früher oder später typischerweise bakterielle Verarbeitungsprozesse statt. Dass Bakterien Aufgaben im Verdauungsprozess übernehmen, ist gut und richtig, da der Nahrungsbrei sich schließlich nicht in Luft auflösen kann. Bakterielle Aufspaltung führt jedoch zu Gasbildung – entweder finden Gärungs- oder Fäulnisprozesse statt, je nach zu verdauendem Nährstoff. Drittens werden – abhängig von deiner Nahrung – durch eine langfristig bestehende Motilitätsstörung unterschiedliche Bakterien in deinem Darm angefüttert und vermehren sich. Dein Mikrobiom gerät durcheinander. Das wiederum begünstigt Fehlansiedlungen – mit SIBO-/IMO-Bakterien, aber auch mit anderen pathogenen Keimen. Und viertens: Je stärker die Dysbiose deines Mikrobioms ist, desto mehr Bakterien machen sich über den Nahrungsbrei her und desto mehr Gasbildung tritt auf.

Studien am Cedars-Sinai haben herausgefunden, dass Reizdarm-Betroffene mit eingeschränkter Motilität die Reinigungswellen des MMC ca. 70 % seltener erfahren als Menschen ohne Reizdarmsymptome. Motilitätsstörungen solltest du mit hoher Priorität in dein Behandlungskonzept einbeziehen. Wo genau du therapeutisch ansetzen musst, ist abhängig von deinen Symptomen und begleitenden Themen unterschiedlich.

Ursache Magensäuremangel

Studien zeigen, dass SIBO-Betroffene einen vergleichsweise höheren Magen-pH-Wert haben, der bei ca. 2,76 liegt. Kontrollgruppen liegen bei ca. 1,63. Ebenso ist die Transitzeit der Nahrung durch den Darm verlängert und der Druck an der Ileocaecalklappe (Übergang Dünndarm/Dickdarm) erhöht. Diese Kombination steigert das Risiko für Fehlbesiedlungen deutlich.

Aus den Aufgaben der Magensäure, die du bereits kennengelernt hast, leiten sich **typische Folgen eines Mangels an Magensäure** ab:

- unzureichende Beseitigung pathogener Keime,
- unzureichende Ansäuerung des pH-Wertes des Magensaftes,
- unzureichende »Vorverdauung« von Proteinen,
- mangelhafte Aktivierung des eiweißspaltenden Enzyms Pepsin,
- unzureichende Motilität von Magen und Darm,
- unzureichende Anregung der Bildung von Verdauungsenzymen und Verdauungssäften der Bauchspeicheldrüse,
- dadurch unzureichende Aufspaltungsaktivität, die wiederum zu folgenden Symptomen führen kann:
  - Unverdaute Nahrungsreste verbleiben im Darm,
  - das führt zu Gärungs- und/oder Fäulnisprozessen,
  - Gärung führt zu Gasbildung und Schmerzen durch Meteorismen und Blähungen,
  - Verdauungsrückstände, Schleim oder Fettauflagerungen finden sich im Stuhl,

- das Mikrobiom (die Bakterien im Darm) werden suboptimal genährt,
- es kann zu Dysbiosen (also Ungleichgewichten im Darmmilieu) kommen,
- das Milieu wird günstiger für die Ansiedlung unerwünschter Bakterien.

Ich wiederhole mich, weil es so essenziell ist: **Die Magensäureaktivität ist ein echter Erfolgsfaktor für optimale und störungsfreie Motilität und Verdauung sowie für die Beseitigung von SIBO und IMO.**

Ursache: Pankreas-Insuffizienz und Verdauungsenzym-Mangel

Findest du in deinem Stuhl viele Nahrungsreste und Stückchen und hast zudem das Gefühl, dir liegt die Mahlzeit wie ein Stein im Bauch, liegt die Vermutung nahe, dass die Aufspaltung nicht vernünftig funktioniert. Das kann daran liegen, dass Enzyme entweder nicht vernünftig produziert werden oder zwar ausreichend vorliegen, jedoch ihre Arbeit nicht richtig verrichten können.

Verdauungsenzym-Mangel

Ist dein Darm beeinträchtigt, findet automatisch auch die Enzymproduktion im Bürstensaum eingeschränkt statt. Dieser Mangel an Enzymen kann durchaus ausreichen, um Verdauungsbeschwerden hervorzurufen. In diesem Fall setzt die Therapie vorrangig bei der Reparatur des Darms an und nicht (ausschließlich) bei der Gabe von Verdauungsenzymen. Oft hängen Aufspaltungsprobleme übrigens auch damit zusammen, dass die Nahrung nicht ordentlich gekaut und vorverdaut wurde. Die Pankreas- und Darmenzyme sind dann einfach nicht in der Lage, die Aufgabe zu bewältigen.

»Echte« Pankreas-Insuffizienz

Im Zusammenhang mit Dünndarmfehlbesiedlungen wird häufig die (exokrine) Pankreas-Insuffizienz (EPI) diskutiert. Bei einer Pankreas-Insuffizienz arbeitet das Pankreas (die Bauchspeicheldrüse) nicht mehr ordnungsgemäß. Betrifft das seine Fähigkeit, Enzyme zu produzieren, spricht man von einer **exokrinen Pankreas-Insuffizienz.** Die Folge sind Verdauungsbeschwerden, typischerweise mit Durchfall, Blähungen und Fettstühlen. Betrifft das seine Fähigkeit, Hormone (z. B. Insulin) zu produzieren, spricht man von einer **endokrinen Pankreas-Insuffizienz.** Die Folge sind Störungen im Blutzuckerhaushalt, schlimmstenfalls ein Diabetes mellitus.

Bei einer **echten EPI** werden **zu wenig Verdauungsenzyme gebildet** und die Nahrung gelangt unaufgespalten in weiter hinten liegende Regionen des Dünndarms. Dort dient sie Darmbakterien als Nahrungsquelle, die sich durch das Überangebot gut vermehren können. EPI ist demzufolge definitiv eine Ursache bzw. ein Treiber für SIBO und IMO. Das Risiko für EPI steigt, wenn du an Diabetes mellitus, Zöliakie oder Alkoholsucht leidest. Auch starkes Übergewicht oder Operationen im Bauchrauch können das Risiko erhöhen. Darum gelten diese Faktoren auch als große Risikofaktoren für SIBO und IMO. EPI-Betroffene haben ein größeres Risiko, eine Fehlbesiedlung zu entwickeln. Jedoch ist eine echte EPI eher selten.

»Funktionale« oder scheinbare Pankreas-Insuffizienz

Und dennoch berichten viele SIBO- und IMO-Betroffene, dass es ihnen mit der Einnahme von Verdauungsenzymen besser geht. Das liegt dann in der Regel nicht daran, dass die Bauchspeicheldrüse oder der

Bürstensaum zu wenig Enzyme produzieren. Vielmehr wird die Funktion der Verdauungsenzyme im Dünndarm beeinträchtigt. Und schon entstehen Symptome einer EPI, ohne dass eine EPI vorliegt. Man spricht hier auch von einer funktionalen Pankreas-Insuffizienz. Der Verdacht auf EPI ohne auffällige Laborparameter kann ein Hinweis auf eine Dünndarmfehlbesiedlung sein. Dazu muss man sich nochmal ins Gedächtnis rufen, dass alle Enzyme einen bestimmten pH-Wert benötigen, um (perfekt) zu funktionieren. Befinden sich viele Fehlbesiedlungs-Bakterien oder -Archaeen im Dünndarm, kann die Dysbiose das Milieu so stark verändern, dass die Enzyme ihre Aufspaltungsaktivität nicht mehr vernünftig ausführen können. Da die Nahrung nun unaufgespalten in die tieferen Darmregionen rutscht, wird auch hierdurch eine Fehlbesiedlung »angefüttert«. Da im Rahmen der Verwertung durch die Darmbakterien Fermentationsgase entstehen, trägt der erhöhte Druck im Bauchraum dazu bei, dass die Ileocaecalklappe zwischen Dünndarm und Dickdarm »undicht« wird und somit Bakterien aus dem Dickdarm in den Dünndarm wandern können. Damit wird das Geschehen zusätzlich befeuert.

Treiber einer Fehlbesiedlung

Auslöser und **Ursache** einer Fehlbesiedlung ermöglichen ihr **Entstehen**. **Treiber** von SIBO und IMO ermöglichen das hartnäckige **Bestehenbleiben** der Fehlbesiedlung und verhindern das Verschwinden der fehlangesiedelten Bakterien bzw. Archaeen. Das wird insbesondere deutlich, wenn der Auslöser längst nicht mehr aktuell ist (Beispiel: Lebensmittelvergiftung). Die Treiber bzw. die Rahmenbedingungen, aufgrund deren eine Fehlbesiedlung bestehen bleibt, müssen in der Therapie ebenfalls reguliert werden, damit die Beschwerden dauerhaft verschwinden können. Treiber überschneiden sich zum großen Teil mit den Ursachen für die Fehlbesiedlung. Ich will die häufigsten Treiber für Fehlbesiedlungen hier aber dennoch nennen.

Magensäuremangel und unzureichende Enzym-Aktivität führen zu unzureichender Aufspaltung und Motilität. Unaufgespaltene Nahrungsreste verbleiben im Darm und liefern immer mehr Futter für fehlangesiedelte Bakterien. Ein Teufelskreis entsteht, weil die zunehmende Bakterienanzahl die noch vorhandenen Verdauungsenzyme sowie die Gallensäuren daran hindert, gut zu funktionieren. So können Gallensäureverlustsyndrom und funktionale Pankreas-Insuffizienz entstehen.

Mangelhafte Motilität führt zu verlängertem Verbleib der Nahrungsreste im Darm und zu unzureichender Darmselbstreinigung. Bakterien haben mehr Zeit für Fermentationsprozesse und um sich anzusiedeln. Motilitätsstörungen befördern ebenfalls den Teufelskreis, der im vorigen Punkt beschrieben ist.

Leaky Gut beeinträchtigt sämtliche Darmfunktionen von Aufspaltung bis Resorption und kann zur Beeinträchtigung der Ileocaecalklappe zwischen Dünn- und Dickdarm führen.

Dysbiosen im Darm (Bakterienungleichgewichte) ermöglichen die Ansiedlung unerwünschter Mikroben. Diese Dysbiosen können auch Mangeldysbiosen sein (bei denen erwünschte Keime fehlen). Sie bestehen typischerweise parallel zu einer Fehlbesiedlung und verschleiern oft Symptome.

Nährstoffmängel, meist bedingt durch einen suboptimalen Ernährungsstil oder besondere Bedarfe, führen zu einem Mangel an Bau-, Funktions- und vor allem Reparaturstoffen. Ohne ausreichend Nährstoffe können Strukturen nicht regenerieren, werden unzureichende Verdauungssäfte gebildet und können Stoffwechselfunktionen nicht richtig ausgeführt werden.

Hormonelle Dysbalancen, v. a. in Bezug auf Insulin, Schilddrüsenhormone oder Progesteron beeinflussen u. a. die Motilität und Verdauungsleistung.

Stress legt den Vagusnerv lahm, der für die Ansteuerung des Verdauungstraktes zuständig ist. Ist überwiegend oder sogar dauerhaft der Stressnerv aktiviert, werden Verdauungssaftbildung und Motilität sowie weiterführende Verdauungsprozesse massiv heruntergefahren. In meiner Praxis gehören (meist mentale und psychische) Stressfaktoren zu den Top-Ursachen und -Therapieblockaden bei Reizdarmbeschwerden.

Störfelder, häufig im Bereich von Zahnherden, können als chronischer Heilungsblockierer fungieren.

Die gute Nachricht dabei ist, dass viele dieser Rahmenbedingungen und Treiber durch deinen (Ernährungs-)Lebensstil beeinflusst werden. Du kannst also jede Menge tun, um das Ruder herumzureißen.

Risikofaktoren für SIBO und IMO

Ein Risikofaktor ist ein Tatbestand, der die Entstehung einer Fehlbesiedlung begünstigt, der jedoch nicht zwangsläufig dazu führt. Du siehst auch hier wieder, dass sich Auslöser, Ursachen, Treiber und Risikofaktoren oft überschneiden. Das macht es verständlicherweise verwirrend. Für dich und deine Behandlung ist es wichtig, dass du deine Symptome bestmöglich zum **Auslöser** zurückverfolgst und **Treiber** identifizierst.

Die Kenntnis von Risikofaktoren ist wichtig, damit du umso aufmerksamer und achtsamer mit deinem Körper umgehen kannst, wenn du von einem oder mehreren Risikofaktoren betroffen bist. Liegen bei dir ein oder mehrere Risikofaktoren vor, sind Rückfälle umso wahrscheinlicher und es ist umso wichtiger, dass du gut vorbeugst.

Ein erhöhtes Risiko für die Ausbildung einer Fehlbesiedlung haben Patient*innen mit:
- ungeklärtem Reizdarmsyndrom
- einer durchgemachten Lebensmittelvergiftung
- Darmdivertikeln
- chronisch-entzündlichen Darmerkrankungen oder Zöliakie
- Diabetes mellitus oder Pankreas-Insuffizienz
- Neuropathien
- durchgemachter Bauchoperation
- Adhäsionen oder Verwachsungen
- Kurzdarmsyndrom oder anatomisch verändertem Darm
- Magensäuremangel, Gastroparese oder Verdauungssaftmängeln
- Autoimmunerkrankungen (z. B. auch atrophische Gastritis, Diabetes mellitus, Hashimoto-Thyreoiditis) oder Kollagenosen
- Immunschwäche, z. B. bei HIV, Leukämie oder durch Einnahme von Immunsuppressiva
- Mastzellenaktivierungssyndrom (MCAS)
- starker Bindegewebsschwäche wie z. B. beim Ehlers-Danlos-Syndrom

WISSEN FÜR THERAPEUT*INNEN

Assoziierte Erkrankungen

Es werden immer mehr Erkrankungen als Risikofaktoren für Fehlbesiedlungen erkannt und erforscht. Im Grunde kommen alle Erkrankungen infrage, die direkt oder indirekt (z. B. über das Nervensystem, Gewebe, Struktur oder Funktion) den Darm schädigen oder das Immunsystem, das Bindegewebe oder das Nervensystem beeinträchtigen. Dr. Allison Siebecker stellt auf ihrer Webseite eine Liste mit mehr als 60 Erkrankungen zur Verfügung, die als Auslöser, Folge oder Cofaktor einer Fehlbesiedlung auftreten. Diese Liste einschließlich belegender Studien wird regelmäßig aktualisiert, um der aktuellen wissenschaftlichen Diskussion Rechnung zu tragen. Weisen Betroffene eine oder mehrere der aufgeführten Erkrankungen auf, könnte ein Test auf SIBO/IMO zur Ursachenforschung angezeigt sein.

- Parkinson-Syndrom
- POTS (posturales Tachykardiesyndrom), bei dem der Sympathikus extrem übersteigert ist
- Endometriose
- durchgemachtem Schädel-Hirn-Trauma, wobei keine offensichtliche Verletzung stattgefunden haben muss – es reichen schnelle Bewegungen des Hirns im Schädel
- häufig eingenommenen Antibiotika
- Clostridium-difficile-Besiedlung oder Darmparasiten
- der Einnahme von starken Schmerzmitteln, Opiaten oder anderen Medikamenten, die Verdauung und Motilität verlangsamen, wie z. B. Magensäureblocker oder Psychopharmaka
- extremem Stresslevel

Typische Begleiterscheinungen von SIBO

Dr. Siebecker stellt in ihrem Therapeut*innen-Kurs und auf ihrer Webseite eine Liste mit Symptomen bzw. Erkrankungen vor, die häufig mit SIBO oder IMO koexistieren. Im Folgenden führe ich die von ihr besonders hervorgehobenen Zusammenhänge auf:

- Fibromyalgie – ca. 78–100 % der Betroffenen haben eine Fehlbesiedlung,
- interstitielle Zystitis – in ca. 81 % scheint diese durch SIBO verursacht,
- unruhige Beine (Restless-Legs-Syndrom) – bei ca. 69–100 % der Betroffenen,
- Rosacea – in 37–53 % der Fälle bei Fehlbesiedlungen,
- Autismus – in 31 % der Fälle bestand eine Fehlbesiedlung,
- Schuppenflechte (Psoriasis) – bei ca. 20 % der Fälle vorliegend,
- Zöliakie,
- chronisches Fatigue-Syndrom,
- chronisch-entzündliche Darmerkrankungen,
- rheumatoide Arthritis,
- Akne,
- tiefe Venenthrombose,
- Übergewicht,
- Bauchspeicheldrüsenentzündung (Pankreatitis),
- chronische Prostataentzündung (Prostatitis),
- Spina bifida.

Man stellt fest, dass diese Begleiterkrankungen häufig deutliche Verbesserung erfahren, sobald die Fehlbesiedlung behandelt ist.

Welche Auslöser und Ursachen sollten abgeklärt werden?

Reizdarm ist eine **Ausschlussdiagnose.** Sie darf nur dann gestellt werden, wenn alle organischen Ursachen ausgeschlossen sind. Ich würde die Diagnose Reizdarm sogar **»Hilflosigkeitsdiagnose«** nennen. Denn man kann meist viel mehr Untersuchungen machen als in den meisten Fällen anberaumt, um den Auslösern und Ursachen der Symptome auf die Spur zu kommen. Ich will das gar nicht verurteilen, denn schließlich sind Darmgesundheit und Ernährungsphysiologie eher Randgebiete der klassischen Schulmedizin. In der täglichen Arztpraxis spielen sie eine untergeordnete oder sogar gar keine Rolle.

Darum ist es wichtig, dass du deine Gesundheit selbstwirksam in die Hand nimmst, die Mechanismen deines Körpers verstehst und das Gespräch mit deinem Arzt oder deiner Ärztin auf Augenhöhe suchst. Fordere gegebenenfalls Untersuchungen ein – vieles kannst du mittlerweile auch eigenständig über Auftragslabore abwickeln; das gilt insbesondere für Atemtests, Trockenbluttests, Speicheltests, Urin- und Stuhluntersuchungen. Es lohnt sich, tiefer in die Ursachenforschung einzusteigen und gründlich zu diagnostizieren.

Bis zu 80% aller Reizdarm-Betroffenen leiden unter SIBO/IMO, schätzen Expert*innen. In all den Jahren meiner Praxistätigkeit habe ich tatsächlich noch keinen einzigen Fall erlebt, bei denen nicht ein guter Grund (oder sogar mehrere Gründe) für das Bestehen von Beschwerden auffindbar war. Und ich habe dabei genau die Schritte aus diesem Ratgeber angewendet.

Auf S. 62/63 findest du eine Checkliste der möglichen Diagnosen, die auf jeden Fall abgeklärt werden sollten. Notiere dir, welche Diagnosen bei dir ausgeschlossen bzw. bestätigt wurden, für wann du fehlende Untersuchungen anstrebst oder warum du davon absiehst. Wichtig: Diese Liste ist nicht abschließend und vollständig. Mehr zu konkreten Untersuchungen und Diagnosemöglichkeiten erfährst du in den Diagnosekapiteln (S. 65). Es kann sein, dass **mehrere Diagnosen bzw. Erkrankungen parallel vorliegen** – das macht eine genaue Diagnostik umso wichtiger.

Checkliste Differenzialdiagnosen: Mögliche Auslöser und Ursachen für Reizdarmbeschwerden

Mögliche Diagnosen/Erkrankungen	ja/nein	noch abklären	Bemerkungen
SIBO/IMO (Atemtest)		☐	
Nährstoffmängel bzw. Mangel an wichtigen Bau-, Funktions- und Reparaturstoffen (Mikronährstoff-Checkup im Blut)		☐	
Verdacht auf Magensäuremangel (Natrontest, medizinische Tests)		☐	
Gallensäureverlustsyndrom (Stuhluntersuchung)		☐	
echte Pankreas-Insuffizienz (Blutuntersuchung)		☐	
funktionale Pankreas-Insuffizienz (Blutuntersuchung und Symptome)		☐	
Histaminintoleranz (Blutuntersuchung)		☐	
Lactoseintoleranz (Atemtest)		☐	
Fructose-Malabsorption (Atemtest)		☐	
Sorbitintoleranz (Atemtest)		☐	
Glutensensitivität (Blutuntersuchung)		☐	
Zöliakie (Blutuntersuchung, Endoskopie)		☐	
Leaky Gut (Blutuntersuchung, Stuhluntersuchung)		☐	
Candida (Urintest, Stuhluntersuchung, Chromatest)		☐	
Clostridium diff. (Stuhluntersuchung, Chromatest)		☐	
Blastocystus hominis (Stuhluntersuchung)		☐	
Lebensmittelvergiftung (z. B. Campylobacter; Stuhluntersuchung, Blutuntersuchung)		☐	
Parasiten (Stuhluntersuchung, Bildgebung)		☐	
Helicobacter pylori (Blutuntersuchung, Stuhltest, Endoskopie, Atemtest)		☐	
andere pathogene Keime (diverse Tests)		☐	
Dickdarm-Dysbiose (Stuhluntersuchung)		☐	
Allergien (Blutuntersuchung, Pricktest)		☐	
CED wie Morbus Crohn, Colitis ulcerosa (Endoskopie)		☐	
Divertikel, Polypen (Endoskopie)		☐	
Schleimhautschäden (Endoskopie)		☐	
Tumoren (Endoskopie, Bildgebung)		☐	

Mögliche Diagnosen/Erkrankungen	ja/nein	noch abklären	Bemerkungen
Magenschleimhautentzündung (Gastritis; Endoskopie)		☐	
Geschwür (Ulkus) im Magen oder Dünndarm (Endoskopie)		☐	
Autoimmunerkrankung (Blutuntersuchung, medizinische Tests)		☐	
Kollagenose (Blutuntersuchung, medizinische Tests)		☐	
chronische Entzündungen (Blutuntersuchung, Endoskopie, Bildgebung)		☐	
Störfelder und Zahnherde (3D-Röntgen)		☐	
Kryptopyrrolurie (KPU)/Hämatopyrrolurie (HPU; beides Urintest)		☐	
OP-Narben, Verwachsungen (Bildgebung, Osteopathie)		☐	
Endometriose (Versprengung von Gebärmutterschleimhaut; Endoskopie)		☐	
Zysten, Polypen, Myome, gynäkologisch (Bildgebung)		☐	
Bauchspeicheldrüsenentzündung (Pankreatitis; Blutuntersuchung, Bildgebung)		☐	
Gallensteine (Bildgebung)		☐	
Gallengangsentzündung (Bildgebung)		☐	
Nierensteine (Bildgebung)		☐	
chron. Blasenentzündung (Bakterienkultur)		☐	
Nabelbruch/Eingeweidebruch/Hernie (Bildgebung)		☐	
Hiatushernie (Zwerchfellhernie; Endoskopie)		☐	
Cardia-Insuffizienz (Endoskopie)		☐	
Römheldt-Syndrom (Untersuchung)		☐	
Schilddrüsendysfunktion (Blutuntersuchung, Bildgebung)		☐	
Schwermetallvergiftung (Chelattherapie)		☐	
Diabetes mellitus (Blutuntersuchung)		☐	
Gastroparese (medizinische Tests)		☐	
angeborene Stoffwechselstörungen (meist Blutuntersuchung)		☐	
angeborene Anomalien (meist Bildgebung)		☐	
Sonstiges:		☐	

Diagnostik zur Erkennung von SIBO/IMO

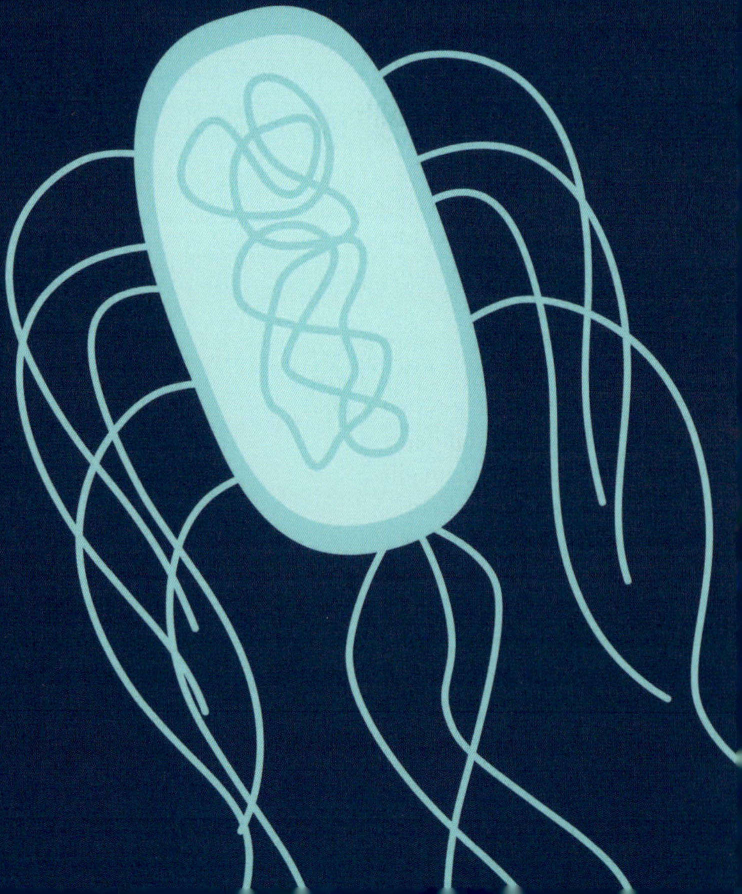

Diagnose der Dünndarm-fehlbesiedlung

Ich habe der Diagnostik in diesem Buch zwei separate Kapitel gewidmet: In diesem geht es um die Diagnose der Fehlbesiedlung selbst. Im nächsten um die weiterführende Abklärung von Symptomen.

In diesem Kapitel geht es also zunächst darum, welche Untersuchungen dir helfen können, eine SIBO oder IMO zu bestätigen oder auszuschließen. Deinen Behandlungsplan kannst du mit der Diagnose SIBO oder IMO noch nicht erstellen. Bevor du in die Therapie einsteigen kannst, brauchst du weiterführende Informationen über die Rahmenbedingungen der Fehlbesiedlung sowie über den Zustand von Nährstoffversorgung, Stoffwechsel und Organen, die dir die weiterführenden Untersuchungen im nächsten Kapitel liefern.

Diagnosepunkte: Es braucht verschiedene Bausteine und deren Interpretation im Zusammenhang mit deinen Symptomen und deiner Geschichte, um eine Fehlbesiedlung zu diagnostizieren. Kein Test oder keine Untersuchung ist absolut beweisend. Ich vergleiche SIBO- und IMO-Diagnostik mit einem detektivischen Puzzlespiel: Je mehr Teilchen du zusammenträgst, desto klarer wird das Bild. Und manche Teilchen sind größer, manche wiederum kleiner. In der Zusammenschau verdichtet sich der Verdacht.

Anamnese und roter Faden

In der Praxis beginne ich die SIBO- und IMO-Diagnostik mit der Anamnese, also der Aufnahme der Fallgeschichte. Und das solltest du auch tun. Du wirst überrascht sein, wie viele Informationen über den »Tathergang« eine strukturierte Anamnese offenbart. Ich trage die Antworten, die ich in der Anamnese bekomme, in einen Anamnesebogen ein. Du kannst dazu die Checklisten aus dem Buch oder aus dem Online-Zusatzmaterial verwenden. Ich empfehle dir, diese während der gesamten Lektüre und Behandlung parat zu haben, detailliert auszufüllen und bei Bedarf zu ergänzen.

Folgende Fragen stelle ich in der Reizdarm-Anamnese – und ich gebe dir hier zu bestimmten Fragen sachdienliche Hinweise, die auf eine Fehlbesiedlung hinweisen.

Welche Symptome plagen dich aktuell?

Wenn du hier die typischen Symptome aus dem ersten Kapitel angibst, ist das ein

WISSEN FÜR THERAPEUT*INNEN

ICD-10-Diagnose-Codes

Ende 2023 wurden auf internationaler Ebene endlich ICD-10-Codes für Fehlbesiedlungen geschaffen. Zum aktuellen Zeitpunkt (Frühjahr 2025) sind diese noch nicht in alle offiziellen Leitlinien übernommen worden – informiere dich bitte aktuell, ob dies mittlerweile erfolgt ist und die Codes für dich anwendbar sind. Eine ernsthafte Anerkennung von SIBO, IMO und SIFO durch offizielle Gremien ist ein großer Schritt vorwärts, um a) Betroffenen die nötige Anerkennung ihrer Symptome zukommen zu lassen, b) die nötige medizinische Versorgung sicherzustellen und c) das Verständnis und die Entwicklung neuer Behandlungsmöglichkeiten durch die wissenschaftliche Gemeinschaft zu fördern.

Folgende ICD-10-Codes für gastrointestinale Probleme wurden aktuell klassifiziert:

- K63.82 – SIBO Intestinal Bacterial Overgrowth
- K63.821 – SIBO (Small Intestinal Bacterial Overgrowth)
- K63.8211 – Hydrogen-Subtype (Wasserstoff-Subtyp)
- K63.8212 –Hydrogen-Sulfide-Subtype (Wasserstoff-Sulfid-Subtyp)
- K63.8219 – Unspecified (Nicht näher spezifiziert)
- K63.822 – SIFO (Small Intestinal Fungal Overgrowth)
- K63.829 – IMO (Intestinal Methanogen Overgrowth)

wichtiges Indiz. Mein Tipp: Beschreibe die Symptome genau. Notiere, wie es sich anfühlt (z. B. drückend, brennend, stechend, als ob Ameisen im Darm entlangliefen), wo du das Symptom spürst (Ort, eventuell Ausstrahlung), wann es besser oder schlechter wird, was du tun kannst für eine Besserung, ob Symptome im Zusammenhang stehen mit Nahrungsaufnahme, Tageszeiten, Stuhlgang, anderen Triggern oder zueinander. Alles, was du hier und heute notierst, kannst du als Messlatte für die Beurteilung deines Therapieverlaufs verwenden. Bewerte Symptome (sofern sinnvoll) auf einer Skala von 1 (leicht) bis 10 (heftigst), damit du den Therapieverlauf besser beurteilen kannst. So fällt es dir leichter, Veränderungen zu protokollieren. Und es fällt dir leichter, den Fokus auch auf »Nebensymptome« zu lenken.

Wann sind deine Reizdarmsymptome aufgetreten …

… und ist davor irgendetwas Besonderes passiert? Wenn vor dem Auftreten deiner Symptome z. B. ein Infekt, eine Antibiose, eine Magenschleimhautentzündung, der Einsatz von Protonenpumpenhemmern, eine Operation, der Einsatz von Betäubungs- oder Beruhigungsmitteln, eine Geburt, eine extrem stressige Lebensphase oder ein einschneidendes Lebensereignis stattfand, kann das ein Hinweis auf den Auslöser sein. Achte auch auf Veränderungen wie Umzüge oder Bürowechsel, denn in solchen Phasen kann es manchmal zu neuen Belastungen durch Schimmel, Wasserleitungen o. Ä. kommen. Auch Auslandsaufenthalte (Reisedurchfall durch Fremdkeime) oder ein sehr ungesunder Ernährungsstil sind interessant.

Bis wann warst du ein gesunder Mensch?

Wenn die Symptome dich mitten aus einem gesundheitlich unauffälligen Leben »erwischt« haben, liegt es nahe, dass es kurz vor dem Auftreten der Symptome irgendeinen Auslöser gab. Hast du jedoch schon immer oder lange mit Verdauungstrakt- oder anderen Symptomen zu kämpfen, frage weiter zurück, bis wann du gesund warst und was dann als Erstes auftrat (und warum).

Wie laufen Darmtätigkeit und Stuhlgang?

Dokumentiere, wie häufig du Stuhlgang hast, wie er aussieht, wie er riecht, wie Farbe und Konsistenz sind, ob es Rückstände oder andere Besonderheiten gibt. Das ist wichtig für die Beurteilung der Therapiefortschritte. Wenn du einen eher trägen Darm und harten Stuhlgang hast, ist das ein wichtiger Treiber, der genauer in den Fokus gehört. Weist dein Stuhl Fettglanz auf, ist voluminös und hast du Fettverdauungsstörungen, ist die Fettverdauung und die Galle stärker im Blickfeld. Bei Verdauungsrückständen die Enzymaktivität. Stinkt dein Stuhl stark nach Schwefel und hast du zugleich mit Foggy Head, Gelenkschmerzen oder Rosacea zu tun, könnte der Verdacht auf eine Wasserstoffsulfid-Belastung bestehen.

Hast du Allergien oder Intoleranzen und wann traten diese auf?

Traten deine Allergien und Unverträglichkeiten erst nach den anderen Magen-Darm-Symptomen auf, sind sie vermutlich eine Folge der geschädigten Darmbarriere. Waren sie schon vorher da, könnte es sein, dass genetische Faktoren, Nährstoffmängel, Dysbiosen, Ausleitungsstörungen, Fehlernährung oder ein Leaky-Gut-Syndrom eine Rolle spielen.

Welche Begleitsymptome gibt es?

Liste alle körperlichen, geistigen und seelischen Symptome auf, die dich plagen. Du erhältst wichtige Hinweise auf betroffene Körpersysteme und Zusammenhänge. Vielleicht gibt es Primärerkrankungen, die Risikofaktoren für die Entwicklung einer Fehlbesiedlung darstellen.

Gibt es wegweisende Hinweise aus Vorbefunden?

Hast du Spiegelungsergebnisse zu Magen oder Darm, die auf Darmanomalien, Schließmuskelschwäche, Zwerchfellbruch, Schleimhautdefekte, Divertikel oder Darmentzündungen hinweisen? Das könnten wichtige Ursachen oder Treiber sein. Gibt es einen Verdacht auf Helicobacter pylori, Parasiten, Fremdkeime oder Dysbiosen? Sind Nährstoffmängel, hormonelle Ungleichgewichte, Organbelastungen oder Autoimmunerkrankungen bekannt? Gibt es andere Diagnosen?

Welche Medikamente und Nahrungsergänzungsmittel nimmst du?

Nimmst du irgendwelche Medikamente bzw. Präparate, die die Motilität generell oder den Darm im Speziellen beeinflussen? Gibt es Unverträglichkeiten, Neben- oder Wechselwirkungen von Präparaten (oder deren Zusatzstoffen)? Auch Vitamine, Mineralstoffe (v. a. Magnesium) sowie Hormone können in diese Rubrik gehören. Bedenke, dass auch Hormone wichtigen Einfluss auf den Stoffwechsel nehmen können, auch Schilddrüsenhormone oder Hormonspiralen.

Der chronologische Ablauf

Jetzt gilt es, deine Anamnese noch in einen chronologischen Ablauf zu bringen. Frage dich, bis wann du ein gesunder Mensch warst und welches Ereignis am Anfang aller Beschwerden stand. Warum-Fragen helfen sehr gut, festzustellen, ob du schon am Anfang des roten Fadens angekommen bist oder ob noch Diagnostik möglich und sinnvoll ist, um herauszufinden, ob es noch einen dahinterliegenden Grund für das Symptom gibt, das du für die Ursache hältst.

Ein Beispiel: Du hast eine SIBO, eine Histaminintoleranz und eine Lactoseintoleranz und die Labordiagnostik deutet auf ein Leaky-Gut-Syndrom hin. Dieses wird höchstwahrscheinlich die Ursache für die SIBO und die Intoleranzen sein. Du gibst dich jedoch damit nicht zufrieden, denn du möchtest sicherstellen, dass du das Leaky-Gut-Syndrom nicht nur erfolgreich behandelst, sondern auch, dass es nicht wiederkehrt.

Warum hast du das Leaky Gut Syndrom bekommen? Du erinnerst dich, dass du vor einigen Jahren eine Lebensmittelvergiftung hattest und dass danach die Beschwerden begannen. Bis dahin warst du ein gesunder Mensch. Mit hoher Wahrscheinlichkeit haben die Toxine der Lebensmittelkeime das Leaky-Gut-Syndrom verursacht. Du weißt also, dass du nicht nur die Darmbarriere regenerieren und Baustoffe zuführen solltest, sondern auch ein Nachweis pathogener Keime und ein Mikrobiomstatus hilfreich sind, um festzustellen, ob die Keimbelastung Geschichte ist und wie du dein Mikrobiom unterstützen kannst.

Du kannst es dir an manchen Stellen etwas einfacher machen: Schnapp dir die Symptom-Checklisten und nummeriere deine Symptome im zeitlichen Ablauf, also chronologisch durch. Was zuerst da war, bekommt eine 1, was danach folgte, die 2 und so weiter. In der Praxis male ich mir parallel zum Anamnesebogen einen roten Faden – im wahrsten Sinne des Wortes. Ich lege mir ein Blatt Papier quer hin, male mir einen roten Faden von links nach rechts in die Mitte und beschrifte das linke Ende mit dem Geburtsjahr und das rechte Ende mit dem heutigen Datum. Auf diesem roten Faden trage ich dann alle wichtigen Lebens- und Symptom-Ereignisse ein, damit mir der zeitliche Ablauf besser gewahr wird.

Aktuell ist das Diagnose-Tool der ersten Wahl ein Atemtest

Der Atemtest wird entweder in einer gastroenterologischen Praxis oder zuhause mittels eines Selbsttests durchgeführt. Ich empfehle dir die Durchführung zuhause, denn erfahrungsgemäß unterscheiden sich Tests aus Arztpraxen sehr stark in Durchführung, Qualität und Vergleichbarkeit. Der erste orientierende Selbsttest läuft typischerweise über ein spezialisiertes Labor. Ich arbeite mit den Tests von Reizdarm SOS. Ein Labor, das sich auf die Durchführung von Atemtests spezialisiert hat, hat den Vorteil, dass es eine starke Expertise in diesem Bereich aufweist und du typischerweise eine erste Interpretationshilfe von SIBO-/IMO-Spezialist*innen mitgeliefert bekommst. Zudem empfiehlt es sich, sich vor dem Test möglichst wenig zu bewegen, und das kannst du zuhause hervorragend realisieren.

Für den Test trinkst du eine spezielle Testlösung und pustest dann innerhalb eines definierten Zeitfensters regelmäßig mithilfe eines speziellen Aufsatzes in mitgelieferte Probenröhrchen. Diese verschließen sich automatisch luftdicht und du gibst sie nach Abschluss des Testzeitraumes einfach in die Post. In der Regel hast du dein Ergebnis innerhalb von 1–2 Tagen nach Eingang im Labor. Das Labor misst in deiner Atemluft, ob du nach dem Trinken der Testlösung Wasserstoff und/oder Methan ausgeatmet hast. Diese Gase werden nur von Bakterien bzw. bakterienähnlichen Mikroben produziert. Erhöhte Werte innerhalb bestimmter Zeitfenster deuten darauf hin, dass die Testlösung nicht ordnungsgemäß deinen Verdauungstrakt passiert hat, sondern auf dem Weg von fehlplatzierten Bakterien verarbeitet wurde.

Der Test ist nicht 100 % aussagekräftig: Es gibt sowohl falsch positive als auch falsch negative Ergebnisse. Du kannst die Testgenauigkeit jedoch durch vernünftige Auswahl, gute Vorbereitung, richtige Durchführung und kontextbezogene Interpretation erhöhen! Es gibt nicht den besten Atemtest. Nicht jeder Test ist für jeden Fall gleichermaßen geeignet.

Den richtigen Atemtest auswählen

Ein aussagekräftiger Test sollte folgende Rahmenbedingungen berücksichtigen:

- Die Testlösung (meist Lactulose oder Glucose) sollte anhand deiner Symptome und nicht pauschal ausgewählt werden.
- Der Test sollte sowohl die Abatmung von Wasserstoff als auch von Methan messen.
- Du solltest dich in den Tagen vor der Durchführung auf den Test vorbereiten, um Aussagekraft und Fehlerwahrscheinlichkeit zu optimieren.
- Der Test sollte über 3 Stunden durchgeführt werden, innerhalb deren du ca. alle 20 Minuten in insgesamt 10 Teströhrchen pustest.

Meiner Erfahrung nach sind viele Testergebnisse nur eingeschränkt aussagefähig, weil Betroffene (oder Ärzt*innen) einen suboptimalen Test auswählen.

Die richtige Testlösung wählen

Es gibt zwei gängige Testlösungen: Lactulose (Achtung: Das ist nicht dasselbe wie Lactose!) und Glucose. Je nach deiner Symptomlage ist eher das eine oder eher das andere für dich geeignet.

Lactulose: Lactulose ist nicht von deinem Dünndarm verdaubar, sondern wird nur von bestimmten Mikroorganismen verstoffwechselt. Lactulose steht somit im gesamten Darm als Futter für fehlbesiedelte Bakterien bzw. Archaeen zur Verfügung und kann Fehlbesiedlungen im kompletten Dünndarm und sogar im Dickdarm diagnostizieren. Da nicht alle Bakterien oder Archaeen Lactulose verstoffwechseln, besteht allerdings ein gewisses Risiko, Fehlbesiedlungen zu übersehen. Nach Einschätzungen vieler Expert*innen kann Lactulose SIBO und IMO häufiger diagnostizieren als Glucose (wenig falsch negative Tests), birgt allerdings auch das potenzielle Risiko von mehr falsch positiven Tests. Lactulose wirkt leicht abführend. Hast du ohnehin eine eher flotte Verdauung und häufige, eher dünne Stuhlgänge, kann das das Ergebnis verfälschen. Du liegst mit Lactulose richtig, wenn du zu den eher verstopften Typen gehörst oder dein Stuhlgang unauffällig ist.

Glucose: Glucose wird regulär in deinem Dünndarm resorbiert. Ein Test mit Glucose kann daher – so die Kritik – nur zu messbaren Ausatemwerten im oberen Abschnitt deines Darms führen und somit nur Fehlbesiedlungen im oberen Dünndarm aufspüren. Allerdings gibt es viele praktische Beispiele, in denen auch in den »späten« Teströhrchen Reaktionen gefunden werden.

ZUSATZWISSEN FÜR THERAPEUT*INNEN

Dosierung der Testlösung

- 10 g Lactulose auf 250 ml stilles Wasser ist eine übliche Dosierung für die Testlösung.
- 75 g Glucose auf 250 ml stilles Wasser ist eine übliche Dosierung für die Testlösung.

Die meisten Mikroben lieben Glucose, daher ist die Wahrscheinlichkeit, entsprechende Bakterien bzw. Archaeen zu entdecken, groß. Expert*innen vermuten aufgrund der körpereigenen Glucoseaufnahme, dass man SIBO mit Glucosetests seltener findet und somit durchaus einige Falsch-negativ-Ergebnisse entstehen. Allerdings ist die Falsch-positiv-Rate geringer als bei Lactulose. Die Kunst liegt nun darin, zu entscheiden, wann ein Glucosetest für dich angemessen sein kann. Falls du zu den eher verstopften Typen gehörst, ist Glucose für dich eher nichts. Zu weit oben würde die Glucose in deinem trägen Darm bereits verschwunden sein. Gehörst du zu den Durchfall-Typen mit mehreren Stuhlgängen täglich, kann ein Glucosetest jedoch durchaus sinnvoll für dich sein.

Seltener wird Fructose als Testmedium verwendet: Im Unterschied zum Test auf Fructose-Malabsorptionsstörungen bzw. Fructoseintoleranz wird dieser ebenfalls mit 10 Röhrchen über 3 Stunden durchgeführt, um engmaschig die Reaktionen des Verdauungstrakts zu kontrollieren. Der Einsatz von Fructose soll bestimmte Nachteile des Glucose-Tests ausgleichen. Sie wird zwar auch von deinem Darm aufgenommen, jedoch etwas schwieriger bzw. langsamer als Glucose. Das bedeutet, man findet Fehlbesiedlungen in ferneren Darmabschnitten des Dünndarms zuverlässiger als mit Glucose. Da ebenfalls die meisten Mikroorganismen Fructose mögen, ist auch eine gute Wahrscheinlichkeit gegeben, fehlbesiedelte Keime zu entdecken. Aufgrund der körpereigenen Aufnahme von Fructose bleibt allerdings der generelle Nachteil des Testmediums bestehen, dass nur der Dünndarm untersucht werden kann. Zudem ist bei gleichzeitigem Bestehen einer Fructose-Verwertungsstörung (Fructoseintoleranz) die Interpretation des Tests nicht eindeutig, da nicht klar ist, ob die Beschwerden durch eine Fehlbesiedlung oder eine Fructose-Malabsorption (oder beides) verursacht werden.

Neu diskutiert wird Inulin als Testmedium: Dazu gibt es meines Wissens aktuell noch keine wegweisenden Untersuchungen. Darum kurz meine Gedanken zu Inulin als Testmedium:

- Inulin ist Lactulose ähnlich in seiner Funktion als Ballaststoff. Inulin ist bekannt als Testmedium, um die Transitzeit im Darm zu beurteilen; hier ist es besser geeignet als Lactulose, da es nicht so stark abführend wirkt.
- Da Inulin nicht so stark abführend wirkt wie Lactulose, könnte es darum eventuell weniger verfälschend im Blick auf die zeitlichen Zusammenhänge bei SIBO und IMO sein, sofern es von denselben Mikroben als Nahrung verwendet wird.
- Inulin wird (wie auch Lactulose) nicht im Dünndarm resorbiert, sondern beim gesunden Menschen ebenfalls nur im Dickdarm durch Mikroben verstoffwechselt.
- Abgesehen von der weniger starken abführenden Wirkung hat Inulin für mich darum ähnliche Eigenschaften wie Lactulose, bezogen auf den Atemtest.

Tests kombinieren, um die Aussagekraft zu erhöhen

Häufig wird aufgrund der jeweiligen Vor- und Nachteile empfohlen, Testungen zu kombinieren. Damit erhöhst du die Aussagekraft enorm. Vielfach scheidet das in der Praxis leider aufgrund finanzieller Erwägungen aus, es sei denn, es liegt ein Atemtestgerät für zuhause vor (S. 74). Eine gängige Empfehlung lautet, mit einem **Lactulose-Test** zu **starten**, um eine Fehlbesiedlung zu diagnostizieren. Ist dieser **unauffällig**, obwohl die Symptomatik stark auf eine Fehlbesiedlung hinweist, würde man mit einigen Tagen Abstand einen **zweiten Test** anberaumen: Bei Oberbauchbeschwerden, die sehr zeitnah nach Mahlzeiten auftreten und mit **viel Aufstoßen** einhergehen, könnte ein **Glucose-Test** die nächstbeste Wahl sein. Bei Oberbauchbeschwerden, die zeitnah nach Mahlzeiten auftreten und bei denen die **Luft nicht rauskommt** (**Oberbauchmeteorismen**), könnte ein **Fructose-Test** die nächstbeste Wahl sein. Wenn du noch weiter gehen möchtest, hast du die Möglichkeit, auch noch Inulin als Testmedium einzubeziehen, alle Testmedien zu vergleichen und aus der Zusammenschau der Ergebnisse bestmögliche Rückschlüsse zu ziehen.

Den Atemtest richtig vorbereiten

Den Atemtest von Reizdarm SOS, mit dem ich auch erfolgreich in der Praxis arbeite, kannst du ganz einfach online bestellen und ihn zuhause durchführen. Das hat sogar Vorteile gegenüber der Durchführung in einer Arztpraxis: Du kannst den Test nüchtern morgens ohne allzu viel Bewegung im Vorfeld durchführen und dadurch die Ergebnisse verbessern. Du kannst nebenher einer Beschäftigung nachgehen. Und du bist typischerweise weniger aufgeregt und auch das verbessert Ergebnisse. Du kannst direkt loslegen ohne Wartezeiten. Aussagekräftige Ergebnisse erhältst du nur, wenn du dich auf die Durchführung des Tests vorbereitest. Jeder Testhersteller liefert eigene Vorbereitungs- und Durchführungshinweise mit. Bitte halte dich genau daran.

Typische Aspekte der Vorbereitung, damit die Atemgasreaktion klar dem Testmedium zuzuordnen ist:

- Ca. 8 Wochen solltest du nach einer Darmspiegelung mit dem Test warten.
- 4 Wochen vor dem Test solltest du keine (chemischen oder pflanzlichen) Antibiotika zu dir nehmen.
- 2 Wochen solltest du nach einer Durchfallerkrankung oder der Einnahme von Abführmitteln warten.
- 1 Woche vorher sollten keine Magensäureblocker oder motilitätsbeeinflussende Präparate verwendet werden.
- 2 Tage vorher dürfen keine Ballaststoffe, keine Probiotika, kein Zucker und kein Alkohol konsumiert werden.
- 12 Stunden vorher solltest du nüchtern sein und nicht rauchen.

Die Ernährung anpassen: 24 Stunden vor der Testdurchführung muss die Ernährung angepasst werden, bei Verstopfung 48 Stunden vorher. Es sollten am Tag vor dem Test nur Proteine und keine Ballaststoffe oder Kohlenhydrate verzehrt werden. Du kannst auch am Tag vor der Testdurchführung fasten. Wenn du essen möchtest, sind Fleisch, Fisch und Eier problemlos am Vorbereitungstag konsumierbar. Isst du vegetarisch oder vegan, kannst du ggf. mit Proteinshakes arbeiten. Als Getränke eignen sich Wasser

GUT ZU WISSEN: Welche Atemgase wie lange gemessen werden sollten

Wähle in jedem Fall einen Test aus, der auf **Wasserstoffbildner** und **Methanbildner** testet. Es ergibt keinen Sinn, nur eine Variante zu testen, auch, wenn diese Test-Sets angeboten werden. Leider gibt es aktuell in Deutschland (Frühjahr 2025) noch keinen Test, der **Wasserstoffsulfid-Bildner** nachweisen kann. Achte bitte darauf, dass bei deinem Test **10 Röhrchen** über einen Zeitraum von **180 Minuten** beatmet werden. Ansonsten ist der Beobachtungszeitraum zu kurz und/oder die Intervalle zwischen den Probenentnahmen sind zu groß. Noch ein kurzer Hinweis, weil du vielleicht andere Atemtests kennst und jetzt verwirrt bist: Der **SIBO-Atemtest** funktioniert im Prinzip genauso wie ein Atemtest zum Nachweis einer Lactose-, Fructose- oder Sorbit-Unverträglichkeit. Was sich unterscheidet, sind das **Testmedium**, die **Probenhäufigkeit** und der **Testzeitraum.**

und Kräutertees. Ist dir weder die Reduktion auf die genannten Proteinquellen noch ein Fasten möglich (z. B. als Diabetiker), baue ein paar Low-FODMAP-Kohlenhydrate ein oder etwas weißen Reis oder Tofu, allerdings nur dann, wenn sich dadurch Symptome nicht verschlechtern. Habe dabei bitte im Hinterkopf, dass das Testergebnis verfälscht sein kann.

Atemtests richtig durchführen

Für die Durchführung ist folgendes wichtig:

- Mach den Test gleich morgens nüchtern, allerdings nicht direkt nach dem Aufstehen, sondern erst nach ca. 30 Minuten.
- Mach den Test vor dem Zähneputzen.
- Bewege dich vor und bei der Testdurchführung möglichst wenig.
- Während der Testdurchführung darf nichts getrunken werden außer der Testlösung.
- Stell dir einen Wecker, damit du in den richtigen Abständen in die Röhrchen pustest.
- Beschrifte die Röhrchen vorher und lege sie in der richtigen Reihenfolge bereit.

Es gilt, die Beimengung von Raumluft zu vermeiden und die körpereigene Verstoffwechselung möglichst wenig zu beeinflussen. Natürlich solltest du die Röhrchen nicht vorher öffnen und solltest darauf achten, vernünftig in die Röhrchen zu pusten. Den Test solltest du direkt nach Durchführung ans Labor senden.

Die Ergebnisse des Atemtests interpretieren

Die Interpretation solltest du immer vor dem Hintergrund deiner Geschichte durchführen, vor allem dem Zustand von Verdauung und Darmtätigkeit sowie der Symptomatik – generell und bei der Testdurchführung. Ein Test ist nur dann aussagekräftig, wenn die Symptome zum Ergebnis passen.

Die Atemgaskurve

Der Test misst, ob in deiner Atemluft Wasserstoff und/oder Methan zu finden ist. Falls ja, wären das Abbauprodukte der Trinklösung, die du am Anfang des Tests zu dir genommen hast. Diese Abbauprodukte treten im gesunden Dünndarm nicht auf und können nur durch die Verstoffwechselung von Bakterien bzw. Archaeen entstehen.

Der Befundbericht zeigt typischerweise eine Kurve: Auf der **waagerechten X-Achse** siehst du den Zeitablauf. Das sind bestenfalls 180 Minuten, aufgeteilt in Intervalle von ca. 20 Minuten. Du siehst für jedes Röhrchen einen Intervallstrich. Der Übertritt vom Dünn- in den Dickdarm wird bei ungefähr Minute 80 angenommen – je nach Motilität kann er auch ein paar Minuten eher oder später erfolgen. Auf der **senkrechten Y-Achse** ist dann für jedes Röhrchen eingetragen, wie viel von welchem Gas abgeatmet wurde. Gemessen wird das in ppm (parts per million). Du kannst im Zeitablauf dann also sehen, ob – und falls ja, wann – eine Abatmung von Wasserstoff und/oder Methan erfolgt ist. Je nachdem, wann die Kurve sich nach oben bewegt, kann man abschätzen, wo im Darm die Bakterien oder Archaeen die Verstoffwechselung durchgeführt haben.

Die Einflussfaktoren auf die Atemgaswerte sind vielfältig: Denn nicht nur Nahrungsmittel, Getränke, Alkohol (auch in Medikamenten oder Mundspülungen), sondern auch Medikamente, Nahrungsergänzungsmittel, Bakterien aus Mund oder Rachen, Zahnpasta (z. B. durch den Inhaltsstoff Sorbit), Bewegung und Sport, bei Frauen der Zyklus, begleitende Unverträglichkeiten, Intoleranzen, Malabsorptionssyndrome, Stressfaktoren, v. a. auf emotionaler und psychischer Ebene, können die Atemgaswerte beeinflussen.

Referenzwerte

Die Auswertungsstatistik ist bei den meisten Testanbietern ähnlich: Übersteigt der **H_2-Wert** (Wasserstoff) innerhalb der ersten **90 Minuten 20 ppm**, kann man von einer **Wasserstoff-SIBO** ausgehen. Ein Anstieg ab Minute 100 ist irrelevant, da im Dickdarm sowieso Wasserstoffbildner leben und ein Anstieg erwartbar und völlig normal ist. Übersteigt der **CH_4-Wert** (Methan) innerhalb der gesamten **180 Minuten 10 ppm**, spricht man von einer **Methan-SIBO** oder **IMO**. Da Methan im gesamten Darm (auch im Dickdarm) nur in minimalen Mengen vorkommen sollte, ist hier der gesamte Betrachtungszeitraum wichtig. Du kannst also mit dem Lactulose-Atemtest auch eine Fehlbesiedlung des Dickdarms mit Methanbildnern feststellen.

Hinweise für die Interpretation

Dein Körper ist kein Roboter und dein Darm ist nicht genormt. Von daher behalte bitte im Blick, dass die Auswertung auf Statistik und Durchschnittswerten basiert und immer individuell hinterfragt und interpretiert werden muss.

Unzureichende Vorbereitung: Ist bei deinem Atemgastest der Korrekturwert (Baseline-Wert) unnatürlich hoch, kann das auf eine schlechte Vorbereitung und verminderte Aussagekraft des Tests hinweisen. Meist wurden am Vorbereitungstag zu viele Kohlenhydrate verzehrt. Auch ein hoher H_2-Wert (Wasserstoff), der im Verlauf der Kurve abfällt, deutet auf schlechte Vorbereitung hin.

Übertritt Dünndarm-Dickdarm: Man geht davon aus, dass die Dünndarmpassage nach ca. 80–120 Minuten beendet ist und der Nahrungsbrei in den Dickdarm übertritt. Im

ZUSATZWISSEN FÜR THERAPEUT*INNEN

Gasentwicklung

Ungefähr **ein Fünftel** der im Darm entstehenden Gase wird **abgeatmet**. Die Gase gelangen übrigens nicht durch die undichte Ileocaecalklappe zwischen Dünn- und Dickdarm in die Atemluft, wie man glauben könnte. Wasserstoff oder Methan entstehen bei der Verstoffwechselung durch Mikroorganismen im Darm und durchwandern dann die Darmbarriere. Sie gelangen ins Blut und werden beim Gasaustausch im Lungenkreislauf an die Lungen übergeben, über die sie dann abgeatmet werden. Die **Atemluft** ist also ein **Gemisch** aus den **resorbierten Gasen des gesamten Darms.** Darum ist die sorgfältige Vorbereitung der Testdurchführung so wichtig: Würde man am Tag vor der Testdurchführung u. a. Kohlenhydrate und Ballaststoffe essen, könnte man nicht auseinanderhalten, ob früh gemessene Atemgase als Reaktion auf die Testlösung im oberen Dünndarm abgeatmet werden oder ob sie aufgrund der »Resteverwertung« des Abendessens des Vortags im Dickdarm entstehen.

Auswertungsbogen des Testlabors ist dieser Bereich in der Kurve oft farblich gekennzeichnet und verleitet dazu, sich exakt auf diese Zeiten zu stürzen. Je nachdem, ob dein Darm schnell oder langsam arbeitet, wandert die Testlösung jedoch schneller oder langsamer durch deinen Verdauungstrakt. Du solltest dich bei der Beurteilung der Kurven nicht strikt an den Zahlenintervallen orientieren, sondern immer deine Motilität und deine Stuhlfrequenz mit einfließen lassen.

Verstopfung und Methan-Fehlbesiedlung: Expert*innen neigen dazu, die Referenzwerte im Hinblick auf Methan bei Verstopfung anders zu interpretieren. In der Praxis halte ich eine Fehlbesiedlung mit Methanbildnern schon ab einem Referenzwert von 5 ppm für wahrscheinlich und folge damit der Einschätzung von Dr. Allison Siebecker. Das gilt allerdings nur dann, wenn auch deine Symptome zu diesem Verdacht passen. Fehlt jegliche Symptomatik, wird nicht automatisch von einer Fehlbesiedlung ausgegangen.

Hinweise auf Wasserstoffsulfid-Fehlbesiedlung: Atemtests können indirekt Hinweise auf eine Fehlbesiedlung mit Wasserstoffsulfid-Bildnern geben. Siehst du in der Testkurve eine sehr typische **»Flatline«**, ist das ein starkes Indiz für eine Wasserstoffsulfid-Fehlbesiedlung. Das heißt, sowohl die Wasserstoff- als auch die Methan-Atemgaskurve bewegen sich über die gesamten 180 Minuten innerhalb von 0 bis 5 ppm ohne jeglichen Anstieg.

Lactulose wird im menschlichen Verdauungssystem ausschließlich von Bakterien bzw. Archaeen verwertet. Darum sollte im gesunden Darm nach ca. 100–120 Minuten ein deutlicher Anstieg von Wasserstoff in der Kurve zu sehen sein, wenn die dort natürlicherweise vorkommenden Bakterien die Lactulose abbauen. Ist dies auch nach 180 Minuten Testzeit nicht der Fall, spricht das dafür, dass entweder die Testlösung bereits vorher abgebaut wurde – und zwar von schwefelwasserstoffbildenden Bakterien im Dünndarm. Oder der Wasserstoff im

Dickdarm diente als Futter für dort massiv angesiedelte Wasserstoffsulfid-Bildner.

Veranlasse bei Verdacht auf Wasserstoffsulfid-Fehlbesiedlung eine **Stuhluntersuchung**. Man findet im Stuhlbefund oftmals erhöhte Aufkommen von Wasserstoffsulfid-bildenden Bakterien (Sulfatreduzierer) wie Bilophila wadsworthia, Desulfobacter bzw. Desulfovibrio spp. oder Desulfuromonas spp. Fehlende Sulfatreduzierer im Stuhlbefund schließen eine H_2S-Fehlbesiedlung allerdings nicht aus. Auch solltest du die Symptome einer Darmfehlbesiedlung (S. 18) mit einbeziehen.

Beachte bitte: Wasserstoffsulfid-Fehlbesiedlungen können auch ohne besagte Flatline auftreten und eine Flatline ist kein eindeutiger Beweis für eine solche Fehlbesiedlung.

Symptome bei unauffälligem Test: Eine wichtige Information für die Interpretation des Testergebnisses ist, ob du während der Durchführung des Lactulose-Atemtests Beschwerden hattest. Da Lactulose in deinem Darm nicht verstoffwechselt wird, deuten Symptome erfahrungsgemäß immer darauf hin, dass eine Fehlbesiedlung welcher Art auch immer vorliegt. Das kann ein Hinweis auf falsch negative Testergebnisse, aber auch ein Hinweis auf Wasserstoffsulfid-SIBO oder versteckte Methanbildner sein.

In der Praxis behandle ich bei passender Symptomatik und Geschichte meist auch dann auf SIBO/IMO, wenn bei unauffälligem Test typische Beschwerden innerhalb der ersten 90 Minuten bei der Testdurchführung auftreten und andere Ursachen ausgeschlossen wurden. Dabei empfehle ich jedoch eine engmaschige Kontrolle und ggf. Anpassung der Therapiemaßnahmen.

Atemtestgerät für zuhause: FoodMarble AIRE 2

Seit Kurzem gibt es auch auf dem deutschen Markt ein erschwingliches wiederverwendbares Atemtestgerät für zuhause, den sogenannten FoodMarble AIRE 2. Da man mit diesem u. a. auch die eben beschriebenen diagnostisch wegweisenden Atemtests durchführen kann, erwähne und beschreibe ich es an dieser Stelle als Alternative oder Ergänzung zu Labortests. Das streichholzschachtelgroße Gerät verfügt über Sensoren, die deine Atemluft auf Wasserstoff und Methan überprüfen und dir mithilfe einer speziellen App detaillierte Auswertungen zur Verfügung stellen. Da du Mahlzeiten, Medikamente, Symptome und andere Einflussfaktoren in der (aktuell nur englischsprachigen) App sehr detailliert tracken kannst, erlaubt die Zusammenschau eine gute Abschätzung von Zusammenhängen zwischen Beschwerden, Atemgaswerten und Einflussfaktoren.

Möglichkeiten des FoodMarble

Man kann das Gerät für Atemtests auf Unverträglichkeiten und Fehlbesiedlungen nutzen (»Challenges«, die den Atemtests entsprechen), aber auch im täglichen Einsatz nutzen, um zu schauen, wie Lebensmittel verstoffwechselt werden.

Für Atemtests: Die zugehörige App führt dich durch den Test und präsentiert dir die Auswertung. Da du selbst entscheiden kannst, welche Testlösung du verwendest, kannst du sowohl auf Lactoseintoleranz als auch auf Fructose-Malabsorption bzw. -intoleranz und Sorbitintoleranz als auch auf Fehlbesiedlungen testen. Vorteil ist die Wiederverwendbarkeit, die ohne wiederkehrende Testkosten Kombinationen von Testlösungen erlaubt.

WISSEN FÜR THERAPEUT*INNEN

FoodMarble

Der FoodMarble wurde als Hilfsmittel für Therapeut*innen konzipiert. Als Therapeut*in kannst du dich bei FoodMarble registrieren lassen und erhältst Zugriff auf ein spezielles Portal. Darüber kannst du nicht nur die täglichen Aktivitäten deiner Patient*innen einsehen, sondern auch zu Atemtests auffordern und diese unter Angabe der ppm-Werte auswerten. Deine Patient*innen sollten allerdings die App »Health Care« und nicht die App »FoodMarble« verwenden, andernfalls sind sie nicht zuverlässig mit deinem Portal verbunden.

Nachteil sind mögliche Ungenauigkeiten, da das Gerät nicht immer wieder geeicht und kontrolliert wird und die komplette Verantwortung, Handhabung, Wartung und Auswertung beim Nutzer liegt. Darum empfehle ich, mindestens den ersten, orientierenden Test immer bei einem spezialisierten Labor zu machen.

Täglicher Erkenntnisgewinn: Indem du das Gerät ohne spezielle Vorbereitung im täglichen Einsatz nutzt, kannst du Rückschlüsse auf die Verstoffwechslung der verzehrten Lebensmittel ziehen. Ich nutze das Gerät beispielsweise vor einer Mahlzeit sowie 1, 2 und 3 Stunden danach, um zu prüfen, ob, wann und wie eine Atemgasveränderung im Rahmen der Darmpassage stattfindet.

Interpretation und Genauigkeit des FoodMarble

Ich setze das Gerät seit geraumer Zeit in der Praxis ein und schätze seine Genauigkeit bislang als sehr verlässlich ein. Auch konnten meine Patient*innen und ich bereits von enormem Erkenntnisgewinn profitieren. Hinsichtlich der Interpretation der »klassischen« Atemtests gilt das bereits Gesagte analog. Allerdings erhältst du als Endnutzer keinen Zugriff auf die Darstellung in Form von ppm, sondern nur in Form des »Fermentation Score«. Für Einsicht in die ppm muss ein*e registrierte*r FoodMarble-Therapeut*in deine Daten in das Therapeut*innenportal einlesen und dir die Auswertungen zur Verfügung stellen. Bitte beachte, dass du dafür eine spezielle App nutzen musst.

Hinsichtlich des alltäglichen Erkenntnisgewinns mit dem Gerät sind folgende Punkte wichtig:

- Einzelne Werte sind nicht aussagekräftig. Nicht jeder erhöhte Wert zeigt eine Dysbalance oder eine Fehlbesiedlung an.
- Es geht immer um Trends. Belastbare Zusammenhänge zeigen sich erst, nachdem du das Gerät eine Weile »beatmet« hast und möglichst viele Einflussfaktoren (z. B. Nahrungsmittel, Medikamente, Sport, Zyklus, besondere Vorkommnisse) getrackt hast.
- Im normalen Ernährungsalltag mit regelmäßigen Mahlzeiten und ohne besondere Vorbereitung muss bei der Interpretation immer berücksichtigt werden, dass deine Atemluft eine Mischung der Gasentwicklung aus allen Darmabschnitten (und somit aus unterschiedlichen Zeitpunkten der Nahrungsverwertung) darstellt. Es be-

steht die Gefahr vorschneller Deutungen und Fehlinterpretation. Da im Dickdarm wasserstoffbildende Bakterien leben, ist eine Atemgaserhöhung von Wasserstoff 3 bis 4 Stunden nach Nahrungsaufnahme erwartbar und normal; nimmst du in diesem Zeitraum eine weitere Mahlzeit zu dir, lässt sich nicht unterscheiden, ob die Atemgaserhöhung aus der vorigen oder der aktuellen Mahlzeit stammt.

- Die App zeigt nicht die ppm-Werte an, sondern nur den sogenannten Fermentation Score.
- Auffällige Werte können sowohl auf eine Fehlbesiedlung als auch auf eine Unverträglichkeit hindeuten. Dadurch entsteht oft vorschnell der Eindruck falsch erhöhter Werte.
- Messwerte müssen immer im Zusammenhang mit Symptomen beurteilt werden. Auffällige Werte ohne entsprechende Symptomatik deuten nicht zwangsläufig auf eine Fehlbesiedlung oder Unverträglichkeit hin. Manche Menschen haben beispielsweise morgens nach dem Aufstehen erhöhte symptomlose Methanwerte, die sich meist innerhalb einer Stunde verflüchtigen.
- Messwerte können auch durch andere Einflussfaktoren als die Ernährung verändert werden, wie oben beschrieben.

Spezifische Details zur Nutzung des FoodMarble, zu Dosierungsempfehlungen und Bezugsquellen für Testlösungen sowie Erfahrungsberichte stelle ich in meinem Blog und in meinem Podcast zur Verfügung und kann dort auch auf neue Entwicklungen und Erkenntnisse eingehen.

Stuhluntersuchungen

Stuhluntersuchungen sind dankbar, weil sie wenig invasiv sind und man sie bequem von zuhause aus durchführen kann. Viele seriöse Testsets kannst du mittlerweile im Internet bestellen und einsenden. Nachteilig ist, dass Stuhlbefunde **häufig missverstanden, über- und fehlinterpretiert** werden, da der Laie im Regelfall höchstens die Kurzbefundung aus dem Labor zur Hand hat. Auch reichen Stuhlbefunde allein nicht aus, um seriöse Therapieempfehlungen abzuleiten.

Vielen Menschen ist nicht bewusst, dass **Stuhluntersuchungen sehr fehleranfällig** sind. Du kannst dir vielleicht allein anhand folgender Beispielfragen vorstellen, dass Expert*innen zum Teil Fehlerwahrscheinlichkeiten von bis zu 30 % vermuten: War das dein einziger Stuhlgang am Tag oder einer von vielen? Wo aus dem Häufchen hast du die Probe herausgebohrt? Wie voll war das Probenröhrchen? Was hattest du vorher gegessen und wie war deine Darmmotilität? Je nachdem, wann und wie du die Probe entnommen hast und je nachdem, wie lange sie per Post zum Labor unterwegs war, differieren die Ergebnisse. Zudem zeigen Stuhluntersuchungen nur den **aktuellen Zustand deines Dickdarminhalts** und geben **keinen Aufschluss** über den **Dünndarm**.

Und wie du bereits weißt, ist die erwünschte Bakterienbesiedlung (das Mikrobiom) im Dickdarm eine andere als im Dünndarm. Sowohl bezogen auf die Anzahl der Bakterien als auch bezogen auf die Artenvielfalt und die Zusammensetzung. Daher nützen uns Stuhluntersuchungen im Zusammenhang mit SIBO und IMO nur bedingt. Dennoch können Stuhlproben folgende wichtige Parameter liefern, die ich in der Praxis betrachte.

Candida, pathogene Keime & Parasiten

Eine übermäßige Besiedlung mit Hefen wie Candida kann verschiedene Immunreaktionen hervorrufen, entzündliche Schleimhautreaktionen begünstigen und die Ausheilung einer Fehlbesiedlung verhindern. Selbiges gilt für diverse pathogene Keime und auch Parasiten (z. B. Würmer), wobei einige dieser Kategorien auch tiefergreifende Schädigungen und Symptome hervorrufen können. In der Praxis schaue ich mir an, ob neben Hefen beispielsweise Clostridium difficile oder Blastocystus hominis übermäßig vorkommen, da auch diese Keime erfahrungsgemäß als Heilungsverhinderer wirken können.

Mikrobiomanalyse der wichtigsten Bakterienstämme

Hier werden die häufigsten Bakterienstämme im Dickdarm unter die Lupe genommen. Du erfährst, wie gut beispielsweise deine Bifido- oder Lactobacillusbesiedlung ausgeprägt ist, wie stark deine schleimhautschützende Besiedlung ist, ob deine Butyratbildner vernünftig sortiert sind oder die immunmodulierenden Bakterien ihre Arbeit ordentlich machen. Dr. Kirkamm gibt als Risikoparameter für die Entstehung von SIBO das erhöhte Vorkommen von Escherichia spp., Pseudomonas spp. und Klebsiella spp. an, insbesondere, wenn zusätzlich Bacteroides spp. und Clostridiengattungen stark vermehrt sind. Was mich in Sachen SIBO und IMO besonders interessiert, sind folgende Kategorien:

Sulfatreduzierende Bakterien: Erhöhte Aufkommen von Wasserstoffsulfid-bildenden Bakterien wie Bilophila wadsworthia, Desulfuromonas spp., Desulfobacter bzw. Desulfovibrio spp. können auf eine Wasserstoffsulfid-SIBO hinweisen. Wichtig: Wie so oft geht es um die Balance. In kleinen Mengen sind Schwefelwasserstoff-bildende Bakterien hilfreich. Schwefelwasserstoff (H_2S) wird sowohl von eigenen Körperzellen als auch von Mikroorganismen hergestellt. Er kann nach heutigem Forschungsstand eine entzündungshemmende Wirkung auf die Darmschleimhaut haben. Sulfatreduzierende Bakterien können ATP (Adenosintriphosphat) produzieren, das ist ein Energielieferant für unsere Zellen. Erst in größeren Mengen kann sich eine Fehlbesiedlung entwickeln und Zellen können geschädigt werden. Auch kann die Buttersäureoxidation behindert werden, wodurch die Energieversorgung der Darmzellen gehemmt wird. Eine chronische Entzündung der Darmschleimhaut kann die Folge sein. Eine extreme Überwucherung mit Schwefelwasserstoff-Bildnern wird sogar mit der Entstehung von Dickdarmkrebs in Verbindung gebracht. Übrigens kann auch die Bäckerhefe Saccharomyces cerevisiae H_2S produzieren.

LPS-tragende Bakterien: LPS steht für Lipopolysaccharide, die in der Membran dieser Bakterien als sogenanntes Endotoxin wirken. Dringen sie in die Darmschleimhaut ein, können entzündliche Prozesse entstehen, kann ein Leaky Gut sich verschlimmern oder kann durch Aktivierung des Immunsystems eine dauerhafte unterschwellige Entzündung (silent inflammation) entstehen.

Methanproduzierende Bakterien: Die Archaeen wie z. B. Methanobrevibacter spp. und Methanobacteria können Wasserstoff oder Kohlendioxid in Methan umwandeln. Ebenfalls können entzündliche Prozesse begünstigt werden. Ein Übermaß an Methanproduzenten kann auf eine IMO hindeuten. Wichtig ist hier nochmal der Hinweis, dass im Stuhlbefund Momentaufnahmen des

Dickdarms sichtbar werden – über den Dünndarm erfahren wir hier nichts.

Weitere wichtige Stuhlparameter

pH-Wert: Der pH-Wert im Darm ist u. a. ein Indikator dafür, ob Verdauungsenzyme vernünftig funktionieren können und ob das Milieu eher »freundlich« für erwünschte oder unerwünschte Keime ist.

Verdauungsrückstände: Häufig siehst du bereits, wenn du deinen Stuhl in der Toilette betrachtest, ob Rückstände, Fettauflagerungen, Schleim oder Blut darin sind. Im Stuhlbefund werden typischerweise Stärke-, Fett-, Eiweiß-, Wasser- und Zuckerrückstände im Stuhl untersucht. Fettrückstände können beispielsweise auf mangelhafte Emulgation durch Gallensäuren hinweisen oder auch auf eine Pankreas-Insuffizienz.

Gallensäuren: Findet man übermäßig viel Gallensäuren im Stuhl, kann ein Gallensäurenverlust-Syndrom vorliegen. Verstärkt wird dieser Verdacht, wenn sich zusätzlich Fettrückstände im Stuhl finden.

Pankreas-Elastase: Erniedrigte Pankreas-Elastase kann ein Hinweis auf eine Pankreas-Insuffizienz sein – entweder eine »echte« oder eine funktionale. Mangelhafte Aufspaltung ist die Folge und somit finden u. a. Fäulnisprozesse statt. Dadurch werden verstärkt biogene Amine wie Histamin gebildet und ein Histaminüberschuss sowie allergische Symptome können entstehen.

Histamin: Histamin im Stuhl weist nicht zwangsläufig auf eine Histaminintoleranz hin. Histamin ist ein Entzündungsmediator und spielt eine wichtige Rolle bei allergischen Prozessen. Findet man im Stuhl übermäßig Histamin, kann das durch Nahrungszufuhr begründet sein. Vielleicht finden aber auch übermäßige Fäulnisprozesse im Darm statt, oder du hast eine histaminvermittelte Allergie oder eine Abbaustörung, weil zu wenig Diaminoxidase (DAO) vorliegt. Bevor hier voreilige Rückschlüsse gezogen werden, sollten weitere Untersuchungen durchgeführt werden.

Zonulin: Wird die Darmschleimhaut im Rahmen eines Leaky-Gut-Syndroms durchlässig, tritt aus den Zellverbindungen Zonulin aus. Ein erhöhtes Vorkommen im Stuhl kann somit Hinweis auf ein Leaky Gut sein, insbesondere, wenn es im Zusammenhang mit erhöhten Entzündungsmarkern (AAT und Calprotectin) auftritt. In der Praxis untersuche ich Zonulin und I-FABP im Blut und das würde ich auch dir empfehlen, wenn du die Wahl hast. Enzyme und Motilität können die Zonulinwerte im Stuhl verfälschen.

Alpha-1-Antitrypsin (α-1-AT, AAT): Dieser Marker steigt an, wenn die Darmschleimhaut durchlässig wird, sodass es auf ein Leaky-Gut-Syndrom hinweisen kann, aber auch auf Zöliakie, chronisch-entzündliche Darmerkrankungen oder erregerbedingte Darmentzündungen.

Calprotectin: Calprotectin ist ein Entzündungsmarker, der vermehrt gebildet wird, wenn eine entzündliche Darmerkrankung vorliegt. Speziell bei chronisch entzündlichen Darmerkrankungen wird dieser Wert untersucht.

Sekretorisches IgA (sIgA): Es hilft, Störungen der Schleimhautabwehr aufzudecken. Bei ständigen Schleimhautdefekten, Allergien oder chronisch-entzündlichen Darmerkrankungen ist die »Schleimhaut-Polizei« schwach und der sIgA-Wert erniedrigt. Es ist ein Marker für den Zustand des darmassoziierten Immunsystems (GALT) sowie die Fähigkeit der Schleimhaut zum Transport von Stoffen.

Eosinophiles Protein X (EPX): EPX spielt eine Rolle bei der Abwehr von Parasiten und Bakterien. Findet man es im Stuhlbefund erhöht, kann das auf Parasitenbefall, Darmschleimhautentzündungen oder Nahrungsmittelallergien hinweisen.

Molekularbiologische Mikrobiomanalyse der wichtigsten Bakterienstämme: Eine Mikrobiomanalyse kann v. a. gegen Ende bzw. nach der erfolgreichen Behandlung der Fehlbesiedlung helfen, den Dickdarm zielgerichtet zu regulieren. So kannst du feststellen, in welcher Richtung dein Mikrobiom Unterstützung braucht, z. B. in Form von Probiotika, Präbiotika oder vielleicht auch Postbiotika.

In der Praxis arbeite ich häufig erst einmal ohne Stuhlanalysen, weil der größte Teil der Therapie von deren Ergebnis unbeeindruckt ohnehin durchgeführt wird. Ich schiebe diese Analysen nach, wenn ein Blähbauch beispielsweise so gar nicht reagiert oder wenn ich scheinbar therapieresistente Fälle vorliegen habe. Dann denke ich neben Leaky Gut und Stress immer auch an pathogene Keime, Pilze oder Parasiten.

Chromatest

Eine schon langjährig erforschte, jedoch in Deutschland relativ neue und interessante Methode zur Einschätzung des Zustands des Dünndarms ist der Chromatest. Über eine sogenannte Trockenblutprobe werden 58 Dünndarm-spezifische Mikroben mittels Gas-Chromatographie-Massen-Spektrometrie (GCMS) untersucht. Momentan existiert zum Recherchezeitpunkt dieses Buches weltweit nur ein Labor, das für die 58 Dünndarm-Mikroben stabile und zuverlässige Normwerte und Algorithmen für deren Stoffwechselprodukte (Metaboliten) vorliegen hat. Mithilfe dieser Messung können Mikroben anhand ihrer Fettsäurestrukturen und ihrer Stoffwechselprodukte sehr sicher identifiziert werden.

Stuhluntersuchungen liefern tagesformabhängig Informationen über den Dickdarm. Der Chromatest hingegen liefert Aussagen über die gesamte mikrobielle Situation – also insbesondere auch die des Dünndarms. Der Test liefert diagnostische Hinweise auf Fehlbesiedlungen (SIBO, IMO, SIFO), Mangel-Dysbiosen, die Leitflora (Bifidobakterien, Laktobazillen, Propionibakterien, Eubakterien), Pilz-, Viren- und Endotoxinbelastung, den Zustand der Phospholipide (Zellmembranen), Parasitosen, Gallenfunktion, Leaky Gut und weitere Aspekte. Ich arbeite seit Kurzem in der Praxis mit dem Chromatest und meine ersten Erfahrungen sind hilfreich und positiv.

Für deine Selbstbehandlung beachte bitte, dass die Interpretation des Ergebnisses therapeutisches Wissen erfordert und komplexer ist als die Therapiehinweise, die man typischerweise zu klassischen Stuhluntersuchungen bekommt. Ich empfehle dir also die Durchführung unter Begleitung erfahrener Chromatest-Therapeut*innen.

Dünndarmspiegelung

Als Goldstandard der SIBO-Diagnostik wird aktuell die Dünndarmspiegelung angesehen, bei der eine Probe entnommen und analysiert wird.

Selbst dieses invasive und aufwendige Verfahren birgt Fehlerpotenzial:

- Manche Bakterien werden nicht erfasst.
- Man kann die Bakterienanzahl nicht feststellen.
- Es wird nur eine Stelle des Dünndarms (meist weit oben) betrachtet.
- Einzelbefallstellen bleiben so vielleicht unentdeckt.
- Bakterien aus Mund oder Rachen können das Ergebnis verfälschen.

Da Spiegelungen relativ aufwendig sind und nur durch Spezialist*innen und oft verbunden mit langen Wartezeiten durchgeführt werden können, spielen sie für die Praxis eine untergeordnete Rolle. Bitte beachte, dass Magen- und auch Darmspiegelungen trotzdem sinnvoll sein können, um andere Erkrankungen auszuschließen. Darauf gehe ich im folgenden Kapitel (S. 107) ein, wenn es um weiterführende Untersuchungen und die umfassende Diagnostik deiner Symptome geht.

Diagnose der Auslöser, Ursachen und Treiber

Mit dem vorigen und diesem Kapitel erhältst du einen kompletten Überblick über die häufigsten notwendigen Untersuchungen, die zur Erstellung deines Behandlungsplans notwendig sind.

Denn deinen Behandlungsplan kannst du mit der Diagnose SIBO oder IMO allein noch nicht erstellen. Bevor du in die Therapie einsteigen kannst, brauchst du Informationen über die Rahmenbedingungen der Fehlbesiedlung sowie über den Zustand von Nährstoffversorgung, Stoffwechsel und Organen, die dir die weiterführenden Untersuchungen in diesem Kapitel liefern. Es geht in diesem Kapitel daher um die Untersuchungsmöglichkeiten zur Abklärung wichtiger Auslöser, Ursachen, Treiber und Ansatzpunkte aus dem entsprechenden Kapitel (S. 38). Dabei gehe ich auch auf die Ausgangssituation deines Körpers ein (z. B. Stoffwechsel, Mikronährstoffe, Darmgesundheit, Ausleitung).

Denn sind Organe oder Körpersysteme belastet oder fehlen dir Bau-, Funktions- und Reparaturstoffe, ist Heilung meist nicht möglich. Wichtig ist jedoch, dass natürlich nicht alle diese Untersuchungen für dich relevant sind, sondern nur die, die zu deiner individuellen Situation passen. Ich gebe dir daher hier einen umfassenden, aber dennoch kompakten Überblick, damit du a) weißt, welche diagnostischen Möglichkeiten überhaupt bestehen, und damit du b) anhand deiner Symptomatik und Fallgeschichte eine gute Entscheidung treffen kannst, welche Untersuchungen du in deinem speziellen Fall veranlassen solltest. Auch, wenn du mit Therapeut*innen zusammenarbeitest, empfehle ich dir, dich mit diesen Diagnosemöglichkeiten zu beschäftigen. Erfahrungsgemäß werden dir bestimmte wegweisende Untersuchungsoptionen oft gar nicht vorgeschlagen.

Anatomische Besonderheiten

Angeborene oder erworbene Anomalien oder Besonderheiten umfassen z. B. verkürzte, verlängerte oder untypisch verlaufende Darmteile, Verengungen (Strikturen), Vernarbungen, Verschlingungen, eine fehlende oder beschädigte Ileocaecalklappe, Fisteln, Eingeweidebrüche und Hernien, Verklebungen (Adhäsionen), Divertikel, Versorgungsengpässe und Ischämien.

Symptome: Anomalien im Verdauungstrakt, die die Struktur und/oder die Funktion des Magen-Darm-Traktes beeinflussen, äußern sich je nach Art der Besonderheit unterschiedlich.

- Verkürzte oder verlängerte Darmteile verändern typischerweise **Motilität** und **Entleerung**.
- Untypische Verläufe, Verengungen, Vernarbungen, Verschlingungen oder auch Adhäsionen und Versorgungsengpässe sowie nicht vorhandene oder beschädigte Darmteile **beeinflussen** ebenfalls häufig die **Passage** und **Motilität** und führen unter Umständen auch zu **Schmerzen**. Im Falle von Adhäsionen, Verwachsungen, Vernarbungen oder Strikturen fühlt sich das Gewebe häufig auch »**verklebt**«, verspannt oder wenig flexibel an. Betroffene berichten häufig von **berührungsempfindlichem Bauchraum** in Bezug auf das Bindegewebe, nicht nur in Bezug auf den Darm.
- Eingeweidebrüche sind je nach Lokalisation manchmal **spürbar** (z.B. in der Leiste), führen zu **Schmerzen** oder verursachen **Sodbrennen** (Zwerchfellhernie, Hiatushernie). Im Extremfall können sie zu **Darmverschlüssen** führen, wenn Darmteile durch die Bruchstelle austreten und eingeklemmt werden.
- Fisteln können, wenn sie Darmteile mit äußeren Hautschichten verbinden, zu **Absonderungen** von Darminhalt aus der Fistelöffnung führen und sind darüber hinaus meist **schmerzhaft**.
- Divertikel sind häufig Zufallsbefunde bei Spiegelungen und äußern sich erst, wenn sie sich entzünden und zur **Divertikulitis** werden (S. 85).
- Endometriose bedingt häufig massive **Menstruationsbeschwerden**, **verstärkte Blutungen** und starke **Unterleibsschmerzen**. In heftigen Fällen geht Blut während der Periode auch aus anderen Körperöffnungen ab, z.B. dem Darm, sofern dort versprengtes Gebärmuttergewebe sitzt.

Diagnostik: Meistens lassen sich Anomalien und massive Beeinträchtigungen nur durch bildgebende Verfahren (z.B. Röntgen, CT, MRT) oder Spiegelungen des Verdauungstraktes erkennen.

Der **Breischluck-Test** (Barium swallow) ist ein spezieller Test, bei dem ein Kontrastmittel (meist Bariumsulfat) verabreicht wird, wonach dann im Verlauf der Darmpassage mehrere Röntgenbilder angefertigt werden. So lässt sich im Verlauf interpretieren, wie der Speisebrei durch den Verdauungstrakt gelangt ist, und Adhäsionen, Strikturen oder abnorme Verläufe lassen sich vermuten. Wichtig ist hierbei, dass jedes Darmsegment anhand mehrerer Aufnahmen beurteilt werden kann.

Das Aufdecken von Adhäsionen, die nicht innerhalb des Verdauungsrohres liegen, ist nicht immer trivial. Zur Erkennung von Endometrioseherden wird darum eine **Bauchspiegelung** durchgeführt. Dabei wird eine kleine Kamera (das Laparoskop) durch einen kleinen Schnitt am Nabel in die Bauchhöhle eingeführt. Größere Herde lassen sich manchmal per Ultraschall aufdecken, jedoch entstehen Beschwerden oft durch viele kleine versprengte Schleimhautwucherungen, die nicht leicht gefunden werden können.

Ich schätze hier neben den **bildgebenden** und **endoskopischen Verfahren** die Meinung versierter **Osteopath*innen**. Auf Bauchorgane und myofasziale Besonderheiten im Bauchraum spezialisierte Osteopath*innen können mit manuellen Techniken Adhäsionen und Strikturen nicht nur recht zuverlässig aufdecken, sondern im selben Zuge behandeln.

Erkrankungen

Bei der Diagnostik von Erkrankungen beschränke ich mich in diesem Abschnitt auf Autoimmunerkrankungen sowie chronisch-entzündliche Darmerkrankungen und Darmentzündungen, die Struktur und/oder Funktionalität deines Verdauungstraktes massiv beeinflussen und Auslöser einer Fehlbesiedlung sein können.

Autoimmunerkrankungen

Autoimmunerkrankungen sind Erkrankungen, bei denen im Körper autoaggressive Prozesse ablaufen, weil das Immunsystem sich gegen eigene Strukturen richtet. Der Körper bildet dabei Autoantikörper, die zum Krankheitsbild beitragen. Wir haben Kollagenosen, Sklerodermie, Diabetes mellitus Typ 1, autoimmun bedingte Schilddrüsenerkrankungen und Zöliakie als wichtigeAutoimmunerkrankungen identifiziert (S. 38).

Symptome: Die Erkrankungen betreffen unterschiedliche Körpersysteme und können im Prinzip jedes Gewebe und jede Körperstruktur betreffen. Darum werden sie oftmals erst spät oder gar nicht erkannt. Eine eindeutige Symptomcheckliste gibt es nicht. Aufmerksam solltest du werden, wenn **Symptome dauerhaft an unterschiedlichen Stellen des Körpers** auftauchen und **auf den ersten Blick überhaupt nicht zusammenpassen**. Zum Beispiel Gelenkschmerzen, Augenentzündungen und Hautekzeme. Da autoimmune Prozesse meist mit **Entzündungen** einhergehen, verursachen sie typischerweise **Schmerzen**.

Diagnostik: Aufgrund der Vielfältigkeit gibt es von Spiegelungen über Punktionen oder Biopsien bis hin zu Blutuntersuchungen viele diagnostische Untersuchungen und Tests. Vermutest du autoimmune Prozesse, bist du bei Spezialist*innen besser aufgehoben. Ich möchte dir der Vollständigkeit halber ein paar Blutwerte nennen, die typischerweise im Zusammenhang mit der Abklärung von Autoimmunerkrankungen erhoben werden.

- ANA (Antinukleäre Antikörper): Sie richten sich gegen Bestandteile von Zellkernen. Es gibt verschiedene Untergruppen, die in Laboren untersucht werden können. Erhöhte Werte (man nennt sie auch Titer) weisen auf autoimmune Prozesse hin.
- Anti-CCP: Antikörper gegen citrullinierte Peptide können auf Rheuma hinweisen.
- Rheumafaktor (RF): Ein erhöhter Rheumafaktor kann ebenfalls auf Rheuma hinweisen.
- HLA-B27 (Human Leucocyte Antigen-B): Erhöhte Werte treten bei verschiedenen autoimmunen Erkrankungen auf, z. B. Morbus Bechterew, verschiedene Arthritisformen oder dem Reiter-Syndrom.
- MAK (mikrosomale Antikörper, auch TPO-Antikörper), TAK (Thyreoglobulin-Antikörper), TRAK (TSH-Rezeptor-Antikörper): Sie eignen sich zur Abgrenzung autoimmuner Schilddrüsenerkrankungen. Erhöhte TRAK treten typischerweise bei Morbus Basedow auf, erhöhte TPO-/MAK- und TAK-Werte treten typischerweise bei Hashimoto-Thyreoiditis auf. Dazu werden die Schilddrüsenwerte TSH, fT3 und fT4 sowie rT3 bestimmt.

- Entzündungswerte (hsCRP, CRP, BSG): Sie sind bei autoimmunen Prozessen typischerweise erhöht.

Zöliakie

Auch die Zöliakie wird als autoimmune Erkrankung eingestuft und zählt zudem zu den chronisch-entzündlichen Darmerkrankungen. Durch eine fehlgeleitete Immunreaktion des Körpers auf Gluten (ein Klebereiweiß, das in bestimmten Getreidesorten steckt), kommt es zu massiven Symptomen.

Symptome: Typische Symptome einer Zöliakie sind massive Reaktionen auf die Zufuhr **bereits kleinster Mengen Gluten**, Durchfälle, Bauchschmerzen, Blähungen, aufgetriebener Bauch, Erschöpfung, Entzündungen im Dünndarm und Beeinträchtigung und Beschädigung der Darmzotten sowie Nährstoffmängel.

Diagnostik: Eine eindeutige Diagnose wird über eine **Zottenbiopsie** im Rahmen einer Spiegelung gestellt. Es gibt einige **spezielle Blutparameter**, deren Erhöhung deutlich hinweisend sind, dabei sollte vor der Blutuntersuchung keine glutenvermeidende Diät durchgeführt werden: Dazu gehören Gewebs-Transglutaminase-Antikörper, Endomysium-Antikörper, Gliadin-Antikörper, Gesamt-IgA (sofern kein IgA-Mangel vorliegt), Zöliakiemarker HLA-DQ2 und HLA-DQ8. Eine Kombination der genannten Werte erhöht die Wahrscheinlichkeit des Vorliegens einer Zöliakie. Abzugrenzen ist die **»echte« Zöliakie** von der **Weizenallergie**, die wie andere Allergien über IgE-Nachweis (S. 101) diagnostiziert wird.

Chronisch-entzündliche Darmerkrankungen (CED) und Divertikel

Zu den typischen chronisch-entzündlichen Darmerkrankungen zähle ich hier Morbus Crohn (Ileitis terminalis) und Colitis ulcerosa. Auch die kollagene Kolitis zählt zu den Darmentzündungen.

Symptome: Zu einer CED gehören meist **Bauchschmerzen**, heftige, zum Teil blutige, **Durchfälle**, ein **schubweiser Verlauf** sowie Symptome durch **Nährstoffmängel**, da die Nährstoffaufspaltung und -resorption beeinträchtigt sind. Hinzu treten spezifische Symptome der einzelnen Erkrankungen, die sich im Detail unterscheiden. Divertikel verursachen keine Symptome. Erst, wenn sie sich entzünden (Divertikulitis) entstehen **heftige Schmerzen**, meist begleitet von **Fieber**.

Diagnostik: Bei allen entzündlichen Darmerkrankungen sowie Divertikeln ist eine **Darmspiegelung** der Goldstandard. Mit einer Spiegelung können betroffene Darmabschnitte identifiziert und der Grad der Entzündung kann festgestellt werden. Hinweise aus dem Blut- und Stuhllabor gibt es nicht auf die konkreten Erkrankungsbilder, sondern auf entzündliche Prozesse generell.

BSG, **CRP** und **hsCRP** sowie **Leukozyten** können bei passender Anamnese und Symptomatik **hinweisende Blutwerte** sein: Bei Entzündungen steigen diese Werte an. Man kann nicht sehen, in welchem Körperbereich die Entzündung besteht, wäre jedoch durch erhöhte Werte zu weiterer Suche aufgefordert.

Es gibt zwei **Marker im Stuhl**, die bei passender Symptomlage und Anamnese hinweisend sein können: erstens **Sekretorisches IgA (SIgA)** und **Calprotectin**: Diese Entzündungsmarker reagieren nur bei entzündungsbedingten Veränderungen der Schleimhaut und nicht bei toxisch oder durch Stress bedingten Schleimhautbeeinträchtigungen. Von daher sind diese Entzündungsmarker die wegweisendsten (SIgA erniedrigt, Calprotectin erhöht). Und zweitens **Alpha-1-Antitrypsin (α-1-AT, AAT)**: Dieses Protein taucht nur dann im Stuhl auf, wenn die Darmbarriere gestört ist, z. B. (aber nicht ausschließlich) durch Entzündungen. Allerdings lassen sich damit eher schwerere Störungen nachweisen. Ist die Darmbarriere nur leicht geschädigt, ist dieser Wert eventuell nicht verändert. Auch kann die Passagezeit den Wert verfälschen.

Magen-Darm-Infektionen, Lebensmittelvergiftungen, pathogene Keime

Bei der Diagnostik sind vor allem abgelaufene Infektionen und akuter Befall mit pathogenen Keimen interessant, da sie Auslöser und Treiber einer Fehlbesiedlung sein können.

Symptome: Im **akuten Stadium** verursachen Erreger, Keime und Parasiten infekttypische Symptome wie **Übelkeit**, **Erbrechen**, **Koliken**, **Bauchschmerzen** oder **Durchfall**. Bei Infekten treten häufig Allgemeinsymptome wie **Abgeschlagenheit**, **Appetitlosigkeit** oder **Fieber** hinzu.

Im **postinfektiösen Stadium** liegt das Problem bei nicht vollständiger Abheilung darin, dass Schleimhautreizungen oder -schäden entstanden sind. Diese verursachen dann **unspezifische Reizdarmsymptome**, vor allem bedingt durch **Motilitätsstörungen.**

> **ZUSATZWISSEN FÜR THERAPEUT*INNEN**
>
> ### Infektionsschutzgesetz
>
> Bitte beachte, dass laut Infektionsschutzgesetz nur Ärzt*innen eine vollumfängliche Untersuchung ansteckender Keime veranlassen dürfen. Erkundige dich hier bitte gegebenenfalls, welche Voraussetzungen es für die Veranlassung von Tests gibt.

Diagnostik von Lebensmittelvergiftung und Magen-Darm-Infektion: Wenn du nicht zum Zeitpunkt der Infektion bzw. Vergiftung getestet wurdest, lässt sich nicht immer eindeutig feststellen, welche Erreger verursachend waren. Über **Bluttests** können spezifische Antikörper bestimmt werden: Keime, die eine Lebensmittelvergiftung oder eine akute Gastroenteritis auslösen, sondern das Cytolethal distending toxine B (CdT-B) ab. Der Körper reagiert mit **Anti-CdT-B-Antikörpern. Anti-Vinculin-Antikörper** gegen körpereigene Strukturen bildet der Körper häufig als autoimmune Fehlreaktion im Rahmen der Anti-CdT-B-Antikörperbildung aus. Finden wir diese Antikörper im Blut, können wir davon ausgehen, dass infektiösen Keime vorgelegen haben. Der **Chromatest** kann ebenfalls wegweisend bei der Aufdeckung vergangener Infektionen sein. Der **Nachweis akut infektiöser Keime** wird ansonsten typischerweise über **Stuhluntersuchungen** geführt.

Diagnostik von Parasiten und pathogenen Keimen: Der Nachweis pathogener Keime und Parasiten, u. a. auch von Clostridium difficile und Blastocystus hominis, wird typischerweise über **Stuhluntersuchungen** geführt. Einige Erreger können unkritisch bestimmt werden, andere dürfen nur von Ärzt*innen untersucht werden. Stuhluntersuchungen sind, wie bereits erwähnt, recht anfällig für Fehler. Je nach Stuhlfrequenz und -konsistenz, Essverhalten, Entnahmezeitpunkt, Entnahmegenauigkeit, Transportzeit und Außenbedingungen (z. B. Temperatur) sprechen Expert*innen von Genauigkeitseinbußen um die 30 %. Überdies sind manche Erreger bzw. Parasiten nur im akuten (Vermehrungs-)Stadium oder nur zu bestimmten Zeitpunkten im Stuhl auffindbar. **Würmer** lassen sich häufig am zuverlässigsten mittels **Klebestreifentest** und anschließender **mikroskopischer Untersuchung** auffinden. Der **Chromatest** kann ebenfalls hilfreich bei der Untersuchung pathogener Keime sein.

Diagnostik von Candida: Wegweisender als Stuhluntersuchungen sind häufig Urintests, wenn es um den Nachweis von Candidainfektionen geht. Bestimmte Candidaarten produzieren den Zuckeralkohol D-Arabinitol. Dieser steigt somit bei einer Hefebelastung an und kann im Urin nachgewiesen werden. Mittlerweile gibt es günstige **Urin-Testsets** für **D-Arabinitol** für den Hausgebrauch.

Diagnostik von Helicobacter pylori

Zur Diagnostik von Helicobacter pylori können folgende Verfahren zum Einsatz kommen, wobei Leitlinien die Kombination von Verfahren vorsehen, da ein eindeutiger Nachweis schwierig zu erbringen ist:

Magenspiegelung: Bei einer Spiegelung werden Gewebeproben aus dem Magen entnommen und untersucht. Das Ergebnis kann verfälscht sein, wenn die Besiedlung andernorts vorlag.

Helicobacter-Schnelltest im Stuhl: Über den Nachweis von Helicobacter-Eiweißstrukturen im Stuhl kann ein Hinweis auf eine Besiedlung entstehen. Ein positiver Test ist recht eindeutig, ein negativer Test kann den Befall nicht ausschließen. Da das Verfahren nicht invasiv, einfach und schnell ist, wird es in der Praxis häufig durchgeführt.

^{13}C-Harnstoff-Atemtest: Patient*innen nehmen eine Testlösung zu sich, die nur unter Anwesenheit von Helicobacter pylori zu ^{13}C-Kohlendioxid verstoffwechselt wird. Findet man in der abgeatmeten Luft einen deutlichen Anstieg, weist dies **zuverlässig** auf eine **Infektion** hin.

Helicobacter-Antikörper im Blut: Dieser Test sucht nicht nach dem Bakterium, sondern nach Antikörpern, die der Körper dagegen gebildet hat. Er ist begrenzt für eine Erstdiagnostik geeignet. Schritt 1 wäre ein Screening (ELISA) auf IgG und IgA. Falls auffällig, folgt in Schritt 2 ein Immunoblot/Westernblot auf IgG und IgA.

Stresslevel und Nebennierenschwäche

Dein Stresslevel entsteht durch vielfältige Einflussfaktoren. Darum kann man es auch nicht direkt messen und mit einer Zahl belegen.

Symptome: Stress ist vielgestaltig und er beeinflusst unseren Körper auf unterschiedlichen Ebenen. Da Stress, wie schon im Zusammenhang mit Auslösern einer Fehlbesiedlung geschildert, nicht nur Hormonausschüttungen hervorruft, sondern auch das Nervensystem belastet und den Ruhenerv »lahmlegt« sowie bestimmte Funktions- und Vitalstoffe im Körper übermäßig fordert, kann er sich kurz- und langfristig auf vielfältige Art und Weise äußern:

- Konzentrationsprobleme, Wortfindungsstörungen
- Schwindel, Brainfog, Kopfschmerzen
- Schlafprobleme
- chronische Müdigkeit und Erschöpftheit, Fatigue
- Libidoverlust und hormonelle Störungen
- Tinnitus oder Hörsturz
- Herzklopfen oder Atemenge
- Antriebsschwäche, depressive Verstimmungen, Angststörungen oder Panikattacken
- Infektanfälligkeit, Herpes, Pilzerkrankungen, schwaches Immunsystem
- Hautprobleme wie Neurodermitis, Rosacea, Schuppenflechte
- Verschlimmerung von Unverträglichkeiten und Intoleranzen (z.B. HIT)
- Magenschmerzen oder Magenschleimhautentzündungen
- Verdauungsstörungen und Reizdarmbeschwerden jeglicher Art

Stressdiagnostik

Stresstest zur ersten Abschätzung: Wenn du potenzielle Stressfaktoren und Symptome für dich bewertest, bekommst du eine Idee davon, wo auf der Stress-Skala du in etwa stehst und mit wie vielen Belastungen dein System sich auseinandersetzen muss. Wenn du wissen möchtest, **ob dein Stresslevel noch gesund ist**, kannst du zunächst einen Ankreuztest zur ersten Abschätzung machen. Du findest auf meiner Webseite einen kostenfreien Stresstest.

Herzratenvariabilität (HRV): Die Herzratenvariabilität (HRV) betrifft die Zeitabstände zwischen zwei aufeinanderfolgenden Herzschlägen. Genaugenommen geht es um die Variabilität dieser Zeitabstände, also darum, wie stark sich die Abstände der Herzschläge im Zeitablauf verändern. Unser Herz passt seine Frequenz unseren körperlichen, geistigen und seelischen Herausforderungen an. Beim Sport erhöht sich beispielsweise die Herzfrequenz, bei Entspannung sinkt sie. Die HRV ist ein Indikator dafür, wie gut unser Herz sich an diese unterschiedlichen Anforderungen anpassen kann. Die HRV gibt also an, **wie gut sich das vegetative Nervensystem an den Wechsel zwischen Anspannung (Stressnerv) und Entspannung (Ruhenerv) anpassen kann.** Je niedriger die HRV, desto geringer die Anpassungsfähigkeit und desto höher das Stresslevel.

Dabei hat jeder Mensch einen individuellen Grundwert, sodass es mehrere Messungen über längere Zeiträume braucht, um ein Gefühl dafür zu bekommen. Die HRV wird klassisch über ein EKG (Elektrokardiografie) gemessen. Klinische Messungen laufen typischerweise über längere Zeiträume und sind mit komplexen Messungen und Auswertungen verbunden. Mittlerweile gibt es reichlich **»Wearables«** in Form von Armbändern oder Ringen, die Messungen durchführen. Auch mit der Handykamera und geeigneten Apps lassen sich einfache Messungen durchführen. Diese messen zwar den Puls und nicht am Herzen, können jedoch für dich einen ersten Indikator darstellen. Ein

Brustgurt, wie ihn Sportler manchmal verwenden, liefert schlüssigere Ergebnisse.

Laborparameter zum Thema Stress und Nebenniere

Man hat über Laboruntersuchungen nur begrenzt Zugang zum Stressregulationssystem des Körpers. Meistens geben die Werte uns auch eher den Hinweis, dass unser Körper unter stressbedingter Erschöpfung leidet, nicht aber, wie wir therapeutisch dagegen vorgehen können. Daher haben viele der hier aufgeführten Werte in meiner Praxis eine eher untergeordnete Bedeutung, denn wichtiger sind mir Werte, die eine therapeutische Konsequenz nach sich ziehen. Folgende Blutwerte können Hinweise auf Dysbalancen in der Stressregulation und Belastungen der Nebennieren geben:

Cortisol: Der Wert unterliegt Schwankungen im Tagesablauf, wobei erwartungsgemäß gegen Mitternacht das Minimum der Ausschüttung liegt. Gegen Vormittag steigt der Wert dann, um gegen Nachmittag wieder abzusinken. In akuten Stresssituationen sind Cortisolspiegel eher erhöht. Sind Werte deutlich erniedrigt, kann dies auf längerfristige Stressbelastung und Schwächung der Nebenniere hindeuten. Du brauchst ein Tagesprofil mit mindestens 4 Werten, die der Einfachheit halber meist über den Speichel erhoben werden.

DHEA-S (Dehydroepiandrosteron-Sulfat): Erniedrigte Werte dieses Nebennieren-Steroidhormons können auf chronischen Stress oder Nebennierenschwäche hindeuten. Als Ausgangssubstanz für männliche und weibliche Geschlechtshormone führt ein Mangel meist auch zu hormonellen Dysbalancen. DHEA sollte vormittags höher sein als abends – auch hier empfiehlt sich zur Abschätzung des Stresslevels ein Tagesprofil über den Speichel.

Adrenalin und Noradrenalin: Das Verhältnis der beiden Neurotransmitter kann Hinweise darauf geben, ob Stress eher akuter oder chronischer Natur ist. Sie werden typischerweise über den Urin bestimmt. Verminderte Werte von Adrenalin können auf Nebennierenschwäche hindeuten.

ACTH (Adenocorticotropes Hormon): Das Hypophysenhormon erhöht sich bei Stress im Zusammenhang mit Cortisol. Ein Mangel kann auf Nebenniereninsuffizienz hinweisen.

Leukozyten: Akuter Stress führt zu erniedrigten weißen Blutkörperchen und damit auch zu einer Beeinträchtigung des Immunsystems. Bleibt Stress länger bestehen, reagieren die Werte nicht mehr wesentlich auf Neubelastungen, da die Immunabwehr überlastet ist.

Antioxidative Kapazität (TAS): Dieser Screeningtest erfasst verschiedene antioxidative Schutzfaktoren. Diese Bestimmung ermittelt die Leistung sowohl des enzymatischen als auch des nichtenzymatischen antioxidativen Schutzsystems. Als erster Hinweis auf ein Ungleichgewicht zwischen oxidativen und reduktiven Prozessen kann die TAS hilfreich sein, insbesondere in Kombination mit dem MDA-Wert. Bei Auffälligkeiten empfehle ich eine umfassende Mikronährstoffuntersuchung.

Malondialdehyd (MDA): Erhöhte Konzentrationen von MDA weisen auf erhöhten oxidativen Stress hin. Sind TAS und MDA erhöht, empfiehlt es sich, gleich die wichtigsten Antioxidanzien (Vitamine A und E, Zink,

Selen, Coenzym Q_{10}) bzw. Mikronährstoffe mitzubestimmen.

Lipidperoxide: Erhöhte Werte weisen auf ein Ungleichgewicht zwischen pro- und antioxidativen Faktoren hin und können als orientierender Marker betrachtet werden, der durch weiterführende Diagnostik ergänzt werden muss. Ein Normalwert schließt eine Belastung nicht aus.

Oxidiertes LDL-Cholesterin: Ist dieser Wert erhöht, ist dies ein Hinweis darauf, dass oxidativer Stress schon seit Längerem besteht. Eine Bestimmung der Mikronährstoffe ist sinnvoll.

Nitrotyrosin: Hier geht es um die Einschätzung des nitrosativen Stresslevels. Der Nitrotyrosinspiegel im Blut dient als verlässlicher Marker für die nitrosative Belastung der letzten 14 Tage. Es sollte sich eine Bestimmung der Mikronährstoffe anschließen.

GABR (globale Arginin-Bioverfügbarkeits-Ratio): Durch die Messung der Aminosäure L-Arginin und des Verhältnisses zu L-Ornithin und L-Citrullin kann die NO-Bildungskapazität und somit das Risiko für nitrosativen Stress eingeschätzt werden. Verminderte Werte weisen auf erhöhte Tendenz zur NO-Bildung hin.

Alpha-Liponsäure: Beteiligt an der Energiegewinnung in der Zelle, ist Alpha-Liponsäure ein starker Radikalenfänger und kann zugleich andere Antioxidanzien regenerieren. Erniedrigte Werte zeigen erhöhte Stressaktivität und erhöhten Bedarf an Alpha-Liponsäure an.

Glutathion: Als einer der bedeutendsten körpereigenen Schutzfaktoren gegen oxidativen Stress wird Glutathion und vor allem reduziertes Glutathion bei vermehrtem Stress verbraucht. Das Verhältnis zwischen reduziertem (GSH) und oxidiertem Glutathion (GSSG) zeigt das Ausmaß des oxidativen Stresses an. Glutathion spielt auch eine wichtige Rolle im Entgiftungssystem.

Schwefelhaltige Aminosäuren: Die schwefelhaltigen Aminosäuren Cystein und Methionin sowie deren Abkömmlinge Glutathion und Taurin fungieren als starke Radikalenfänger. Sie beeinflussen darüber hinaus die Reparaturfähigkeit der DNA. Ihre Konzentration ist ein Maß für die antioxidative Reserve des Körpers und die Reparaturkapazität für DNA-Schäden.

Coenzym Q_{10}: Es spielt eine zentrale Rolle für die zelluläre Energieproduktion und ist ebenfalls am antioxidativen Schutzsystem der Zelle beteiligt. Erniedrigte Werte sprechen für ein eingeschränktes Schutzsystem und gehen oft auch mit Energiemangelzuständen einher.

Antioxidanzien: Glutathion, Coenzym Q_{10}, Vitamine D, A und E, Zink und Selen sind wichtige Marker, die eine Rolle innerhalb der Schutzmechanismen gegen oxidativen und nitrosativen Stress spielen. Die Werte werden in meiner Praxis ohnehin im Rahmen von Mikronährstoffdiagnostik und bei der Betrachtung des Ausleitungs- und Entgiftungssystems bestimmt. Die Werte sollten sich im präventivmedizinischen Optimalbereich bewegen.

Es gibt auch **Speichel- und Urinmessungen** für bestimmte Hormone. Typische Beispiele sind Cortisol- oder auch DHEA-Tagesprofile. **Speichelmessungen** sind störungsanfälliger als Blutwerte, da jeglicher Kontakt von

GUT ZU WISSEN:
FoodMarble & Stress

In der Praxis helfen mir Atemgase auch beim Erkennen von Zusammenhängen zwischen stressbedingten Einflussfaktoren und Symptomen. Viele Patient*innen berichten nach Einsatz des FoodMarble überrascht, dass sie (anders als vermutet) viel mehr Lebensmittel vertragen als gedacht. Allerdings stellen sie im selben Zuge fest, dass ihnen plötzlich klar wird, welche seelisch-geistig-psychischen Trigger zu massiven Beschwerden und zum Teil auch Atemgasreaktionen führen. Wenn du dieses Gerät also besitzt, kannst du deine Aufmerksamkeit auch auf Zusammenhänge außerhalb von Nahrungsmitteln lenken. Manchmal wird erst in der Rückschau auffälliger Werte klar, welche Gedanken dich gerade begleitet haben.

Stoffen mit dem Mundraum zu Verfälschungen führen kann. Für den Heimgebrauch und die Erstellung von Tagesprofilen können sie dennoch hilfreich sein. **Urinmessungen** beziehen sich typischerweise auf 24-Stunden-Sammelurin-Messungen zur Bestimmung von Adrenalin, Noradrenalin, Dopamin und Serotonin.

Ich empfehle dir, Hormonbestimmungen immer über renommierte Labore und bestenfalls mithilfe von Therapeut*innen durchführen zu lassen, damit du für dein Geld auch aussagefähige Werte bekommst. Achte vor allem darauf, dass bei manchen Hormonen nur die Abgabe mehrerer Proben ein aussagekräftiges Tagesprofil erlaubt.

Leaky-Gut-Syndrom und Darmbarrierestörungen

Als wichtigen und häufigen Auslöser von Fehlbesiedlungen solltest du in jedem Fall eine Diagnostik in Richtung Leaky Gut und Darmbarrierestörungen durchführen lassen.

Symptome: Störungen der Darmbarriere, speziell die subinflammatorischen Prozesse, die bei einem Leaky-Gut-Syndrom vorliegen, führen zu eher **unspezifischen** und **vielfältigen »Reizdarmsymptomen«**. Viele Betroffene berichten von zentralen Symptomen wie **Brainfog** oder Schwindel, was sich evtl. auf die erhöhte Durchlässigkeit der Darmbarriere auch für Toxine erklären lässt. In der Praxis denke ich an Darmbarrierestörungen und Leaky Gut auch immer dann, wenn SIBO- und IMO-Patient*innen berichten, dass ihr **Blähbauch** trotz **Vermeidung** von **»SIBO-Futter«** (wie z. B. kurzkettige Kohlenhydrate, Zuckerhaltiges, Hülsenfrüchte, Ballaststoffe) bereits **morgens beim Aufstehen** besteht.

Diagnostik

Einem Leaky-Gut-Syndrom kannst du über **Blut**- und **Stuhluntersuchungen** auf die Spur kommen. Ein Hinweis direkt vorab: Wenn du die Wahl hast, würde ich dir immer die Diagnostik übers Blut empfehlen. Im **Blut** sind zwei Werte wegweisend, die am besten in Kombination bestimmt werden:

Zonulin: Wird die Darmschleimhaut im Rahmen eines Leaky-Gut-Syndroms durch entzündliche Prozesse durchlässig, tritt aus den beschädigten Zellverbindungen das Protein Zonulin aus. Ein erhöhtes Vorkommen von Zonulin ist somit Hinweis auf unterschwellige Entzündungen und ein Leaky-Gut-Syndrom. Bei der Interpretation des Wertes gibt es allerdings Einschränkun-

ZUSATZWISSEN FÜR THERAPEUT*INNEN

Darmbarrierestörungen

Die Bestimmung beider Blutmarker (Zonulin und I-FABP) ist die optimale Wahl, um Darmbarrierestörungen genauer unter die Lupe zu nehmen.

- Zonulin erhöht, IFABP erhöht: entzündliche und degenerative Störung mit Zellschädigung
- Zonulin erhöht, IFABP erniedrigt: entzündliche Störung
- Zonulin unauffällig oder erniedrigt, IFABP erhöht: degenerative Störung mit Zellschädigung

gen: Bestehen die Entzündungsprozesse bereits länger, kann es sein, dass Zonulin nicht mehr so ansteigt, wie es eigentlich typisch wäre, denn der Marker setzt ein gewisses Maß an intakten und funktionsfähigen Darmschleimhautzellen voraus. Es kann also sein, dass trotz unauffälliger Zonulinwerte ein Leaky Gut besteht. Erniedrigte Zonulinwerte können Hinweis auf länger bestehende Störungen sein.

I-FABP (Intestinal fatty acid binding protein): In den Darmschleimhautzellen findet sich das spezielle Protein I-FABP, das die Aufnahme von Fettsäuren reguliert. Bei jeglicher Strukturschädigung der Darmbarriere kann I-FABP ins Blut austreten – es ist zu 100 % darmspezifisch. Erhöhte Werte können auf ein Leaky-Gut-Syndrom hindeuten, aber auch auf nicht entzündliche degenerative Störungen der Darmbarriere durch Medikamente, Toxine (z. B. Schwermetalle) oder Stress. I-FABP hat Sensitivitätsvorteile bei chronischen Prozessen, da es auch bei bereits länger andauernden Schädigungen der Darmbarriere noch erhöht ist. I-FABP sollte zwecks Ursachenforschung immer in Kombination mit Zonulin interpretiert werden, um zu entscheiden, ob eine entzündliche und/oder degenerative Barrierestörung vorliegt.

In **Stuhluntersuchungen** weisen folgende Werte besonders auf eine Durchlässigkeitsstörung der Darmbarriere hin.

Zonulin: Wenn du die Wahl hast, würde ich immer auf Blutuntersuchungen setzen. Erstens können eiweißspaltende Enzyme (Proteasen) die Ergebnisse verfälschen. Zweitens wird Zonulin aus dem Dünndarm im Laufe der (oftmals durch Motilitätsstörungen bei Fehlbesiedlungen verlängerten) Darmpassage abgebaut, sodass das Zonulin im Stuhl überwiegend aus dem Dickdarm stammt.

Alpha-1-Antitrypsin (α-1-AT, AAT): Dieses Protein taucht nur dann im Stuhl auf, wenn die Darmbarriere gestört ist. Allerdings lassen sich damit eher schwerere Störungen nachweisen. Ist die Darmbarriere nur leicht geschädigt, findest du eventuell keine Veränderung dieses Wertes. Auch kann die Passagezeit den Wert verfälschen.

Sekretorisches IgA (SIgA) oder/und Calprotectin: Diese Entzündungsmarker reagieren nur bei entzündungsbedingten Veränderungen der Schleimhaut und nicht bei toxisch oder durch Stress bedingten Darmbarrierestörungen.

Störungen der Motilität

Wie du schon weißt, ist die Motilität deines Magen-Darm-Traktes erfolgskritisch für die Behandlung und hängt von verschiedenen Faktoren ab. Sie kann beeinträchtigt werden von zurückliegenden Infekten, systemischen oder autoimmunen Erkrankungen oder anatomischen Besonderheiten. Weit häufiger wird sie jedoch beeinflusst von deinen Ernährungsgewohnheiten, deinem Stresslevel und deiner Verdauungssaftaktivität.

Symptome: Hinweise auf Motilitätsstörungen können dir folgende Symptome geben: **Völlegefühl**, Gefühl eines **Steins im Magen**, **Verstopfung** oder Verstopfungsgefühl, **seltene Stuhlentleerungen**, häufig nur alle paar Tage, **Gefühl unvollständiger Entleerung**, **harter, dunkler Stuhl**, der oft nur schmerzhaft und durch Pressen abgeht.

Diagnostik

Folgende spezielle Untersuchungen können in spezialisierten Klinken durchgeführt werden.

Breischluck-Untersuchung (barium swallow): Nach der Einnahme eines Kontrastmittels werden spezielle dynamische Röntgendarstellungen erstellt. So kann das Bewegungsverhalten einzelner Bereiche des Magen-Darm-Traktes untersucht werden.

Manometrie: Mit einem speziellen Messgerät, das über eine Sonde eingeführt wird, werden die Druckverhältnisse in bestimmten Abschnitten des Verdauungstraktes gemessen, z. B. in der Speiseröhre, im Dünndarm oder auch im Dickdarm. Manchmal läuft diese Messung nur wenige Minuten, häufig auch über mehrere Stunden. Darüber können Rückschlüsse auf die Verschlussaktivität von Schließmuskeln, die Muskelaktivität und damit die Motilität gezogen werden. Über die Beobachtung der Anzahl von MMC-Wellen pro Zeiteinheit kann der MMC beurteilt werden.

Rektale Barostatuntersuchung: Diese Untersuchung dient der Feststellung, ob Reize im Darm gesteigert oder vermindert wahrgenommen werden. Ist dies der Fall, können ganz normale Darmbewegungen oder Stuhlentleerungen bereits als schmerzhaft oder unangenehm empfunden werden. Zwecks Diagnostik wird ein kleiner Ballon in den Darm eingeführt, der langsam aufgeblasen wird. Patient*innen geben zur Einschätzung von Reiz-Fehlwahrnehmungen ihre Empfindungen beim Aufblasen an.

Ballonexpulsionstest: Bei schwerer Verstopfung kann ein wassergefüllter Ballon in den Enddarm eingeführt werden. Je nachdem, ob Patient*innen das Herauspressen des Ballons gut oder nur mit Unterstützung gelingt, kann diese Aufschluss über Stuhlentleerungsstörungen geben.

^{13}C-Oktansäure-Atemtest: Über diesen Test kann die Magenentleerung fester Substanzen untersucht werden. Patient*innen nehmen eine Testlösung zu sich, die vom Körper zu ^{13}C-Kohlendioxid verstoffwechselt wird, sobald sie den Magen verlässt. In der Atemluft kann gemessen werden, wie schnell dies geschieht und wie lange die Entleerung gedauert hat. So lässt sich auch eine Gastroparese vermuten.

^{13}C-Acetat-Atemtest: Über diesen Test kann die Magenentleerung flüssiger Substanzen untersucht werden. Patient*innen nehmen eine Testlösung zu sich, die vom Körper zu ^{13}C-Kohlendioxid verstoffwechselt wird, so-

GUT ZU WISSEN:
Der Rote-Bete-Test

Träge Verdauung bedeutet nicht immer Verstopfung. Auch bei regelmäßigem Stuhlgang kann es sein, dass dein Verdauungstrakt den Nahrungsbrei träge durchs System befördert. Ein einfacher Test für den Hausgebrauch zur groben Einschätzung der Passagegeschwindigkeit ist der Rote-Bete-Test. Dazu kochst du dir 2–3 Knollen Rote Bete und genießt sie dann warm oder kalt, als Saft, Salat oder Suppe. Iss dein Rote-Bete-Gericht und stoppe die Zeit, bis dein Stuhl sich verfärbt. Er wird typischerweise dunkel und/oder leicht rötlich. Dauert dies länger als 24 Stunden, hast du vermutlich eine eher träge Verdauung.

bald sie den Magen verlässt. In der Atemluft kann gemessen werden, wie schnell dies geschieht und wie lange die Entleerung gedauert hat.

Hinton-Test: Mittels dieses bildgebenden Verfahrens kann die Passagezeit im Dickdarm und dessen Transportfunktion untersucht werden. Nachdem über mehrere Tage bestimmte Markerkapseln eingenommen wurden, die den Verdauungstrakt unverändert durchlaufen, wird eine Röntgenuntersuchung durchgeführt, um zu ermitteln, wo sich die Markerkapseln befinden.

Defäkografie: Sie dient der Diagnostik von Entleerungsstörungen. Bei dieser Röntgenuntersuchung wird Patient*innen ein spezielles Gel in den After eingeführt. Sie müssen dann auf Anweisung der behandelnden Person im Sitzen oder Liegen dieses Gel entleeren, während mehrere Röntgenaufnahmen gemacht werden. Die Aufnahmen der beteiligten Strukturen erlauben die Erkennung von Ansatzpunkten für Beschwerden.

Störungen der Verdauungssäfte: Magensäuremangel

Eine gute Magensäureproduktion ist essenziell für eine störungsfreie Verdauung und Motilität. Da bei Fehlbesiedlungen häufig Magensaftmangel ein großer Treiber ist, solltest du eine Vorstellung von deinem Status quo bekommen.

Folgende Symptome können auf einen Magensäuremangel hinweisen:

- Eiweißquellen liegen wie ein Stein im Magen
- träge Verdauung
- Nahrungsreste und Verdauungsrückstände im Stuhl
- (oft schmerzhafte) Gasbildung im Oberbauch, typischerweise kurz nach der Mahlzeit
- häufiges Aufstoßen nach dem Essen
- Sodbrennen oder Zungenbrennen
- kein Aufstoßen beim Natrontest (siehe unten)
- Calcium-, Magnesium-, B_{12}- und/oder Eisenmangel
- Proteinmangel
- Candidainfektion oder andere pathogene Erreger im Darm
- Übelkeit nach der Einnahme von Nahrungsergänzungsmitteln

Diagnosehinweis: Natrontest

In der Praxis empfehle ich als grobe Orientierung den Natrontest. Das ist kein wissenschaftlicher Test, er kann jedoch häufig eine erste Einschätzung erlauben. Natron ist der Trivialname für Natriumhydrogencarbonat, das im Körper eine wichtige Rolle bei der Regulation des Säure-Basen-Haushalts spielt. Es reagiert u. a. neutralisierend auf Säuren und bildet dabei ungiftige Reaktionsprodukte wie Kohlensäure (CO_2) und Wasser. Man verwendet diesen wichtigen Säurepuffer im Haushalt z. B. als Backpulver und viele Menschen haben Handelsprodukte wie Kaiser-Natron ohnehin im Haus.

So funktioniert der Natrontest:

- Mache den Test morgens, direkt nach dem Aufstehen, bevor du dich großartig bewegt hast.
- Du rührst 1 TL Natron in ein Glas Wasser von ca. 200 ml, bis sich das Pulver vollständig aufgelöst hat. Dann zügig austrinken.
- Warte jetzt einige Minuten entspannt und ohne etwas zu essen oder zu trinken ab und bewege dich dabei möglichst wenig.
- Am besten wiederholst du diesen Test an 3 Tagen, wobei gerne auch ein oder mehrere Tage zwischen den Tests liegen dürfen.

Wichtig: Sollte es dir nach Durchführung des Tests nicht gut gehen, sollte dir übel werden oder solltest du Durchfall bekommen, hörst du natürlich auf mit deiner Testreihe.

Es gibt im Prinzip vier mögliche Ergebnisvarianten:

1. Falls du innerhalb weniger Sekunden explosiv (und evtl. schmerzhaft) aufstoßen musst, deutet das darauf hin, dass viel Säure zur Neutralisierung vorhanden war, was durch eine Übersäuerung des Magens geschehen kann.
2. Falls du innerhalb von 20–30 Sekunden aufstoßen musst, ist das eher typisch und unspezifisch und deutet auf einen zunächst mal unauffällig gut sauren Magen hin.
3. Falls du erst nach 30–120 Sekunden aufstoßen musst, könnte das schon in Richtung Trägheit gehen, dann solltest du den Test noch einmal wiederholen, damit er aussagekräftiger ist
4. Falls du erst nach mehreren Minuten oder gar nicht aufstoßen musst, kann das darauf hindeuten, dass wenig Säure vorhanden war und dass du vielleicht zu wenig Magensäure bildest und unter einem Magensäuremangel leidest.

Ganz wichtig ist mir: Dieser Test ist kein wissenschaftlicher Goldstandard. Er ist durch viele Faktoren beeinflusst und ist niemals 100 % verbindlich. Das heißt also: Das Testergebnis beweist keinen Magensäuremangel (oder einen Überschuss). Es muss immer im Kontext des gesamten Falls interpretiert werden. Treffen auf dich also mehrere oben genannte Hinweise für einen Magensäuremangel zu und hast du entsprechende Symptome, dann wird ein Mangel immer wahrscheinlicher.

Ein **»Gegentest« mit Betain HCL**, einem Magensäureäquivalent, kann deine Vermutung häufig bestätigen oder widerlegen. Verbessern sich deine Aufspaltung, deine Verdauung und dein Bauchgefühl, scheint ein Mangel vorgelegen zu haben. Entwickelst du eine Art Sodbrennen, spricht das eher dafür, dass kein Mangel vorgelegen hat. Teste sinnvollerweise mit sehr kleinen Dosierungen.

Diagnostik von Magensäureproblemen

Es gibt auch schulmedizinische Untersuchungen, die sich mit der Magensäure beschäftigen.

pH-Metrie: Eine Sonde wird über die Nase in die untere Speiseröhre geschoben und es wird über 24 Stunden gemessen, ob und wie viel Säure vom Magen in die Speiseröhre fließt. Hierbei kann allerdings nur festgestellt werden, ob ein Rückfluss stattfindet. Über die eigentliche Produktion findet kein Aufschluss statt.

Ösophagus-Impedanz-Messung: Sie kann die pH-Metrie ggf. ergänzen. Dabei werden elektrische Widerstände in der Speiseröhre gemessen, um jegliche Form der Flüssigkeit in der Speiseröhre zu erfassen. So kann ermittelt werden, welche Art von Flüssigkeit (Säure oder nicht saurer Mageninhalt) in die Speiseröhre gelangt, um die Ursachen eines Refluxes genauer zu erfassen.

Magensaftuntersuchung: Arzt bzw. Ärztin führen eine Sonde in den Magen ein und saugen etwas Magensaft ab. Dies wird an 1–3 Tagen durchgeführt, je nach Verdachtsdiagnose. Der Magensaft wird dann im Labor auf seine Zusammensetzung hin untersucht.

Pentagastrinstimulation: Hierbei kann man den Salzsäuregehalt des Magensaftes genauer bestimmen. Es wird ein bestimmtes Hormon (Pentagastrin) verabreicht, das die Magensaftbildung stimuliert. Durch die Gabe des Hormons und das mehrmalige Absaugen von Magensäure vor und nach der Gabe wird die Säuresekretion vor und nach Stimulation der Magendrüsen errechnet.

Diese Tests sind sehr aufwändig, invasiv und müssen von Spezialist*innen durchgeführt werden. Zudem haben auch sie keine eindeutige Aussagekraft über die natürliche Magensäureproduktion, sondern sind eingeschränkt verwertbar. Darum haben sie in der Praxis nur eingeschränkte Relevanz.

Pankreas-Insuffizienz und Verdauungsenzymaktivität

Die ausreichende Aktivität deiner Verdauungsenzyme ist wichtig, damit Nährstoffaufspaltung und Nahrungsverwertung funktionieren können. Bei einer Fehlbesiedlung ist (oder scheint) die Funktionsfähigkeit der Enzyme häufig beeinträchtigt, was genauer untersucht werden sollte.

Symptome: Folgende Symptome sind typisch für eine (funktionale) exokrine Pankreas-Insuffizienz: Fettunverträglichkeit, gestörte Fettverdauung, glänzende Fettstühle, heller Stuhl, Blähbauch, Übelkeit, Blähungen, Durchfall, Verdauungsrückstände und Stückchen im Stuhl, Gewichtsverlust trotz Appetit.

Diagnostik: Laborparameter in Blut und Stuhl

Zwei Verdauungsenzyme lassen sich im **Blut** einfach bestimmen und wären bei einer »echten« Insuffizienz erniedrigt: **Amylase** (ein Verdauungsenzym für die Aufspaltung von Kohlenhydraten) und **Lipase** (ein Verdauungsenzym für die Aufspaltung von Fetten). Im **Stuhl** kann man zur Abklärung einer Pankreas-Insuffizienz zusätzlich zwei Bauchspeicheldrüsenenzyme bestimmen, die bei einer Unterfunktion ebenfalls erniedrigt wären: **Elastase** (ein Bauchspeicheldrüsenenzym) und **Chymotrypsin** (ein Bauchspeicheldrüsenenzym). Vermutet man eine Pankreas-Insuffizienz des endokrinen Anteils der Bauchspeicheldrüse, also eine Schwäche in ihrer hormonellen Regulation, geben zunächst die Zuckerwerte im Blut (Glucose und HbA_{1c}) Aufschluss. Hier geht es dann um die Abklärung eines Diabetes mellitus. Lies gegebenenfalls nochmal nach, warum manchmal trotz labortechnisch unauffälliger Pankreasfunktion eine scheinbare funktionale Pankreas-Insuffizienz (S. 57) vorliegen kann.

Untersuchungen der Pankreasfunktion

In speziellen Kliniken kann die Saftproduktion der Bauchspeicheldrüse genauer im Rahmen des **Sekretin-Pankreasfunktionstests** mittels einer Sonde untersucht werden. Indem die Spitze der Sonde im Zwölffingerdarm platziert wird, kann Dünndarmverdauungssaft gewonnen werden. Dieser enthält u. a. den Bauchspeichel, in dem die Verdauungsenyzme und -stoffe aus der Bauchspeicheldrüse enthalten sind. Vor der Untersuchung wird das Bauchspeicheldrüsen-aktivierende Hormon Sekretin verabreicht, damit die Produktion des Bauchspeichels angeregt wird. Man kann mithilfe dieses Tests also nicht ermitteln, ob die Bauchspeicheldrüse gut aktiviert wird bzw. aktiv genug ist. Man untersucht vielmehr den Anteil des Bauchspeichels im Dünndarmsaft bzw. dessen Zusammensetzung.

Der **^{13}C-Triglycerid-Atemtest** kann nachweisen, ob ausreichend fettspaltende Enzyme im Bauchspeichel vorhanden sind. Patient*innen trinken eine Testlösung, die Nahrungsfette enthält. Bei der Verstoffwechselung entsteht ^{13}C-Kohlendioxid, das man in der Atemluft findet. Anhand der abgeatmeten Menge kann man feststellen, ob ausreichend Bauchspeicheldrüsenenzyme vorhanden sind.

Gallensäuremangel und Gallensäureverlust

Unregelmäßigkeiten die Gallensäure und deren Abbau betreffend sollten in die Diagnostik einbezogen werden. Häufig gibt es einen Gallensäuremangel, weniger häufig ein Gallensäureverlustsyndrom.

Gallensäuremangel

Probleme entstehen häufig, weil Galle nicht optimal gebildet wird. Folgende Faktoren sollten sichergestellt und im Zweifel über Diagnostik abgeklärt werden: Die Gallensäurebildung benötigt eine funktionsfähige »Fabrik« – ist die **Leber** überlastet oder gar erkrankt, gibt es möglicherweise Einschränkungen. Eine ausreichende Zufuhr von **Mikronährstoffen, Fetten, Glykoproteinen** ist notwendig, damit die »Produktionsfaktoren« vorhanden sind. Die Zurverfügungstellung bzw. Einspritzung der Galle in den Darm hängt an verschiedenen hormonellen und Nervensignalen. Diese werden stark von der zugeführten **Nahrung** und den vorangegangenen Verdauungsaktivitäten beeinflusst. Eine vernünftige »Telleraufteilung«, gutes Kauen und ausreichend lange Pausen zwischen den Mahlzeiten sind wichtige Rahmenbedingungen dafür, dass dieser Mechanismus gut funktioniert (S. 127).

Gallensäureverlustsyndrom

Viele Betroffene vermuten bei sich ein Gallensäureverlustsyndrom (GVS). Es gibt durchaus ein »echtes« GVS – meist tritt als Folge von Fehlbesiedlungen jedoch ein »scheinbares« GVS auf. Der normale Weg der Gallensäuren sieht vor, dass sie ihre Verdauungsfunktion im Dünndarm erfüllen und danach zu ca. 95 % im hinteren Teil des Dünndarms wiederaufgenommen (rückresorbiert) werden. Das heißt, sie gelangen im Rahmen eines cleveren Recyclingprozesses zurück zur Leber, die demzufolge nur einen kleinen Teil der benötigten Gallensäuren immer wieder neu bilden muss. Man nennt das auch den **»enterohepatischen Kreislauf«**.

ZUSATZWISSEN FÜR THERAPEUT*INNEN

Stadien des Gallensäureverlustsyndroms

Man unterteilt das Gallensäureverlustsyndrom in zwei Stadien:

Stadium 1 – kompensiertes Gallensäureverlustsyndrom: Der Körper kann die verloren gegangenen Gallensäuren noch ersetzen und die Fettverdauung ist in der Regel nicht beeinträchtigt. Somit können auch fettlösliche Vitamine noch gut aufgenommen werden und neben Durchfällen halten sich die Symptome in Grenzen.

Stadium 2 – dekompensiertes Gallensäureverlustsyndrom: Der Gallensäureverlust übersteigt die Neuproduktion, sodass ein Mangel an Gallensäuren entsteht. Zu den Durchfällen kommen daher Symptome von Fettverdauungsstörungen sowie verschiedener Nährstoffmängel.

Findet diese Wiederaufnahme nicht ausreichend statt, gelangen die Gallensalze in den Dickdarm, wohin sie nicht gehören bzw. nur im Rahmen der nicht wiederaufgenommenen 5 %. Der Überschuss wird bakteriell abgebaut und ihre Abbauprodukte reizen die Darmschleimhaut und rufen durch ihre osmotische Wirkung Durchfälle hervor. Der medizinische Begriff dafür ist **»chologene Diarrhoe«**. Die Durchfälle sind wässrig, treten typischerweise mehr als dreimal täglich auf und oft auch nachts. Längerfristig kann die ständige Feuchtigkeit auch die Afterregion reizen.

Solltest du unter ungeklärten chronischen Durchfällen leiden, solltest du u. a. eine Abklärung eines Gallensäureverlustsyndroms anstreben. Die Gallensäuren fehlen nun im enterohepatischen Kreislauf und dieser Verlust kann nicht durch die Bildung neuer Gallensäuren in der Leber ausgeglichen werden. Darum spricht man von einem Gallensäureverlust. Dies wiederum führt neben der chologenen Diarrhoe zu Störungen bei der Zufuhr von Nahrungsfetten und zu einer schlechten Aufnahme fettlöslicher Vitamine. Häufig bemerkt man übermäßige Gewichtsverluste durch mangelhafte Nährstoffaufnahme. Durch Gallensäureverlust kommt es kompensatorisch häufig zu einer erhöhten Cholesterinproduktion (Hypercholesterinämie) durch die Leber. Fehlen die Gallensäuren zur Löslichmachung dieses überschüssigen Cholesterins, kann es sogar zu vermehrter Steinbildung kommen.

Warum kommt es zu Störungen der Gallensalzwiederaufnahme?

Interessant ist für uns die Frage, warum es zu Störungen der Wiederaufnahme der Gallensalze im hinteren Dünndarm kommen kann. Dafür gibt es verschiedene Gründe, die die Schulmedizin in drei Typen klassifiziert:

Typ 1: Das **terminale Ileum** (der hintere Teil des Dünndarms kurz vor dem Dickdarm) ist **geschädigt** oder **fehlt**, z. B. weil es im Rahmen einer Operation entfernt wurde. Chronisch-entzündliche Darmerkrankungen wie Morbus Crohn sind ein typischer Grund für eine solche Operation. Schädigungen entstehen ebenfalls typischerweise durch Entzündungen oder auch durch Bestrahlungen des Beckens. Eine Folge operativer Eingriffe kann auch das »Blindsack-Syndrom« sein. Dabei sammeln sich Bakterien in einer Aussackung des Darms. Diese Darmbakterien zersetzen die Gallensäure bakteriell, was zu einem indirekten Verlust von Gallensäuren führt.

Typ 2: Die **Funktion des terminalen Ileums ist gestört**, was zu den beschriebenen Symptomen führt. Hier ist allerdings keine direkte Ursache ersichtlich. Man vermutet genetische Ursachen oder Fehler in der Resorptions-Rückkopplung.

Typ 3: Als **sekundäres Gallensäureverlustsyndrom** bezeichnet man die Variante, in der andere Erkrankungen (und nicht der Dünndarm selbst) Ursache für das Problem sind. Typische Auslöser sind CED, Zöliakie, Leaky Gut oder Diabetes. Hierzu zählt auch die **Fehlbesiedlung** des **Dünndarms** im Rahmen von **SIBO** oder **IMO**, bei der sich überproportional viele Bakterien im Dünndarm aufhalten und sich über die Gallensäuren hermachen. Eine Fehlbesiedlung des Dünndarms kann also der Grund für einen sekundären Gallensäureverlust sein.

Bei Verdacht auf ein Gallensäureverlustsyndrom (S. 168) orientiert sich die Therapie immer an der Ursache. Festhalten können wir: In den seltensten Fällen ist die Produktion von Gallensäuren das Problem, sondern der Darm. Dort setzt die Therapie an, nicht an der Gallenproduktion in der Leber.

Symptome

Um eine Störung im Gallensystem genauer einzugrenzen, hilft dir zunächst diese Symptomcheckliste:

- **Fettunverträglichkeit**, oft gekennzeichnet durch **Völlegefühl** und **Übelkeit** oder sogar **Schmerzen** nach fettreichen Mahlzeiten
- **voluminöse,** oft glänzende **Fettstühle** und Fettrückstände im Stuhl, vor allem nach Erhöhung der Fettzufuhr
- **wässrige Durchfälle**, typischerweise dreimal täglich oder häufiger
- **nächtlicher Stuhldrang**
- **lehmfarbener Stuhl**
- **Völlegefühl**, **Übelkeit** und/oder **Koliken nach Fettzufuhr**

Ein Spezialfall ist die Verengung oder Verstopfung von Gallengängen durch **Gallensteine**, **Tumoren** oder **Entzündungen**. Da dann die Galle nicht ordnungsgemäß in den Darm abfließen kann, kommt es typischerweise zu extremen Rückstauprozessen mit heftigen Koliken, Stuhlentfärbung, braunem schaumigem Urin und Gelbsucht.

Diagnostik

Bei Blutuntersuchungen wird **Bilirubin** bestimmt, das bei Gallensäuremangel meist erniedrigt ist, sowie die **alkalische Phosphatase (AP)** und **GGT**, die bei Gallenabflussstörungen (z. B. Gallensteine, Tumoren) typischerweise erhöht sind. Bei Stuhluntersuchungen findet man bei einem Gallensäuremangel typischerweise verminderte **Gallensäuren** und erhöhte **Fettverluste**. Bei einem Gallensäureverlustsyndrom findest du im Stuhl unterschiedliche Hinweise je nach Stadium.

Stadium 1 – kompensiertes Gallensäureverlustsyndrom: Erhöhte Gallensäuren im Stuhl, Fette im Normbereich. Mikronährstoffmängel im Blut sind typischerweise noch nicht sehr ausgeprägt und neben Durchfällen halten sich die Symptome in Grenzen.

Stadium 2 – dekompensiertes Gallensäureverlustsyndrom: erhöhte Gallensäuren im Stuhl, Fette typischerweise erhöht. Dazu passen diverse Mängel in der Mikronährstoffdiagnostik und massive Fettverdauungsstörungen.

Gallensäurekomplexbildner und klinischer SeHCAT-Test: Die Schulmedizin hat die Möglichkeit, verschreibungspflichtige **Gallensäurekomplexbildner** über einige Wochen einzusetzen. Verringern sich die Beschwerden, kann man davon ausgehen, dass zu viele Gallensäuren in den Dickdarm gelangen und ein Gallensäureverlustsyndrom vorliegt. Goldstandard ist der **SeHCAT-Test**, bei dem eine verschreibungspflichtige synthetische Gallensäure eingenommen wird, die sich verhält wie eine körpereigene. Daraufhin wird der Weg des Präparats mit einer speziellen Kamera oder Sonde verfolgt. Werden deutlich mehr als die typischen ca. 5 % der Gallensäure ausgeschieden, spricht das für einen Gallensäureverlust. Bei der Untersuchung, die nur in speziellen Zentren durchgeführt wird, wird der Körper einer recht hohen Strahlenbelastung ausgesetzt. Darum sollte man hier Nutzen und Risiken gut abwägen.

Stoffwechselerkrankungen, Allergien und Unverträglichkeiten

Viele von einer Fehlbesiedlung Betroffene leiden zusätzlich unter diversen Begleiterkrankungen, die oftmals nicht oder erst sehr spät erkannt werden. Das Thema Stoffwechselerkrankungen, Allergien und Unverträglichkeiten ist relativ komplex und man könnte ein eigenes Buch dazu schreiben. Ich werde dir im Folgenden einen komprimierten Überblick über wichtige Erkrankungen und mögliche Laborwerte zur genaueren Abklärung geben, damit du siehst, dass hier einiges an Diagnostik möglich ist und es sich durchaus lohnt, in diese Richtung zu forschen. Ich möchte dich jedoch darauf hinweisen, dass die Diagnostik nicht trivial und häufig nicht zweifelsfrei möglich ist. Ein Überblick ist dennoch wichtig für dich, damit du deine Symptome bestmöglich einordnen, deine Behandlung gegebenenfalls anpassen und über Sinn oder Unsinn von Untersuchungen entscheiden kannst.

Begriffsklärungen

Zum Einstieg in das Thema möchte ich erstmal mit den Begriffen aufräumen, damit wir von denselben Dingen sprechen.

Allergie: Eine Allergie ist eine Reaktion des Immunsystems auf bestimmte Stoffe, z. B. Bestandteile im Essen oder Pollen (Heuschnupfen). Der Körper reagiert bei Kontakt bzw. Aufnahme, da er Antikörper gegen diesen Stoff gebildet hat.

Nahrungsmittelunverträglichkeit: Ein umgangssprachlicher Begriff dafür, dass man ein Lebensmittel oder einen Nahrungsbestandteil nicht gut verträgt, wenn man es/ihn zu sich nimmt. Das kann unterschiedliche Gründe haben – häufig liegt es daran, dass nicht genügend Verdauungsenzyme oder zu wenig Magensäure gebildet wird oder das Mikrobiom oder die Darmbarriere nicht ganz in Ordnung sind.

Nahrungsmittelintoleranz: Bei einer Intoleranz gegen Nahrungsmittel kann der Körper einen bestimmten Stoff nicht richtig abbauen, weil ihm das nötige Enzym dazu fehlt. Der Stoff reichert sich im Organismus an und verursacht Probleme. Ein Beispiel ist die angeborene Fructoseintoleranz.

Malabsorption: Die in Bezug auf Fructose viel häufigere Unverträglichkeit, bei der Menschen im Darm nur begrenzte Mengen an Fructose auf einmal aufnehmen (absorbieren) können, ist keine Intoleranz, sondern eine Malabsorption. Hier funktioniert der Transport der Fructose nur eingeschränkt, der Fruchtzucker wird aber ansonsten normal verstoffwechselt.

Es gibt einen wichtigen Unterschied zwischen Allergien und Unverträglichkeiten oder Intoleranzen: Bei **»echten Allergien«** gibt es eine Wenn-dann-Reaktion. Das liegt daran, dass das Immunsystem mit Antikörpern (Immunglobulin E, IgE) auf einen Stoff reagiert – und zwar bei jedem Kontakt. Du hast also immer eine Reaktion, wenn dein Körper mit dem Allergen konfrontiert ist. Mal stärker und mal schwächer vielleicht, aber bei jeder Konfrontation. Manche Menschen reagieren sogar mit anaphylaktischen Schockreaktionen.

Bei **Unverträglichkeiten** und **Intoleranzen** kommt es darauf an, wie voll das sprichwörtliche Fass ist und wie der Verdauungstrakt gerade aufgestellt ist. Mangelt es an Motilität, Enzymaktivität, ist vielleicht das Darmmilieu schlecht aufgestellt, reagierst du auf bestimmte Lebensmittel. Hast du gut für dich gesorgt und alle Strukturen und Systeme funktionieren störungsfrei, verträgst du Lebensmittel besser oder sogar störungsfrei.

Allergien

Allergien und Unverträglichkeiten können gegen jede Art von Reizstoff oder Fremdeiweiß bestehen. Das betrifft Lebensmittel, aber z. B. auch Pollen, Gräser, Chemikalien und Duftstoffe, Tiere, Hausstaubmilben, Schimmel, Latex oder Medikamente.

Symptome entstehen nach dem Kontakt mit diesen Allergenen bzw. ihrem Verzehr. Allergiesymptome können sofort (**Typ-1-Allergie** vom **Soforttyp**) oder mit bis zu 72 Stunden verzögerter Reaktion (**Typ-4-Allergie** vom **Spättyp**) auftreten. Während **Kontaktallergien** sich typischerweise durch Hautreaktionen äußern, betreffen Lebensmittelallergien meist den Verdauungstrakt. Von Übelkeit über Bauchschmerzen bis hin zu Erbrechen oder Durchfall sind die Reaktionen vielfältig. Viele Betroffene kennen beim **Verzehr** von **Allergenen** auch anschwellende, pelzige Schleimhäute, ein Kribbeln oder Brennen im Mund oder auf der Zunge, Halsschmerzen, Schluckbeschwerden, manchmal verbunden mit roten Flecken im Gesicht oder Quaddeln (Nesselsucht, Urtikaria) am Körper. Menschen mit **Heuschnupfen, Hausstaubmilbenallergie** oder **Schimmelpilzallergie** klagen typischerweise über Atemwegssymptome wie laufende oder verstopfte Nase, Augenbrennen, tränende Augen, brennende Schleimhäute, Jucken in Augen, Nase, Ohren, Mund und/oder Rachen sowie vermehrte Schleimbildung und ggf. sogar asthmatische Beschwerden. Diese Symptome können auch bei **Allergien** gegen **Duftstoffe, Putzmittel, Kosmetik** oder **andere Chemikalien** auftreten, wobei hier häufig noch Hautreaktionen durch Kontakt hinzukommen.

Echte Allergien können über das Blut diagnostiziert werden:

- **Immunglobulin E (IgE)**: Allergiker mit einer Typ-1-Sofortallergie haben meistens ein erhöhtes Gesamt-IgE im Blut. Findest du hier einen erhöhten Wert, kannst du einzelne IgE-Marker bestimmen lassen,

z. B. für spezielle Lebensmittel und andere Allergene.
- **Lymphozyten-Transformations-Test (LTT-Test)**: Bei Allergikern, die unter einer Typ-4-Spättypallergie leiden, findet der LTT-Test bestimmte Lymphozyten im Blut, die auf eine allergische Reaktion hinweisen.

Im Internet werden häufig IgG-Tests angeboten und viele Patient*innen schränken ihre Ernährung unnötigerweise aufgrund erhöhter IgG-Werte ein. Aber **IgG-Tests** können **Allergien** oder **Unverträglichkeiten nicht zuverlässig nachweisen.** Auch nicht IgG4-Tests.

Auch IgG sind spezielle Antikörper, deren Bestimmung im Rahmen verschiedener Erkrankungen (z. B. bei Infektionen wie Borreliose oder Hepatitis) sinnvoll ist. Eine Bildung von IgG gegen Lebensmittelbestandteile stellt nach aktueller wissenschaftlicher Erkenntnis keine krankhafte Reaktion dar, sondern erfolgt ganz häufig ohne Krankheitswert, schlichtweg durch den Kontakt des Körpers mit einem Lebensmittel.

Ein **Ernährungs-Symptom-Tagebuch** ist darum oft die bessere Wahl, um Zusammenhänge aufzudecken. Eine kostenfreie Vorlage dafür findest du auf meiner Webseite.

Histaminintoleranz und MCAS

Eine Histaminintoleranz entsteht durch einen **Histaminüberschuss (Histaminose)**, der eine symptomatische Reaktion auslöst. **Histamin** ist ein körpereigenes Hormon, das u. a. bei der Nahrungsaufnahme oder auch bei Entzündungsreaktionen ausgeschüttet wird. Man nennt es auch Entzündungsmediator, denn als Botenstoff vermittelt es bestimmte Reaktionen im Körper, die als Heilbeschleuniger dienen sollen. Dazu wird z. B. die Durchblutung angeregt und Gewebe wird durchlässiger gemacht, damit unerwünschte Stoffe schneller den Körper verlassen können. Das ist zunächst einmal ein erwünschter Prozess.

Wichtig ist, dass das Histamin durch das Abbauenzym **Diaminoxidase (DAO)** sowie weitere nachgelagerte Prozesse wieder in einem vernünftigen Zeitrahmen abgebaut wird. Passiert dies nicht, kann das zu Symptomen führen, weil ein Histaminüberschuss im Körper entsteht. Eine **Histaminintoleranz (HIT)** ist meist Folge der gestörten Darmbarriere in Kombination mit Nährstoffmängeln, denn das Abbauenzym wird in der Darmschleimhaut gebildet und es bedarf neben einer funktionsfähigen »Fabrik« auch ausreichender Bau- und Funktionsstoffe. Darum tritt eine HIT oft infolge von **Fehlbesiedlungen** oder eines **Leaky-Gut-Syndroms** auf.

Eine HIT kann folgende Ursachen haben, die wir über die Diagnostik einkreisen können:
- Es wird **übermäßig viel Histamin in den Körper eingebracht** (z. B. durch Nahrungsmittel, Arzneimittel, Nahrungsergänzungsmittel, Probiotika, Darmbakterien), sodass die körpereigenen Kapazitäten für den Abbau überfordert werden.
- Es wird **übermäßig körpereigenes Histamin durch die histaminausschüttenden Mastzellen freigesetzt**, sodass die körpereigenen Abbaukapazitäten überfordert werden. Dabei können sogenannte Histaminliberatoren (sie setzen Histamin verstärkt frei) eine Rolle spielen, z. B. aus der Nahrung, aus Medikamenten oder auch in Form von Darmbakterien. Es kann

aber auch ein **Mastzellenaktivierungssyndrom (MCAS)** vorliegen. Ein MCAS kann in seltenen Fällen angeboren sein, weil zu viele Mastzellen vorliegen – das nennt man auch **Mastozytose**. Ein MCAS bezeichnet meist jedoch eine übermäßige Erregbarkeit von Mastzellen durch verschiedene Trigger.
- Der Histaminanfall liegt im normalen Rahmen, jedoch **fehlt es am Abbauenzym Diaminoxidase (DAO)** und/oder **am Abbauenzym Histamin-N-Methyltransferase (HNMT).** Das kann passieren, wenn entweder der Darm als »Fabrik« der DAO geschädigt ist, die Leber als Arbeitsort der HNMT überlastet ist oder/und, wenn die Baustoffe für diese Enzyme (v.a. Aminosäuren, Fettsäuren) fehlen. Der häufigste Grund für eine HIT ist ein DAO-Mangel.
- **Der Abbau des Histamins wird durch bestimmte Nahrungsmittel, Medikamente, Toxine oder Nährstoffmängel gestört.** Bei den benötigen Cofaktoren für den Histaminabbau spielen vor allem Zink; Kupfer und Vitamin B_6 eine Rolle, weshalb HIT häufig im Schlepptau einer KPU/HPU (S. 105) auftritt.
- Eine **Kombination** aus diesen Gründen liegt vor.

Die Symptome sind vielfältig, da Histamin den gesamten Organismus betrifft. Die häufigsten Symptome sind:
- Verdauungsstörungen, z.B. Durchfall, Bauchschmerzen, Blähungen
- Kopfschmerzen oder Kopfdruck
- Schwindel, Brainfog oder Foggy Head, eine Art Benommenheit oder »Wattekopf«
- Flushs, also anfallsartige Hitzewallungen, oft verbunden mit einem roten Kopf
- Herzrasen oder Herzrhythmusstörungen
- Hautausschläge, z.B. Rosacea oder Nesselsucht
- Kreislaufprobleme
- verstopfte Nase
- Luftenge oder Asthma

Die Diagnostik in Richtung HIT setzt in der Regel auf folgende Untersuchungen im Blut:
- **Diaminoxidase (DAO)**: Das Abbauenzym für freies (extrazelluläres) Histamin wird im Darm gebildet. Bei zu geringer DAO-Aktivität spricht man von einer Abbaustörung. Dabei ist zu berücksichtigen, dass mindestens 4 Wochen vor der Blutentnahme keine spezielle Histamin-Eliminationsdiät durchgeführt werden darf, da ansonsten die DAO-Aktivität verfälscht ist.
- **Genetischer Test DAO**: Ist die DAO auffällig niedrig, kann über eine molekulargenetische Untersuchung abgeklärt werden, ob die Abbaustörung angeboren oder erworben ist.
- **Genetischer Test Histamin-N-Methyltransferase (HNMT)**: Das Abbauenzym für intrazelluläres Histamin findet sich in der Leber und kann nicht im Blut bestimmt werden. Es besteht allerdings die Möglichkeit der genetischen Bestimmung einer möglichen Aktivitätsminderung (angeborene Enzymstörung).
- **Histamin**: Das Gesamthistamin im Blut kann keine HIT diagnostizieren, sondern kann nur begleitender hinweisender Marker für eine HIT sein, wenn man zusätzlich die DAO-Aktivität betrachtet.

Möchte man in Richtung MCAS forschen, bieten sich folgende Untersuchungen an:
- **Histamin im Blut**: Bei Verdacht auf MCAS wäre das Histamin im Blut typischerweise erhöht.
- **Tryptase im Blut**: Sie ist bei einer »echten« angeborenen Mastozytose in der Regel dauerhaft erhöht; bei einer (meist erworbenen) übermäßigen Aktivität von Mast-

zellen kann sie im Normbereich liegen – in dem Fall würde man den Anstieg in einer symptomatischen Episode beurteilen.
- **Leukotriene im Urin**: Leukotriene sind bei Mastozytose und MCAS in der Regel erhöht.

Typisch wäre bei Histaminproblemen auch ein Abklingen von Symptomen nach Gabe von Antihistaminika und mastzellenstabilisierenden Präparaten.

Kohlenhydratintoleranzen: Lactose, Fructose, Sorbit

Lactose, Fructose und Sorbit gehören zu den Kohlenhydraten. Im Rahmen einer SIBO/IMO reagierst du ohnehin auf diese Zucker bzw. Zuckeralkohole. Dennoch mag es sein, dass du neben der Fehlbesiedlung eine Lactoseintoleranz, eine Fructosemalabsorption oder eine Sorbitintoleranz aufweist. Das Abbauenzym für Lactose, die Lactase, wird in der Darmschleimhaut gebildet. Ebenso werden dort die Fructosetransporter (GLUT-5) gebildet. Ist die »Fabrik« für diese Stoffe durch Fehlbesiedlung, Leaky Gut oder andere strukturelle Probleme beeinträchtigt, treten darum oft Probleme auf.

Symptome: Reagierst du auf Lactose, Fructose oder Sorbit, stellen sich typischerweise nach Genuss des jeweiligen Stoffes innerhalb der nächsten Stunde typische Symptome ein wie Bauchschmerzen, Blähbauch, Blähungen und Durchfall.

Diagnostik: Zur Diagnose bzw. zum Ausschluss muss **pro Stoff ein Atemtest** veranlasst werden – im Blut kann man diese Intoleranzen nicht feststellen. Die Atemtests funktionieren im Grunde analog zum bereits beschriebenen SIBO-Atemtest, nur ändert sich die Testlösung. Beachte bitte, dass die **Atemtests auf die Kohlenhydrat-Unverträglichkeiten bei bestehender Fehlbesiedlung nicht aussagekräftig sind**. Du reagierst auf diese Zucker schon allein wegen der bakteriellen Fermentierung. Häufig kann man nicht abgrenzen, ob eine Reaktion aufgrund enzymatischer Mängel oder durch eine Fehlbesiedlung entsteht. Darum verschiebe ich bei bekannter SIBO oder IMO andere Atemtests typischerweise auf später.

Salicylatintoleranz

Die schwierig zu fassende Salicylatintoleranz ist eine Pseudoallergie. Anders als bei echten Allergien werden die Symptome nicht durch Antikörper (IgE) vermittelt, sondern es entstehen entzündliche Reaktionen als Abwehrreaktion. Reizdarmpatient*innen sind überproportional häufig von Salicylatintoleranz betroffen. Ursache einer Salicylatintoleranz ist eine Störung im Arachidonsäure-Eikosanoid-Stoffwechsel. Dieses System steuert Entzündungsprozesse und Überempfindlichkeitsreaktionen. Salicylate, die eigentlich eine entzündungshemmende Wirkung haben, verursachen bei Betroffenen fälschlicherweise eine gesteigerte Entzündungsreaktion, die einer Allergie ähnelt. In der Praxis stelle ich fest, dass gleichzeitig typischerweise Störungen im Entgiftungs- und Ausleitungssystem sowie massive Mikronährstoffmängel und (i. d. R. psychische) Stressfaktoren bestehen.

Bei Salicylatintoleranz treten nach dem Verzehr salicylatreicher Lebensmittel und nach Kontakt mit salicylathaltigen Stoffen Symptome auf. Zu diesen Lebensmitteln zählen insbesondere Gewürze (z. B. Curry,

Kurkuma, schwarzer Pfeffer, Anis, Senf, Ingwer, Zimt), Kräuter (z. B. Oregano, Basilikum, Salbei), einige Gemüse- und Obstsorten und auch Olivenöl, Essig, Pfefferminz- und Schwarztee oder Wein. Relevant sind auch ASS (Aspirin), Ibuprofen, Diclofenac, bestimmte Haut- und Körperpflegemittel. Der Verzicht auf Salicylate ist praktisch unmöglich, eine deutliche Einschränkung kann aber die Symptome vermindern.

Folgende Symptome sind typisch: entzündliche Symptome der Atemwege, verstopfte Nase, entzündete Schleimhäute, Schnupfen, Niesen, Kopfschmerzen, Nebenhöhlenentzündungen, Juckreiz, Urtikaria (Nesselsucht), chronischer Durchfall und chronische Darmentzündung.

Diagnostik: Die ausführliche Anamnese auf Basis eines detaillierten Ernährungs-Symptom-Tagebuchs ist der wichtigste Diagnosebaustein. Ärzt*innen können bei Verdacht Provokationstests mit ASS durchführen, bei denen sie ASS verabreichen und unter ärztlicher Aufsicht mögliche Allergiesymptome beobachten.

Kryptopyrrolurie (KPU) und Hämopyrrollaktamurie (HPU)

Kryptopyrrolurie (KPU) und Hämopyrrollactamurie (HPU) sind Stoffwechselerkrankungen, bei denen der Stoffwechsel des roten Blutfarbstoffes (Häm) beeinträchtigt ist. Es wird nicht mehr genügend Häm gebildet, sodass Symptome in allen Bereichen auftreten können, in denen Häm benötigt wird. Dazu gehört z. B. die Leberentgiftungskapazität für Schwermetalle, giftige Stoffwechselabfallprodukte und andere Toxine. Ebenfalls betroffen sind die roten Blutkörperchen, die an der Sauerstoffversorgung beteiligt sind. Auch die Energiegewinnung in Zellen ist betroffen. Ebenso der Aufbau von Muskelgewebe. Die gestörte Hämsynthese führt zur Bildung giftiger Zwischenprodukte, der Pyrrole, die mit dem Urin ausgeschieden werden. Der Körper kann diese giftigen Pyrrole allerdings nur dann ausscheiden, wenn er sie an Zink, aktiviertes B_6 oder bei Zinkmangel auch an Mangan oder Eisen bindet. Eine HPU ist angeboren, eine KPU kann aber auch erworben sein. Insbesondere Stress, Umweltgifte, Schwermetallvergiftungen, Halswirbelsäulentraumata oder Infektionen (z. B. EBV) sind gängige Verursacher erhöhter Pyrrolbildung und stören gleichzeitig die Entgiftung.

Symptome: Folge der KPU/HPU ist ein massiver Verbrauch von Zink und Vitamin B_6, aber auch anderen Nährstoffen. Zink ist an über 200 Stoffwechselfunktionen beteiligt, Vitamin B_6 an über 100 und Mangan an über 60. Da diese Vitalstoffe bei ganz unterschiedlichen Körper- und Stoffwechselprozessen eine wichtige Rolle spielen, äußern sich KPU bzw. HPU durch unterschiedliche Symptome:

- Zinkmangel, Vitamin B_6-Mangel, ggf. Mangel an Mangan und Eisen
- Reizmagenbeschwerden
- übermäßige Unterzuckerung zwischen Mahlzeiten
- Morgenübelkeit
- Störungen in den Energiestoffwechseln (Kohlenhydrate, Fette, Eiweiße)
- Gewichtsprobleme
- Konzentrationsstörungen
- Aufmerksamkeitsdefizit(hyperaktivitäts)syndrom (ADHS oder ADS)
- Reizbarkeit und Stimmungsschwankungen
- extreme Stressanfälligkeit
- Infektanfälligkeit

- Energiemangel, Müdigkeit und Erschöpfung
- Kopfschmerzen
- Entgiftungsstörungen
- Anämie-Symptome (z. B. Augenringe, Blässe, brüchige Nägel, rissige Lippen)
- allergische Reaktionen
- Hautprobleme
- struppige Haare oder Haarausfall
- Gelbfärbung der Haut nach Sonneneinstrahlung
- Wassereinlagerungen und Schwellungen
- Muskelschwäche, Muskelkrämpfe
- Gelenkschmerzen oder Wachstumsstörungen
- schlechter Zahnstatus durch Schmelzprobleme
- Zyklus- und Fruchtbarkeitsstörungen
- Unfähigkeit, sich an Träume zu erinnern (das ist ein besonders eindrucksvolles Symptom, das sich unter entsprechender Therapie rasch bessert)
- im weiteren Verlauf häufig Schilddrüsenerkrankungen
- Beschwerden verschlechtern sich typischerweise durch Stress und entsprechende Belastungssituationen, also Infektionen, Traumata physischer oder psychischer Natur, Diäten, Sonnenstrahlung, Medikamente u. Ä.

Die Nährstoffmängel werden oft im Zeitverlauf immer gravierender, wenn nicht über spezielle Präparate supplementiert wird. Dadurch wird das Symptom-Chamäleon typischerweise auch immer bunter. Da die Nährstoffmängel auch Auswirkungen auf den Verdauungstrakt, die Stoffwechselorgane, die Entgiftungsfähigkeit und Regeneration haben, kann eine HPU/KPU ein **echter Treiber für Reizdarmbeschwerden, SIBO und IMO** sein. Insbesondere bei unklarer Ursache oder ungeklärten Nährstoffdefiziten solltest du darum immer diese Stoffwechselstörung mit untersuchen lassen. Falls du unter **Histaminintoleranz** leidest, solltest du das Thema KPU/HPU auch im Blick behalten. Beim Histaminabbau und bei der Mastzellenstabilisierung spielen B-Vitamine und Mineralstoffe eine wichtige Rolle. Darum ist eine HPU/KPU auch wichtiger Treiber einer HIT.

Diagnostik: Die Diagnostik von KPU/HPU wird über einen **Urintest** durchgeführt, den du auch selbst zuhause veranlassen kannst. Der Test zeigt, ob du unter einer Störung des Hämstoffwechsels leidest, denn dann werden Pyrrole im Urin ausgeschieden. Gemessen werden entweder die Gesamt-Pyrrole im KPU-Test oder das Labor misst spezifische Verbindungen (Hydroxy-Hämopyrrol-Pyridoxal-5-phosphat-Zink-Chelate) im HPU-Test. Die Pyrrole bezeichnet man übrigens auch als **Malvenfaktor** oder Mauve-Faktor. Die Urintests zeigen durch erhöhte Pyrrole bzw. erhöhten Malvenfaktor an, dass die Störung besteht. Ihr Ausmaß und ihre Auswirkungen in Bezug auf die Nährstoffmängel kannst du allerdings erst abschätzen, wenn du zusätzlich eine Mikronährstoffdiagnostik durchführen lässt. Erst diese ermöglicht dir eine sinnvolle und zielführende Therapie. Lasse insbesondere Vitamin B_6 in seiner aktiven Form, Zink, Mangan, Eisen (alle im Vollblut) und die Schilddrüse untersuchen.

Nährstoffmängel und Stoffwechseldysbalancen

Neben spezifischen Erkrankungen und neben Störungen von Motilität oder Verdauungssäften ist die Verfügbarkeit von Nährstoffen ein wesentlicher Erfolgsfaktor für alle Körperfunktionen und für Regulation und Heilung. Nur, wenn der Körper über alle benötigten Bau-, Funktions- und Reparaturstoffe verfügt, laufen Immunprozesse optimal ab, können Verdauungssäfte gebildet werden, kann Stressregulation erfolgen, können Entgiftungsprozesse ablaufen, kann der Zellstoffwechsel optimal funktionieren, können Regenerations- und Heilungsprozesse ablaufen – kurz: Nur wenn du keine Nährstoffmängel aufweist und kalorisch sowie vitalstofftechnisch gut versorgt bist, kannst du richtig gesund werden und bleiben.

Viele Therapeut*innen neigen dazu, sich bei Verdauungsbeschwerden ausschließlich auf die Diagnostik von strukturellen Erkrankungen, Entzündungen, Allergien, Unverträglichkeiten und Intoleranzen, Leaky Gut oder Mikrobiomstatus zu stützen. Nährstoffmängel sind jedoch nicht zu unterschätzende Treiber einer Fehlbesiedlung, wenn sie Heilung verhindern. In meiner Praxis führe ich darum bei jeder Behandlung eine umfassende Mikronährstoffdiagnostik durch, um sicherzustellen, dass die benötigten Vitalstoffe vorliegen. Ich widme dem Thema eine eigene Behandlungssäule, habe mich jedoch entschlossen, die Laborwerte, die ich im Rahmen dessen erhebe, bereits in diesem Abschnitt aufzuführen. So hast du in diesem und dem vorhergehenden Kapitel einen Überblick über sämtliche Laboruntersuchungen, die im Rahmen deiner Fehlbesiedlung sinnvoll sein können.

Symptome: Die Symptome bei Nährstoffmängeln können alle Körpersysteme betreffen, da jede einzelne Körperfunktion und jeder Stoffwechselvorgang Makro- und Mikronährstoffe erfordert. Manche Nährstoffe sind an über 200 verschiedenen Prozessen beteiligt, die sich in verschiedenen Regionen des Organismus abspielen können. Stoffwechseldysbalancen können sich ebenfalls unterschiedlich äußern. Eine Symptomauflistung ist darum nicht sinnvoll. Ich würde eine Mikronährstoffdiagnostik immer auch unabhängig von Symptomen durchführen. Zum einen kompensiert der Körper lange Zeit, auch wenn schon Mängel vorliegen. Zum anderen kann jegliche Regulationsstörung durch Nährstoffmängel begründet oder begünstigt werden.

Mikronährstoff-Checkup – in der Praxis erhebe ich standardmäßig folgende Blutwerte und je nach Sachlage ggf. weitere:

- Mineralstoffe in Serum und im Vollblut: Eisen, Calcium, Kalium, Natrium, Magnesium, Kupfer, Selen, Zink, Phosphor, dazu ggf. Bor, Molybdän und Mangan
- Vitamine A, E und D
- Vitamine B_1, B_2, P5P (als aktive Form des Vitamins B_6), Biotin (B_7), Folsäure (B_9) und Holotranscobalamin (die aktive Form von B_{12}) – lasse, wenn möglich, immer die bioaktiven Formen der Vitamine untersuchen.
- Coenzym Q_{10}
- Aminosäureprofil mit über 20 essenziellen und semi-essenziellen Aminosäuren, dazu gehören bei mir Leucin, Isoleucin, Valin, Threonin, Lysin, Methionin, Phenylalanin, Tryptophan, Histidin, Glycin, Alanin, Serin, Arginin, Cystein, Tyrosin, Prolin, Hydroxyprolin, Glutaminsäure, Glutamin, Asparaginsäure, Asparagin, Citrullin, Taurin und Ornithin.
- Fettsäurenprofil, das gesättigte, einfach und mehrfach ungesättigte Fettsäuren aufschlüsselt und bei mir Aussagen enthält über Myristinsäure, Palmitinsäure, Stearinsäure, Arachinsäure, Behensäure, Lignocerinsäure, Palmitoeinsäure, Ölsäure, Nervonsäure, Omega 3 (ALA, EPA, DHA),

Omega 6 (LA, GLA, DGLA, AA); meist werden dann noch Indizes und Quotienten mit ausgegeben.
- Glutathion (gesamt, reduziert und oxidiert)

Die Erhebung z. B. von Vitamin C, Vitamin K und weiteren B-Vitaminen wird von spezialisierten Labors angeboten und erfordert zum Teil das Einfrieren des Blutmaterials sowie eine zeitkritische Bestimmung, daher beschränke ich mich auf die Werte, die Ärzt*innen und Heilpraktiker*innen gut bestimmen können sollten.

In der Praxis erhebe ich meist folgende Werte für einen grundlegenden Überblick über Stoffwechselorgane und -prozesse, je nach Symptomlage ggf. weitere:
- Differenzial-Blutbild
- Leber-Galle-System: GOT, GPT, GGT, CHE, Bilirubin, GLDH, LDH
- Alkalische Phosphatase (AP)
- Nierenwerte: Kreatinin, Harnstoff, ggf. Cystatin C und GFR
- Blutfette: Triglyceride, Cholesterin, HDL, LDL
- Gesamteiweiß
- Kohlenhydratstoffwechsel: Glucose, Hba_{1c}
- Muskelstoffwechsel: CK, CK-MB
- Schilddrüse: TSH, bei Symptomen oder Vorgeschichte auch fT3, fT4, rT3 oder Antikörper
- Enzymaktivität: Amylase, Lipase
- Ausleitung & Entgiftung:
  - Leber-Galle-System (s. o.)
  - Nierenwerte (s. o.)
  - Darmbarriere: IFABP, Zonulin
  - Glutathion: gesamt, reduziert, oxidiert
  - Cofaktoren: v. a. B-Vitamine, Zink, Kupfer, Selen, Mangan, Molybdän, Q_{10}

Bei Verdacht auf Entgiftungsstörungen der Phase 1 (S. 203) können ggf. die Cytochrom-P450-Enzyme vom Hausarzt über molekulargenetische Untersuchungen bestimmt werden.

Behandlung von SIBO & IMO

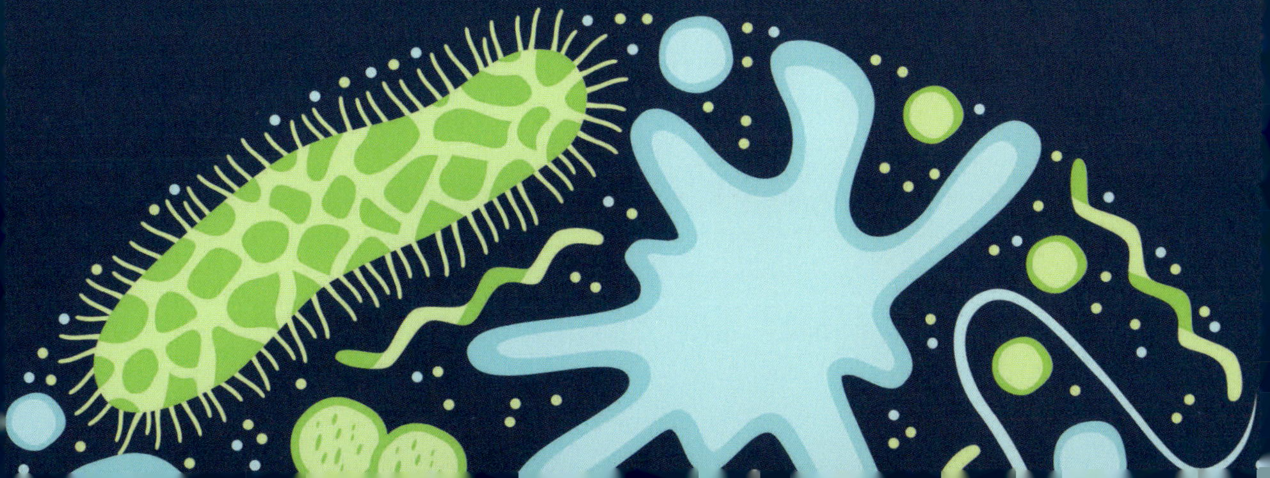

Grundlegendes zur Therapie

Nun geht es um deinen konkreten Behandlungsplan. Doch bevor du die 6 Therapiesäulen kennenlernst, möchte ich dir ein paar grundlegende Informationen und Orientierungshilfen zur Behandlung geben.

Die dauerhafte Beseitigung von SIBO und IMO erfordert eine individuelle Therapie: Verspricht dir jemand einen pauschalen Muster-Therapieplan für die Behandlung deiner SIBO oder IMO, solltest du kritisch die Stirn runzeln und genauer hinschauen. Es gibt zwar bewährte Präparate und Vorgehensweisen, nicht aber die eine SIBO- oder IMO-Therapie. Deine SIBO- und IMO-Therapie sollte niemals pauschal sein oder einem vorgefertigten Standardplan folgen. Der Behandlungsplan sieht bei allen Patient*innen unterschiedlich aus und orientiert sich immer aktuell an den Auslösern, Ursachen und Treibern deiner Symptome, dem Zustand deiner Stoffwechsel-, Ausleitungs- und Entgiftungsorgane und deines Darms, deiner vegetativen Regulationsfähigkeit sowie deiner aktuellen Mikronährstoffversorgung.

Um das an einigen Beispielen zu verdeutlichen – egal, wie gut du deine Diät durchhältst und wie viele Antibiotika du einnimmst:

- Wenn du ein Leaky-Gut-Syndrom hast, wirst du ohne eine Behandlung der Darmschleimhaut-Durchlässigkeit immer wieder Rückfälle erleben.
- Wenn du unter einem Magensäuremangel leidest, können sich ohne Therapiemaßnahmen zur dauerhaften Verbesserung deiner Verdauungssaftproduktion und Motilität Fehlbesiedlungskeime immer wieder ansiedeln.
- Wenn dein vegetatives Nervensystem stark überreizt ist, wirst du ohne vegetative Regulation und Vagusnerv-Therapie keine nachhaltige Verbesserung erleben.
- Wenn du unter massiven Nährstoffmängeln leidest, kann der Körper trotz Maßnahmen zur Bakterienelimination nicht richtig heilen und auch deine Verdauungssäfte in Zukunft nicht optimal bilden, sodass eine Fehlbesiedlung immer wieder entstehen kann.

Symptomretusche versus kausale Behandlung

Ich verwende gerne den Begriff »Symptomretusche«, um zu verdeutlichen, dass es

Unterschiede gibt im Ziel von Therapieansätzen. Auch, wenn für den akuten Moment der Erfolg verschiedener Therapieansätze gleich aussieht, weil Symptome sich (zumindest zunächst) bessern oder sogar weg sind.

Ich versuche, dir das am Beispiel von Kopfschmerzen zu erklären: Ich kann bei Kopfschmerzen eine Schmerztablette einnehmen und werde in den meisten Fällen mit einer Besserung oder dem Verschwinden des Schmerzes belohnt. Je nach Ursache der Kopfschmerzen lassen diese mich vielleicht auch für eine Weile in Ruhe. Das könnte ich als Erfolg definieren.

Ich kann bei Kopfschmerzen aber auch fragen, warum sie entstanden sind, und an dieser Ursache ansetzen, um zukünftige Attacken zu vermeiden. Sie könnten schließlich durch eine zu geringe Trinkmenge entstanden sein, durch einen Vitamin-D-Mangel, durch zyklusbedingte hormonelle Dysbalancen, durch Toxinbelastung oder durch Verspannungen, um nur einige Gründe aufzuzählen. Dass ich übergangsweise vielleicht trotzdem eine Schmerztablette verwende, um mich besser auf die Ursachenforschung konzentrieren zu können, lasse ich mal dahingestellt.

Ein anderes Beispiel ist die Behandlung einer Hypercholesterinämie, also eines zu hohen Cholesterinspiegels: Die Standardtherapie in der Schulmedizin ist die Verschreibung von Statinen (Cholesterinsenkern). Ursachenforschung findet nur sehr begrenzt statt. Dabei gibt es auch hier mehrere Ursachen, eine davon ist eine Störung des Fettstoffwechsels, der man häufig mit der Einnahme hoch dosierter Omega-3-Fettsäuren und der Behandlung der Leber und ihrer Entgiftungsfunktion begegnen kann.

Die Statine senken den Cholesterinspiegel – allerdings ist das vergleichbar damit, dass ich bei meinem Auto, bei dem die Öl-Warnleuchte angeht, die Glühbirne herausdrehe. Auch dann ist die Warnleuchte aus – der Grund, aus dem sie leuchtete, ist allerdings nicht behoben. Und bei meinem Auto-Beispiel leuchtet dir sicherlich schnell ein, dass dir das eher früher als später auf die Füße fallen wird.

Das Herausdrehen der Glühbirne steht für mich symbolisch für Symptomretusche: die symptomatische Behandlung, ohne nach der Ursache zu forschen. Im Gegensatz dazu steht die kausale Behandlung: die ursächliche Herangehensweise. Meiner Erfahrung nach kann ein Problem nur dauerhaft verschwinden, wenn die Ursachen für das Auftreten der Regulationsstörung behoben sind und die Rahmenbedingungen für optimale Körperfunktionen und Stoffwechselprozesse gegeben sind. Diesen kausalen Ansatz verfolge ich mit dem 6-Säulen-Programm in der Praxis bei allen Behandlungen und Beratungen. Und genau diesen Ansatz teile ich mit dir in diesem Buch.

Dein Körper ist dein bester Teampartner

Das ist mein Credo und diese Annahme bestätigt sich in all meinen Behandlungserfahrungen. Sofern du keine angeborenen Fehlbildungen, genetische Störungen oder durch Unfall, Operation oder Erkrankung zerstörte Strukturen aufweist, gilt: Dein Körper ist mit allen notwendigen Organen, Strukturen und Regelmechanismen ausgestattet, um seine Aufgaben optimal zu erledigen. Auslöser und Ursache, wenn er seine Aufgaben und Funktionen nicht richtig erledigt (und sich deshalb vielleicht sogar eine Fehlbesiedlung entwickeln kann), liegen häufig bei uns. Denn im Grunde müssen wir nur zwei Dinge beachten, um eine optimale Funktionsfähigkeit unseres Organismus herzustellen.

Versorge deinen Körper gut: Dein Körper braucht eine optimale Versorgung mit allen nötigen Bau-, Funktions- und Reparaturstoffen. Damit meine ich einerseits die Energie (Kalorien), anderseits die Nähr- und Vitalstoffe wie z. B. Aminosäuren, Fettsäuren, Vitamine oder Mineralstoffe. Nur wenn bildlich gesprochen alle Mitarbeiter, Werkzeuge und Rohstoffe vorhanden sind, kann dein Körper seine vielfältigen Aufgaben von Zellteilung über Verdauung bis hin zu Infektabwehr und Regeneration auch erledigen.

Mache es deinem Organismus so oft wie möglich so leicht wie möglich: Hier geht es darum, dass dein System so wenig Stressfaktoren wie möglich ausgesetzt ist. Jeder Stressfaktor und jede Belastung muss von deinem Organismus verarbeitet werden und verbraucht wichtige Ressourcen, die dann bei anderen Prozessen (z. B. Heilung) fehlen. Die gute Nachricht: Du hast jede Menge Möglichkeiten, es deinem Körper leicht zu machen, ihn nur begrenzt Stressfaktoren und Belastungen auszusetzen und ihn besser dazu zu befähigen, mit Stressoren umzugehen.

Krankheit als Regulationsstörung

Jedes Symptom und jede Erkrankung basiert auf einer Regulationsstörung. Das bedeutet, dass der Körper so stark aus der Balance geraten ist, dass die Selbstregulation nicht mehr funktioniert. Der Körper schafft es schlichtweg nicht mehr, selbstständig zurück in sein natürliches Gleichgewicht zu kommen. Treten Symptome oder Erkrankungen auf, ist das in der Regel Ausdruck einer schon länger bestehenden Dysbalance. Der Körper hat nämlich im Laufe der Evolution für alle möglichen Arten von Bedrohung Notfallpläne entwickelt. Das heißt, er kann von Hungersnot bis Überlebenskampf viele Mangel- und Notsituationen kompensieren. Das tut er, indem er verschiedene Hormone ausschüttet, bestimmte Reserven und Speicher verwendet, Stoffwechselfunktionen anpasst, Ressourcen anders verteilt.

Im besten Falle merken wir das erstmal nicht. Das ist das Geniale an unserem großartigen Körper: Er sichert unser Überleben und arbeitet im Hintergrund auf Hochtouren. Ist die Notsituation vorüber und sorgen wir dann wieder gut für uns, damit sich alle Systeme wieder regulieren können, ist alles fein. Meistens halten in der heutigen Zeit »Notsituationen« typischerweise monate- oder jahrelang an. Stressfaktoren und Belastungen aller Art prasseln ständig auf uns ein und unser Organismus muss sich ständig mit irgendetwas außerhalb seiner eigentlichen Funktion beschäftigen.

Das erschöpft häufig nicht nur die Nebennieren, sondern zehrt an Nährstoffspeichern und den Nerven. Der Umgang mit Stressfaktoren von Nährstoffmängeln über Toxinbelastungen bis hin zu mentalen Stressoren aller Art gewinnt darum in vielen Praxen immer mehr an Bedeutung. In meiner Praxis kooperiere ich bei fast jeder Behandlung eng mit einer psychotherapeutisch arbeitenden Kollegin. So kann ich Stressfaktoren auf körperlicher und seelisch-mentaler Ebene in die Behandlung einbeziehen.

Die Kunst der dauerhaften Beseitigung von Beschwerden liegt darin, den Grund oder die Gründe für die Regulationsstörung zu finden und zu beseitigen:

- Manchmal fehlt deinem Körper etwas – z. B. bestimmte Nährstoffe.
- Manchmal gibt es zu viel von irgendetwas – z. B. bestimmte Stoffwechselabbauprodukte oder Giftstoffe.
- Manchmal schwächelt irgendeine Struktur – z. B. dein Darm durch einen Infekt oder eine Entzündung.
- Manchmal liegt etwas nicht im richtigen Verhältnis vor – z. B. Hormone.

Findest du den Grund oder die Gründe für diese Störung(en), reichen oft kleine Impulse, damit der Körper wieder in die Balance kommt und sich danach wieder selbstständig regulieren kann.

Dein individueller Behandlungsplan

Erst wenn du das Gefühl hast, die Symptome, Auslöser, Ursachen und Treiber deiner Fehlbesiedlung gut verstanden zu haben, und erst nachdem du entsprechende Diagnose- und Laborergebnisse vorliegen hast, solltest du mit der Erstellung deines Therapieplans beginnen. Das heißt, bevor du mit der Behandlung beginnst, solltest du die bisherigen Kapitel gut durchgearbeitet und alle Checklisten und Vorlagen dazu ausgefüllt und bereitliegen haben. Schnapp dir dann die Vorlage für die Erstellung des Behandlungsplans, die du im Downloadbereich (S. 247) findest. Dort kannst du alle Maßnahmen bzw. Mittel eintragen, die du für dich als sinnvoll erachtest, und dir notieren, warum, wie lange und in welcher Frequenz bzw. Dosierung du sie einsetzen möchtest. Du kannst dir dort auch Notizen und Bemerkungen eintragen, die du nicht vergessen möchtest. Den Behandlungsplan kannst du parallel zum Durcharbeiten der folgenden Kapitel ausfüllen. Einen Überblick über alle in den Therapiekapiteln erwähnten Präparate findest du am Ende dieses Buches (ab S. 221). Dein Behandlungsplan umfasst sechs verschiedene Module – diese orientieren sich an meinem integrativen Therapiekonzept.

6 Behandlungssäulen führen zum Erfolg

Das integrative Therapiekonzept habe ich auf den Grundlagen der ganzheitlichen Regulationsmedizin entwickelt. Ich nenne es »6-Säulen-Programm« oder auch »6 Loops for Health«. Es basiert auf anatomischen, physiologischen, biochemischen, pathologischen und pathophysiologischen Grundlagen und es fließen Erkenntnisse der modernen Medizin und Alternativmedizin ein. Darüber hinaus habe ich es in vielen Jahren Praxiserfahrung auf Herz und Nieren getestet und optimiert und mit den Erfahrungen anderer Therapeut*innen abgeglichen. Ob Reizdarm, Allergie, Haarausfall, Wechseljahresbeschwerden, Gewichtsprobleme oder ein präventiver Checkup – alle Patient*innen in meiner Praxis werden auf Basis des 6-Säulen-Programms begleitet, um dauerhafte Gesundheit (wieder) herzustellen. Bei einer ganzheitlichen Behandlung gemäß des 6-Säulen-Programms werden 6 miteinander verzahnte Behandlungsmodule sowohl diagnostisch als auch therapeutisch einbezogen und individuell mit Leben gefüllt. Einen Überblick über diese 6 Säulen findest du in der vorderen Umschlagklappe, später wirst du kapitelweise die einzelnen Therapiesäulen kennenlernen.

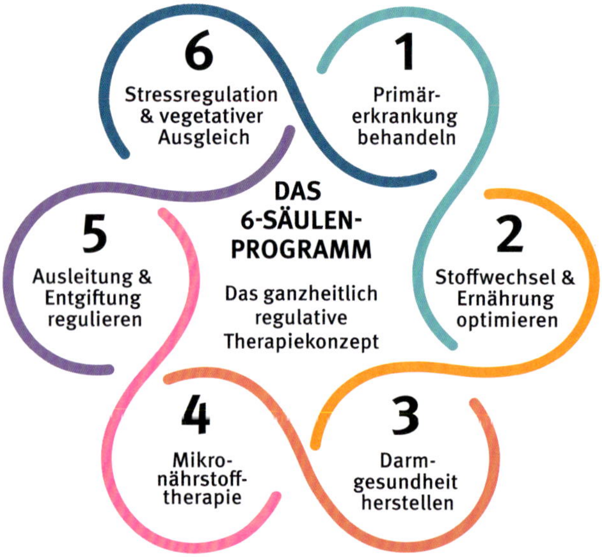

Das 6-Säulen-Programm – ein ganzheitlich regulatives Therapiekonzept für die (Wieder-)Herstellung dauerhafter Gesundheit.

Indem du alle sechs Bereiche unter die Lupe nimmst, stellst du sicher, dass du Auslöser, Ursachen und Folgen sowie Treiber und Rahmenbedingungen deiner Fehlbesiedlung bestmöglich erkennst und zielführend behandelst. In den Diagnosekapiteln (ab S. 65) hast du zu allen 6 Behandlungssäulen bereits diagnostische Möglichkeiten kennengelernt. Anhand deiner Symptome konntest du hoffentlich für dich identifizieren, welche Untersuchungen zielführend für dich sind, um mehr Klarheit über Ursachen deiner Regulationsstörung zu erhalten. In den nächsten Kapiteln durchlaufen wir die 6 Säulen Schritt für Schritt mit dem Ziel, deinen ganz individuellen Behandlungsplan zu erstellen.

Anpassung des Behandlungsplans

Dein Behandlungsplan ist nicht in Stein gemeißelt, sondern wird im Laufe der Behandlung angepasst. Die fehlende Anpassung und die oft nur punktuelle Behandlung sind zwei Hauptgründe dafür, dass Therapiebemühungen nicht erfolgreich sind. Seriöse Behandlungspläne sollten immer individuelle Symptome und Befunde sowie den Verlauf deiner Beschwerden berücksichtigen.

Anpassungshäufigkeit des Behandlungsplans

In der Praxis pflege ich mit meinen Patient*innen einen engmaschigen Austausch, der anfangs mindestens alle 2 Wochen sowie bei jeglicher Veränderung eine Rückkopplung vorsieht. So kann ich sicherstellen, dass die Behandlung stets bestmöglich dem Verlauf der Symptome angepasst ist. Die Behandlung sollte sich immer an der akuten Symptom- und Befundlage orientieren. Sollten Veränderungen auftreten, bespreche ich diese in der Praxis direkt, um entsprechende Anpassungen an der Therapie vorzunehmen. Das kann anfangs sogar im Tagesrhythmus passieren. Es ist wichtig, dass du deine Therapiemaßnahmen an den Verlauf der Behandlung anpasst. Sobald Veränderungen auftreten und mindestens alle 2 Wochen solltest du deine Symptome und deinen Behandlungsplan kritisch unter die Lupe nehmen.

Ich empfehle dir, deine Symptome in die bereitgestellten Vorlagen aus den vorigen Kapiteln und dem Downloadbereich (S. 247) einzutragen und ihre Intensität oder Ausprägung (sofern möglich und sinnvoll) auf einer Skala von 1 bis 10 zu bewerten. So kannst du prüfen, ob und wie stark sich Symptome im

Verlauf deiner Behandlung verändern. Der Fokus bei der Beurteilung liegt häufig auf den schlimmsten Beschwerden oder darauf, was alles noch nicht funktioniert oder weg ist. Weite diesen Blick aus. Alles ist wichtig, jeder noch so kleine Schritt in Richtung Veränderung ist positiv zu werten und zeigt dir, dass dein Körper dein bester Teampartner ist und alles tut, um wieder gesund zu werden. Er macht dies bloß in seinem Rhythmus, der nicht unbedingt deiner Prioritätenliste entspricht. Schau genau hin: Ist dein Schlaf vielleicht besser geworden? Fühlst du dich vielleicht weniger müde? Ist dein Zyklus oder die Monatsblutung regelmäßiger? Kannst du dich besser konzentrieren? Alle diese kleinen Veränderungen solltest du bewusst wahrnehmen und in deine Betrachtungen einbeziehen. Sie zeigen dir, dass du mitten im Heilungsprozess und auf einem guten Weg bist.

Wie du über Anpassungen entscheidest

Es gibt kein grundsätzliches »Richtig oder Falsch«. Mach dich frei von dem Druck, »den einen richtigen Plan« zu erstellen und dabei nichts falsch zu machen. Es gibt »den einen richtigen Plan« nämlich gar nicht. Auch in der Praxis habe ich keinen Masterplan für jeden Fall – ich nehme den Fall vor A bis Z auf, sichte und erhebe Laborbefunde und entscheide bei engmaschigen Feedbacks der Betroffenen immer wieder neu, was aktuell unter den gegebenen Umständen die beste Vorgehensweise zu sein scheint.

Ja, ich kann auf viele Erfahrungswerte zurückgreifen, das hilft natürlich bei der Einschätzung. Aber der Großteil der Verordnungen basiert auf dem Wissen, das du hier in diesem Buch erlangst. Auch ich taste mich an Dosierungen und Verträglichkeit heran und bin manchmal überrascht, wenn gut gewählte Mittel in einem Fall nicht auf Anhieb funktionieren. Dann wird das Präparat und/oder die Dosierung angepasst und es wird anhand der Reaktionen über das weitere Vorgehen entschieden. Es ist ein üblicher Vorgang bei der SIBO- und IMO-Behandlung, etwas zu verändern und auszuprobieren, um die Behandlung an deinen Fortschritt anzupassen. Höre auch auf dein Bauchgefühl was für dich am besten passt. Du bist auf einem guten Weg, wenn du deine grundsätzlichen Entscheidungen aus guten Gründen und nicht auf blauen Dunst triffst.

Umgang mit Verschlechterung oder Stagnation

Wenn Symptome hartnäckig bleiben, sich verschlechtern oder sogar neue hinzutreten, lohnt es sich, genauer hinzuschauen. Hast du die Symptome auf einer Skala von 1 bis 10 bewertet und ist wirklich **keinerlei Veränderung** aufgetreten? Ohne Dokumentation fällt eine Beurteilung kleiner Veränderungen oft schwer. Hast du nur die **nervigsten Symptome** betrachtet oder hast du einen weiteren Blick gewagt und auch dein Gesamtbefinden, dein Energielevel, deinen Schlaf, deine Stimmung und viele andere Begleiterscheinungen beurteilt? Der Fokus auf die Hauptsymptome führt oft dazu, dass Besserungen nicht bemerkt werden. Bedeutet Verschlechterung, dass **genau das Symptom** wieder schlechter geworden ist, oder hat sich etwas verändert? Gerade im Zusammenhang mit Bakteriensterben (Die-Off) treten häufig unschöne Symptome auf, die mit einer Verschlimmerung verwechselt werden können. Speziell beim Absterben von Methanbildnern und Wasserstoffsulfid-Bildnern wird Wasserstoff frei, der dann plötzlich heftige Symptome einer Wasserstoff-SIBO produziert.

Schau dir noch einmal die Präparate an, die du zum Zeitpunkt der Verschlechterung genommen hast: Lasse im Zweifelsfall diese oder sogar alle Präparate für einige Tage weg, bis sich bestenfalls wieder eine Besserung einstellt. Starte dann nach 1 oder 2 Tagen wieder neu mit nur einem Präparat und nimm es entsprechend der Dosierungsanleitung über den Tag verteilt ein und dokumentiere dabei, wie es dir geht. Wenn das gut funktioniert hat, nimmst du am nächsten Tag das nächste Präparat dazu, dokumentierst dies ebenfalls genau und machst dann so weiter, bis du wieder alle Präparate in deinen Plan integriert hast oder feststellen konntest, was dir nicht so guttut wie erhofft.

Passe deinen Plan an, wenn 2 Wochen lang überhaupt gar nichts passiert ist: Grundsätzlich solltest du dir und deinem Körper etwas Zeit geben, damit sich erste spürbare Veränderungen einstellen. Wenn du deinen Behandlungsplan schon 2 Wochen durchführst, und überhaupt gar keine Veränderung in keinem einzigen Bereich siehst, solltest du dir deinen Plan und deine Dokumentationen noch einmal in Ruhe anschauen. Dann ist der richtige Zeitpunkt gekommen, um Veränderungen vorzunehmen und vielleicht als Erstes damit anzufangen, Präparate anzupassen. Dokumentiere dabei immer unbedingt deine einzelnen Veränderungen.

Hast du deine Motilität im Griff? Motilität ist meiner Erfahrung nach neben der Wehrhaftigkeit deines Darmmikrobioms der wichtigste Erfolgsfaktor für die Therapie. Nimm ggf. nochmal alle Maßnahmen zur Anpassung der Motilität unter die Lupe.

Kann es sein, dass ein Befall mit Candida/Hefepilzen, Parasiten oder anderen pathogenen Keimen vorliegt? Gerade bei vermeintlich therapieresistenten Fällen liegt der Fehlbesiedlung oft noch etwas anderes zugrunde. Vielleicht stellt ein Biofilm (S. 190) eine Therapieblockade dar.

Wichtig: Häufig verringern sich Atemgaswerte im Hintergrund, das heißt, du merkst nicht direkt den Effekt, weil die Fehlbesiedlung ja noch da ist und dadurch auch Symptome nach wie vor bestehen. Hier sehe ich einen klaren Vorteil von Atemtestgeräten für zuhause, da sie diese (positiven!) Veränderungen besser einschätzen helfen, wenn sie sich nicht sofort körperlich äußern.

Roadmap und Planer für deine individuelle Therapie

Eine Roadmap für deine ganzheitlich regulative Fehlbesiedlungs-Therapie nach dem 6-Säulen-Programm findest du im hinteren Buchumschlag. Nutze für die Erstellung deines individuellen Behandlungsplans gern die Vorlage, die du als Download findest (S. 247). In diesen Plan kannst du zu jeder der 6 Behandlungssäulen deine ausgewählten Maßnahmen und Präparate eintragen. Beachte, dass du diesen Plan regelmäßig anhand deiner aktuellen Symptome anpasst. In der Praxis tue ich dies spätestens alle 2 Wochen.

Wie lange dauert die Behandlung?

Mit der Erstellung deines individuellen Behandlungsplans fängst du an – nun ist interessant, wie lange du die Therapie durchführen solltest und wie du herausfindest, wann du damit fertig bist. Wie lange es dauert, bis du deine SIBO oder IMO im Griff hast, kann dir leider niemand im Vorfeld sagen. Es dauert unterschiedlich lange, bis

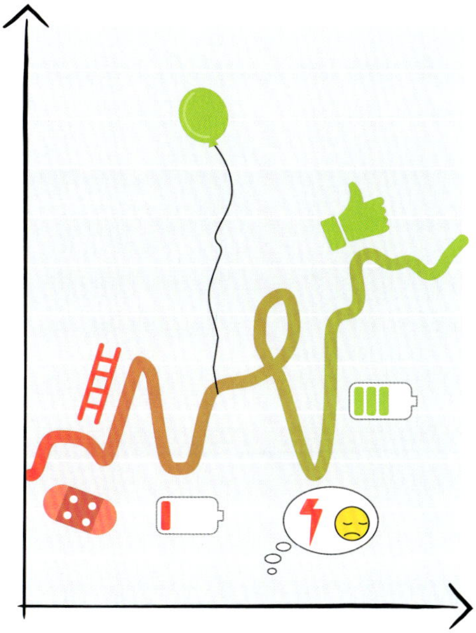

Heilung verläuft nicht linear.

alle 6 Therapiesäulen greifen und der Erfolg sich auch langfristig einstellt.

Dein Organismus ist keine Maschine und viele Faktoren haben Einfluss auf den Behandlungsverlauf. Heilung verläuft selten linear. Stell dich sicherheitshalber auf (vermeintliche) Rückschritte ein, denn manchmal bringen erst Versuch und Irrtum langfristigen Erfolg. Du solltest auf jeden Fall mindestens **3 Monate** für die Behandlung einplanen. Es kann aber genauso auch **1 Jahr** dauern, bis du alle Therapiesäulen durchlaufen hast und du dich wirklich komplett beschwerdefrei fühlst. Lasse dich nicht entmutigen, arbeite in deinem eigenen Tempo alle Therapiesäulen Schritt für Schritt durch und vertraue deinem Körper, dass er dich dabei bestmöglich unterstützen wird.

Viele meiner Patient*innen und Kursteilnehmer*innen können bestätigen, dass sich zum Teil erst nach mehreren Wochen durchschlagende Veränderungen einstellten, dass plötzlich der sprichwörtliche Knoten platzte und sich die Geduld und das Vertrauen in den Körper gelohnt haben. Vieles passiert »im Hintergrund« und dein Körper reguliert, repariert und regeneriert, ohne dass sich das sofort als tiefgreifende Verbesserung präsentiert.

Folgende Faktoren spielen eine Rolle bei der Therapiedauer

- Die bisherige Dauer deiner Beschwerden,
- die Ursache deiner Beschwerden und ob du sie bereits finden konntest,
- Begleiterkrankungen und schwer therapierbare Grunderkrankungen (z. B. Endometriose, Hashimoto-Thyreoiditis, Morbus Parkinson, Ehlers-Danlos-Syndrom, Kurzdarmsyndrom, Lyme-Borreliose),
- das Ausmaß deiner Fehlbesiedlung (ablesbar z. T. an der Höhe der Atemgaswerte),
- mögliche weitere Treiber wie z. B. Unverträglichkeiten, Leaky Gut oder Mikronährstoffmängel,
- diverse (z. T. auch schwer erkennbare und therapierbare) Stressfaktoren.

Diese Auflistung ist nicht abschließend. Sie soll dir helfen, besser einzuschätzen, wo du gerade stehst. Denn jemand, der erst seit ein paar Monaten mit Beschwerden zu kämpfen hat, wird wahrscheinlich schnellere Resultate vermelden als eine Person, die schon seit vielen Jahren an SIBO oder IMO leidet und viele Begleitsymptome mitbringt.

Einfluss von Atemgaswerten auf die Behandlungsdauer

Sind die Atemgaswerte im Atemtest eher niedrig und bringt die Person wenig Begleitsymptome außerhalb der SIBO bzw. IMO mit, ist dies häufig ein Hinweis darauf, dass diese Person schneller alle Therapiesäulen durchläuft und beschwerdefrei ist als eine Person mit sehr hohen Atemgaswerten. Je höher die Atemgaswerte sind und je länger deine SIBO/IMO schon besteht, umso länger wird es dauern, bis du dich beschwerdefrei fühlst. Das bedeutet nicht, dass du etwas falsch machst, nur weil andere vielleicht schneller ihre Fehlbesiedlung los sind und ein (weitgehend) beschwerdefreies Leben führen. Es ist dann einfach so, dass dein Körper einen längeren Umbauprozess vor sich hat und dafür mehr Zeit braucht, bis er wieder in Balance ist. Denk daran, dass Besserung und Heilung oft im Hintergrund stattfindet.

Dr. Allison Siebecker berichtet aus ihrer Praxis folgende Erfahrungen mit der Höhe von Atemgaswerten und der Einsatzdauer pflanzlicher Antibiotika:

- Bei Wasserstoff-Atemgaswerten über 60 ppm (innerhalb der ersten 100 Minuten des Lactulose-Tests) sind mindestens 8 Wochen pflanzlicher Antibiotika notwendig, bei Werten über 80 ppm mindestens 12 Wochen.
- Bei Methanwerten dieser Größenordnung (über die kompletten 180 Minuten des Lactulose-Tests) kannst du weitere 4 Wochen hinzurechnen, da diese tendenziell hartnäckiger zu beseitigen sind und sich mit zunehmender Beseitigung der Methanbildner die Wasserstoffbildner meist nochmal melden.
- Bei Wasserstoffwerten um die 30 ppm (innerhalb der ersten 100 Minuten des Tests) können auch mal 4–6 Wochen mit pflanzlichen Antibiotika reichen.
- Bei Methanwerten um die 30 ppm liegt man meist bei mindestens 8–12 Wochen des Einsatzes pflanzlicher Antibiotika.

Das nur als grobe Anhaltspunkte, damit du nicht enttäuscht bist, wenn du nach 2 Wochen keine bahnbrechenden Veränderungen bemerkst. Dr. Siebecker arbeitet allerdings nicht mit dem 6-Säulen-Programm, sondern setzt andere Schwerpunkte, daher lassen sich ihre Erfahrungen auch nicht 1:1 auf das hier beschriebene Behandlungskonzept projizieren. Trotzdem möchte ich mit dir ihre Einschätzung zur Behandlungsdauer teilen, um deine Erwartungshaltung halbwegs realistisch zu gestalten.

Wie geht es nach der Therapie weiter?

Wenn die Fehlbesiedlungskeime verschwunden sind, ist der erste Erfolg der SIBO-/IMO-Therapie erreicht. Das heißt allerdings nicht automatisch, dass sofort alle Therapiemaßnahmen enden und dass gar keine Symptome mehr auftreten. Ich unterscheide zwischen der »eigentlichen SIBO-Therapie« und der flankierenden grundlegenden Regulation deines Organismus.

Die »eigentliche SIBO-/IMO-Therapie«

Diese läuft so lange, wie Fehlbesiedlungskeime in deinem Darm zu finden bzw. zu vermuten sind. So lange setze ich in der Praxis fehlbesiedlungskonforme Probiotika ein und meide kontraproduktive Präparate und Maßnahmen und so lange arbeite ich mit pflanzlichen Antibiotika und ggf. auch mit Biofilmlösern. Denn diese Maßnahmen beziehen sich explizit auf die Beseitigung der fehlangesiedelten Keime. Daneben hast du gemäß 6-Säulen-Programm eine Reihe anderer Maßnahmen und auch Präparate im Einsatz, die sich auf die Regulation verschiedener Körpersysteme und -funktionen beziehen. Diese sind indirekt an der Beseitigung deiner Fehlbesiedlung beteiligt.

Die grundlegende Regulation deines Organismus

Du erinnerst dich sicher: Eine SIBO oder IMO entsteht nicht ohne Grund. Diverse Auslöser, Ursachen, Treiber und Risikofaktoren sind an ihrer Entstehung beteiligt. Solange diese nicht behandelt bzw. entkräftet sind, kann ein Erfolg bei der Beseitigung von SIBO- oder IMO-Keimen meist nicht nachhaltig bestehen bleiben. Ich orientiere mich darum immer an der aktuellen Symptom- und Befundlage, so wie ich es im Zusammenhang mit der Anpassung des Behandlungsplans beschrieben habe. Solange Symptome auf irgendeiner Ebene vorhanden sind, würde ich (wie bei den einzelnen Therapiesäulen beschrieben) entsprechende Therapiemaßnahmen andenken. Auch, wenn die Fehlbesiedlungskeime schon deutlich rückläufig oder verschwunden sind.

Wie lange nehme ich Präparate ein?

In der Praxis sieht das meistens so aus, dass Präparate nach und nach wegfallen, je besser sich der Körper wieder selbst regulieren kann. Achte darauf, dass du nicht zu viele Einflussfaktoren gleichzeitig veränderst, damit du Zusammenhänge besser beurteilen kannst. Das bedeutet z. B., dass Präparate am besten an verschiedenen Tagen auslaufen sollten, damit du besser erkennen kannst, ob es (negative) Veränderungen durch das Weglassen gibt.

Typischerweise fallen Präparate in meiner Praxis in der folgenden Reihenfolge weg:
Biofilmlöser (diese werde ohnehin meistens nur kurz eingesetzt) → pflanzliche Antibiotika → Betain HCL und Verdauungsenzyme → Prokinetika → SIBO-konforme Probiotika (diese werden durch breitere ersetzt) → spezielle Ausleitungs-/Entgiftungspräparate → Probiotika → Mikronährstoffe

Die Ernährung wird – wie ab S. 127 beschrieben – schon im Prozess der Verbesserung von Symptomen deutlich ausgeweitet und sollte am Ende der »eigentlichen SIBO-Behandlung« bei einer »normalen«, artgerechten, vollwertigen gesunden Ernährung angelangt sein.

Noch einige Anmerkungen zu spezifischen Präparaten:

- Pflanzliche Antibiotika setze ich in der Praxis i. d. R. ab, sobald die Fehlbesiedlungskeime verschwunden sind.
- Fehlbesiedlungskonforme Probiotika lasse ich nach Verschwinden der Fehlbesiedlungskeime noch ca. 4 Wochen weiterlaufen und schleiche in diesem Zeitraum langsam ein breiteres Probiotikum mit histaminfreundlichen Lacto- und Bifidostämmen (den Bakterienmix von Maxxprosion) ein. Sofern das gut funktioniert, setze ich danach die Bacillus-Stämme ab.
- In Sachen Motilität, Verdauung und Stoffwechsel lässt sich das weitere Vorgehen häufig am subjektiven Befinden festmachen. Gibt es hier Einschränkungen, ist demzufolge Unterstützung erforderlich und es sollten entsprechende Präparate (z. B. motilitätsfördernde Prokinetika) oder Maßnahmen zum Einsatz kommen, bis sich die Themen reguliert haben.
- Hinsichtlich der Mikronährstoffe empfehle ich meist Kontrollwerte nach 3–6 Monaten, um zu entscheiden, was wie weiter supplementiert werden sollte. Ich empfehle, auch darüber hinaus noch halb- oder jährliche Kontrollen, um zu bestimmen, welche »Baustellen« besonderer Unterstützung bedürfen.

Woher weiß ich, dass meine Fehlbesiedlung weg ist?

Die meisten Betroffenen beginnen ihre SIBO- bzw. IMO-Therapie, weil sie von Symptomen geplagt sind. Darum ist einer der Hauptindikatoren für das Verschwinden der Fehlbesiedlung, dass deine Symptome verschwunden sind. Und zwar auch, nachdem du deine Ernährung wieder deutlich ausgeweitet hast und typisches SIBO-/IMO-Futter verzehrst. Viele Betroffene merken die Veränderung deutlich, weil der Stuhlgang wieder flutscht und Motilität und Verdauung ohne Einschränkungen und ohne weitere Hilfsmittel funktionieren. Einigen Menschen reicht ihr **Bauchgefühl** im wahrsten Sinne des Wortes, um die Symptomfreiheit zu genießen und ihr weiteres Verhalten anzupassen. Andere Menschen brauchen Zahlen, Daten und Fakten – sofern das im Rahmen von SIBO und IMO möglich ist. Falls du zu dieser Gruppe gehörst, empfehle ich dir einen **Kontroll-Atemtest**. Im Optimalfall sollte dieser vom selben Anbieter sein wie der vorhergehende. Falls du mit dem **FoodMarble** ein Atemtestgerät für zuhause besitzt, kannst du einerseits über die täglichen Messungen schon gute Indizien für den Verlauf der Fehlbesiedlung erhalten. Anderseits kannst du einen kontrollierenden Atemtest dann natürlich auch mit diesem Gerät durchführen.

Wann ist der Zeitpunkt für die Dickdarmtherapie gekommen?

Während der eigentlichen SIBO- bzw. IMO-Therapie kommt dein Dickdarm typischerweise etwas zu kurz, zumindest was die Balancierung seines Mikrobioms angeht: Erstens ist die Ernährung eher ballaststoffarm, wodurch u. a. butyratbildende Bakterien nicht so gut gefüttert werden. Butyrate sind kurzkettige Fettsäuren, die die Darmschleimhaut unterstützen und schützen. Zweitens können Dysbiosen im Dickdarm nicht gut angegangen werden, da nur rudimentär Probiotika zum Einsatz kommen können. Insbesondere Mangeldysbiosen können sich während der SIBO-/IMO-Therapie oft weiter manifestieren.

Erst wenn die Fehlbesiedlungskeime im Dünndarm (weitgehend) eliminiert sind, beginne ich in der Praxis mit der spezifischen Dickdarmtherapie (S. 195). Bei einer IMO, die sich allein im Dickdarm abspielt und bei der Betroffene auch die Auswirkungen SIBO-treibender Lebensmittel nicht nennenswert merken, beginne ich mit der Dickdarmtherapie (v. a. dem Bakterienmix von Maxxprosion sowie der vermehrten Zufuhr von Ballaststoffen/Präbiotika) meist schon während der IMO-Therapie, sofern die Maßnahmen gut vertragen werden. Meiner Erfahrung nach unterstützt die Wehrhaftmachung des Dickdarms die Elimination der unerwünschten Keime massiv und beschleunigt die Behandlung. Es ist nicht immer leicht zu entscheiden, wann die Fehlbesiedlung im Dünndarm verschwunden oder zumindest so massiv dezimiert ist, dass die Dickdarmtherapie beginnen kann. Häufig bestehen nämlich auch nach erfolgreich beseitigter Fehlbesiedlung noch Verdauungssymptome.

Das kann daran liegen, dass:

- deine Verdauungssaft- und Enzymaktivität sich erst wieder an die »neue alte« Ernährung bzw. die veränderte ausgeweitete Ernährung gewöhnen muss,

- parallel (noch) eine Dysbiose im Dickdarm besteht,
- andere Erkrankungen (z. B. Leaky-Gut-Syndrom, Entzündungen, autoimmune Prozesse) oder Unverträglichkeiten noch nicht ausgeheilt sind,
- Mikronährstoffdefizite noch nicht ausgeglichen sind und der Körper noch nicht komplett reguliert ist.

Viele Patient*innen berichten jedoch, dass sich ihre Symptomatik nach der erfolgreichen Beseitigung der Fehlbesiedlung von der Symptomatik während der bestehenden Fehlbesiedlung unterscheidet.

Typische Unterschiede in der Symptomatik während und nach Fehlbesiedlung sind:

- Symptome treten nicht mehr direkt nach der Mahlzeit auf, sondern erst 1,5–3 Stunden nach dem Essen.
- Beschwerden treten nicht mehr speziell nach kohlenhydrat- oder ballaststoffreicher Nahrung auf.
- Es steht nicht mehr der schmerzhaft geblähte Oberbauch im Mittelpunkt, sondern die Beschwerden verlagern sich weiter nach unten im Bauchraum.
- Luft ist nicht mehr im Bauchraum gefangen, sondern geht jetzt (meist in Form von Blähungen) ab.
- Die Beschwerden nerven, sind aber deutlich besser auszuhalten.

Ein Kontroll-Atemtest kann auch in diesem Zusammenhang häufig Aufschluss geben.

Rückfälle und Prävention

Verständnis ist die beste Rückfallprophylaxe. Mein Anliegen als Therapeutin ist, dass meine Patient*innen genau verstehen, wie ihr Körper eigentlich funktioniert und was beim Auftreten von Symptomen oder Erkrankungen gerade schiefläuft. Speziell im Zusammenhang mit SIBO und IMO ist dieses Verständnis essenziell und ich hoffe sehr, dass du durch die bisherige Lektüre dieses Buches genau dieses Verständnis erlangen konntest. Dass du ein gutes Gefühl dafür bekommen konntest, wie die aktuelle Lage bei dir ganz individuell aussieht und wo deine ganz persönlichen Ansatzpunkte liegen.

Kennst du deine Auslöser, Ursachen, Treiber und Rahmenbedingungen, weißt du auch genau, wo deine individuellen Risikofaktoren und Trigger für das (Wieder-)Auftreten einer Fehlbesiedlung liegen. Das bedeutet im Umkehrschluss, dass du in Zukunft einen noch schärferen Blick auf genau die Symptome und Trigger werfen solltest, die du für dich identifiziert hast. Sobald sich Dysbalancen zeigen oder ankündigen, solltest du reagieren. Die Maßnahmen kennst du dann bereits aus deiner akuten Therapie. Für die meisten Betroffenen stehen folgende Trigger und Maßnahmen im Fokus.

Motilität: Mangelhafte Motilität ist einer der wesentlichen Ursachen und Treiber für Fehlbesiedlungen. Sobald du Verschlechterungen deiner Motilität bemerkst, egal wodurch, solltest du mithilfe der im Buch beschriebenen Maßnahmen gegensteuern. Telleraufteilung, Mahlzeitenpausen, Prokinetika, Betain HCL, Verdauungsenzyme, Probiotika sowie manuelle Techniken und vegetativ regulative Maßnahmen stehen hier im Fokus.

Infektionen und Entzündungen: Erwischst du einen Magen-Darm-Infekt oder eine Lebensmittelvergiftung oder entwickelst einen entzündlichen Prozess im Darm (auch Leaky Gut), ist deine Aufmerksamkeit gefragt. Dein

Darm hat eine Vorgeschichte, die ihn empfindlich(er) macht, sodass du dringend alle Rahmenbedingungen optimieren solltest. Achte auf ausreichend Motilität, fülle deine Mikronährstoffspeicher orientiert an der aktuellen Befundlage auf, trage Sorge, dass dein Ausleitungs- und Entgiftungssystem gut reguliert ist, und unterstütze die Darmgesundheit ggf. durch geeignete Probiotika.

Dysbiosen: Entwickelst du eine Dysbiose im Darm (z. B. als Folge einer notwendigen Antibiotikagabe oder eines Infekts), solltest du mit geeigneten Probiotika gegensteuern.

Anomalien des Verdauungstraktes, vor allem Adhäsionen und Strikturen: Ob angeboren oder erworben (z. B. durch Operation, Endometriose) – Verklebungen und Verengungen lassen sich häufig durch manuelle Therapien (z. B. Osteopathie) gut adressieren. Zudem solltest du besonders auf gute Darmtätigkeit und Stuhlbeschaffenheit achten.

Medikamente: Musst du aus irgendwelchen Gründen (z. B. eine Operation, ein Unfall, eine akute Erkrankung) Medikamente einnehmen, die das Mikrobiom oder die Motilität negativ beeinflussen (z. B. Eisen, Antibiotika, Antidepressiva, starke Schmerzmittel), achte auf die darmbezogenen Folgesymptome und agiere frühzeitig. Meistens geht es um das Gegensteuern mit geeigneten Probiotika und motilitätssteigernden Präparaten.

Stress: Ob Schlafmangel, Sorgen, Termindruck oder andere Stressfaktoren – übermäßiger Stress wirkt über Hormone, vegetatives Nervensystem und mikronährstoffraubende Regulationssysteme massiv auf unseren Körper ein. Auch auf den Verdauungstrakt. Ich empfehle allen (ehemaligen) Reizdarm-Patient*innen, dauerhaft Maßnahmen zur Stressregulation und zur Balancierung des vegetativen Nervensystems in ihr Leben zu integrieren.

GUT ZU WISSEN: Generelle Empfehlungen

Ich empfehle allen von SIBO bzw. IMO Betroffenen grundsätzlich Folgendes:

- Beobachte dich und deinen Körper sehr genau und reagiere bereits frühzeitig auf kleinste Veränderungen des Magen-Darm-Traktes.
- Beachte die »Big Bullets« hinsichtlich der gesunden, artgerechten, vollwertigen Ernährung, insbesondere Protein- und Fettsäurezufuhr, Telleraufteilung, gutes Kauen, Mahlzeitenpausen und Achtsamkeit beim Essen.
- Veranlasse zumindest in den ersten Jahren nach erfolgreicher Therapie einen jährlichen Checkup. Mindestens derjenigen Werte, die auffällig waren, bestenfalls umfassend in Bezug auf die Mikronährstoffe.
- Identifiziere und verstehe deine individuellen Stressfaktoren, achte auf seelische Hygiene und erlerne Methoden zur Stressregulation und Vagusnervstärkung.

In den meisten Fällen ist so Beschwerdefreiheit möglich, auch wenn nicht alle Ursachen und Treiber beseitigt werden konnten.

Solltest du unter **angeborenen Fehlbildungen** oder **Begleiterkrankungen** leiden, bei denen Körperstrukturen oder -funktionen ge- oder zerstört sind, ist manchmal keine völlige Heilung oder Beschwerdefreiheit möglich. Ebenso, wenn du aufgrund von Begleiterkrankungen Medikamente einnehmen musst, die motilitätshemmend wirken. Dennoch lassen sich in den meisten Fällen Rahmenbedingungen und Beschwerden deutlich verbessern. Häufig kommen in diesen Fällen z. B. dauerhaft prokinetische Präparate zur Unterstützung der Motilität sowie manuelle Therapien zum Einsatz.

Sinnvolle Begleittherapien

Es gibt viele großartige Therapiemethoden, die das 6-Säulen-Programm hervorragend ergänzen können. Nicht alle davon sind mir bekannt und vertraut, daher ist die nachfolgende Auflistung natürlich nicht abschließend zu verstehen. In meiner Praxis empfehle ich meinen Patient*innen sehr häufig folgende Begleittherapien, die von Spezialist*innen durchgeführt werden müssen.

Osteopathie: Sie arbeitet mit verschiedenen Techniken, die vor allem am aktiven Bewegungsapparat, den Muskeln und Faszien ansetzen. Osteopath*innen lösen nicht nur oberflächliche Blockaden, sondern können tiefsitzende Ursachen therapieren. Damit kann auf Verklebungen, Verspannungen bzw. Gewebsspannungen, Strikturen oder Vernarbungen positiv eingewirkt werden, können statische Ungleichgewichte ausgeglichen, das vegetative Nervensystem angesprochen und der Fluss der Säfte inklusive des Liquors reguliert werden. Ich empfehle die osteopathische Therapie bei erfahrenen Behandler*innen gerne parallel zur SIBO-/IMO-Therapie. Neben der Verbesserung der Verdauungstätigkeit und von Schmerzzuständen wird so die Behandlung in der Regel beschleunigt.

Homöopathie: Gut gewählte homöopathische Mittel können zur Linderung von Symptomen und zur Unterstützung der konstitutionellen Behandlung eingesetzt werden. Homöopathische Mittel werden nie pauschal, sondern auf Basis einer sehr umfassenden Fallaufnahme und der detailliert erhobenen Symptome individuell ausgewählt. Es gibt also kein Mittel gegen Blähbauch, sondern je nach Symptomlage kommen verschiedene Mittel infrage. In Grenzen ist eine Selbstbehandlung möglich, ich empfehle dir aufgrund der sehr komplexen Mittelauswahl die Konsultation von mehrjährig ausgebildeten Expert*innen.

Akupunktur: Über Akupunktur können Symptome gelindert und Körpersysteme sowie das vegetative Nervensystem reguliert werden. Suche dir erfahrene TCM-Therapeut*innen, die eine mehrjährige Ausbildung in Körperakupunktur und Traditioneller Chinesischer Medizin (TCM) durchlaufen haben.

Hypnose und Psychotherapie: Später (S. 208) erläutere ich, warum Geist und Psyche maßgeblich an der Entstehung und Beseitigung von Beschwerden beteiligt sind. In meiner Praxis mache ich hervorragende Erfahrungen mit medizinischer Hypnose durch speziell ausgebildete Therapeut*innen. Häufig können Themen im Rahmen psychologischer Hypnosesitzungen deutlich schneller bearbeitet werden als in klassischen psychotherapeutischen Sitzungen. Je nach Vorliebe, Thema und Verfügbarkeit von Therapeut*innen sind auch psychotherapeutische Sitzungen große Unterstützer im Heilungsprozess.

THERAPIESÄULE 1

Primärerkrankung behandeln

Die Therapie der Primärerkrankung richtet sich immer nach der konkreten Pathologie und Symptomatik. Ich greife in diesem Kapitel häufige Erkrankungen heraus und gebe dir grundlegende Impulse für die Therapie mit.

Für diese und alle anderen Erkrankungen, die hier nicht aufgeführt sind, empfehle ich dir, dich für möglichst viele Impulse auch an Spezialist*innen zu wenden. Wichtig ist mir, an dieser Stelle schon einmal zu betonen, dass jegliche (Primär-)Erkrankung vom 6-Säulen-Programm profitiert. Mit Primärerkrankung meine ich jene Erkrankungen, die schon vor der Fehlbesiedlung bestanden haben und die als Auslöser dazu führen konnten, dass eine SIBO oder IMO überhaupt entstanden ist. Wird die zugrundeliegende Erkrankung, also der Auslöser, bei der Behandlung nicht berücksichtigt, kann es sein, dass die Fehlbesiedlung hartnäckig verbleibt oder dass es immer wieder zu Rückfällen kommt.

Von den möglichen Auslösern einer Fehlbesiedlungen zählen zu den Primärerkrankungen Fehlbildungen, Anomalien und Verletzungen sowie akute, chronische oder autoimmune Erkrankungen. Nicht immer ist es möglich, eine Primärerkrankung komplett zu beseitigen, dann ist es wichtig, die Rahmenbedingungen zu verbessern und bestimmte Defizite so zu kompensieren. Zudem weißt du, dass du dann aufmerksame(er) im Hinblick auf Rückfallprävention sein musst, und kannst bereits vorausschauend bestimmte Maßnahmen ergreifen.

Anatomische Veränderungen

Sofern anatomische Besonderheiten nicht operativ behoben werden können, helfen oftmals manuelle Therapien, die negativen Folgen abzumildern. Speziell bei Adhäsionen (auch Endometriose) erweist sich Osteopathie als sehr hilfreich. Ebenfalls hilfreich sind oft andere manuelle Techniken, wie z. B.

die Wurn Technique. Neuraltherapie kann ebenfalls wirksam sein, um Störfelder zu beseitigen. Ein verlängerter Darm führt oft zu verlängerter Passagezeit sowie Motilitätsstörungen. Wie auch bei einer beeinträchtigten oder sogar fehlenden Ileocaecalklappe kann ein funktionierender MMC die negativen Folgen häufig kompensieren. Je nach Befundlage und Symptomatik solltest du die in im Folgenden (S. 127) beschriebenen Maßnahmen für optimale Motilität besonders berücksichtigen. Um die Motilität positiv zu beeinflussen, ist auch viszerale Manipulation oder Osteopathie oftmals hilfreich. Liegt eine Gastroparese (Magenlähmung) vor, kann neben Prokinetika in Extremfällen ein Magenschrittmacher in Erwägung gezogen werden.

Chronisch-entzündliche Darmerkrankungen (CED) und Leaky Gut

Bei allen chronisch-entzündlichen Darmerkrankungen empfiehlt sich eine antientzündliche Therapie (S. 194). Viele Betroffene in meiner Praxis konnten sich bei konsequenter Anwendung der 6-Säulen-Therapie einschließlich antientzündlicher Maßnahmen von chemischen Medikamenten befreien.

Autoimmunerkrankungen

Die chronisch-entzündlichen Erkrankungen, bei denen das Immunsystem fehlgeleitete Reaktionen zeigt und körpereigene Zellen angreift, können sich ganz unterschiedlich äußern. Je nach Befundlage und Symptomatik sollten in der Therapie entsprechende Organe und Strukturen unterstützt werden. Alle Bereiche der 6-Säulen-Therapie sind dabei wichtig. Was sich bei jeglicher Autoimmunerkrankung empfiehlt, ist die Unterstützung des Immunsystems sowie des Darms als zentrales Immunorgan. Letzteres ist im Rahmen der Fehlbesiedlungstherapie zunächst nur eingeschränkt möglich (mehr dazu in ab, S. 174), sollte aber fokussiert werden. Antientzündliche Maßnahmen (S. 194) sind in jedem Fall sinnvoll. Auch einen sehr genauen Blick auf die Regulation des Ausleitungs- und Entgiftungssystems (S. 203) und speziell die Lebergesundheit empfehle ich neben einer Mikronährstofftherapie (S. 196) dringend. Da Stress einen großen Einflussfaktor für autoimmune Prozesse darstellt, empfehle ich in der Praxis immer auch eine intensive Beschäftigung mit den Maßnahmen aus Therapiesäule 6 (S. 208). Es wird beobachtet, dass sich viele Autoimmunerkrankungen nach erfolgreicher Fehlbesiedlungsbehandlung merklich bessern.

Abgelaufene Lebensmittelvergiftungen

Hast du in der Vergangenheit eine Lebensmittelvergiftung gehabt, kann es sein, dass deine Darmschleimhaut sowie dein Darm-Nervensystem in Mitleidenschaft gezogen wurden. Selbst, wenn der damalige Erreger längst nicht mehr akut vorhanden ist, können die Folgen der Infektion noch akut störend sein. Häufig ist es nötig, die Darmschleimhaut zu regenerieren. Je nach Befundlage und Symptomatik findest du Informationen dazu in Therapiesäule 3 (S. 174). Typischerweise gehen Infektionen zu Lasten der Motilität, sodass motilitätssteigernde Maßnahmen aus Therapiesäule 2 (S. 127) zum Einsatz kommen müssen.

Speziell im Hinblick auf die Schädigung des Nervensystems können besondere Wirkstoffe bzw. Präparate zur Unterstützung des Nervensystems zum Einsatz kommen:

- Lion's Mane (Igelstachelbart, Hericium erinaceus) soll Nervenwachstum und Reparatur von Nervenschäden fördern.
- Hypericum (Johanniskraut) kann Nervenschmerzen lindern.
- Acetyl-L-Carnitin (ALCAR) mit Citicolin (GDP-Cholin) soll die Reizübertragung der Nervenzellen verbessern.

Im letzten Kapitel (ab S. 221) findest du eine Übersicht, in der ich zu den Präparaten Dosierungshinweise und Empfehlungen aus der Praxis gebe.

Vojdani empfiehlt, Killerfoods zu meiden, die Kreuzreaktionen auf CDT-B hervorrufen können (das ist das Toxin, das von den Infektionskeimen abgesondert wird). Dazu gehören u. a. Gluten, Kuhmilch, Butter, Erdnüsse, Knoblauch, Kartoffel, Guar, Kürbis, Yams, Banane, Kiwi, Wassermelone und Möhre. Ich würde bei bekannter Lebensmittelvergiftung in der Krankheitsgeschichte einen genauen Blick auf mögliche Reaktionen auf die genannten Lebensmittel werfen und sie für die Dauer der Therapie weglassen, sofern sie negative Effekte verursachen.

THERAPIESÄULE 2

Verdauung & Stoffwechsel

In diesem Abschnitt gehe ich erst auf allgemeine Voraussetzungen für optimale Verdauungs- und Stoffwechselprozesse ein, widme mich dann der SIBO-Diät und greife danach noch typischen Themen und akute Probleme auf, zu denen es häufig Fragen gibt.

Am Anfang dieses Buches habe ich dir ausführlich erklärt, wie dein Verdauungstrakt aufgebaut ist und wie er »eigentlich« funktioniert. Blättere bei Bedarf gerne nochmal zurück, denn im Folgenden setze ich dieses Verständnis voraus. Ich hoffe, dass du die Checklisten genutzt und schon viele Notizen dazu gemacht hast, an welcher Stelle deine ganz persönlichen Baustellen und Ansatzpunkte liegen. In den Diagnosekapiteln 4 und 5 (S. 65) hast du bereits viele Hinweise dazu bekommen, welche Untersuchungen und Laborparameter dir bei der Erhärtung deines Verdachts helfen können. Ich empfehle dir, vor Erstellung deines Behandlungsplans so viele Informationen und Befunde wie möglich zusammenzutragen, damit du an der richtigen Stelle ansetzen kannst und nicht raten musst. Bitte denke daran, dass du deinen Behandlungsplan nicht anhand einzelner Symptome aufstellst. Behandlung setzt immer so weit wie möglich vorne in der Kette von Ursache und Wirkung an und bezieht die komplette Fallgeschichte und Symptomatik sowie den gesamten Organismus ein.

Die Voraussetzungen für optimale Verdauung und störungsfreien Stoffwechsel: Suboptimale Lebensführung ist möglicher Auslöser und großer Treiber für Fehlbesiedlungen. Da du deinen Ernährungsstil selbst in der Hand hast und innerhalb kürzester Zeit Umstellungen vornehmen kannst, solltest du dich dringend mit den Grundlagen einer artgerechten, vollwertigen, gesunden Ernährung einschließlich der optimalen Organisation der Mahlzeiten vertraut machen. Während der Fehlbesiedlungstherapie ist es zwar sinnvoll, deine Ernährung übergangsweise anzupassen. Dennoch gibt es ein paar Kernpunkte, die immer gelten können – auch (oder insbesondere) während du eine spezielle SIBO-Ernährung durchführst.

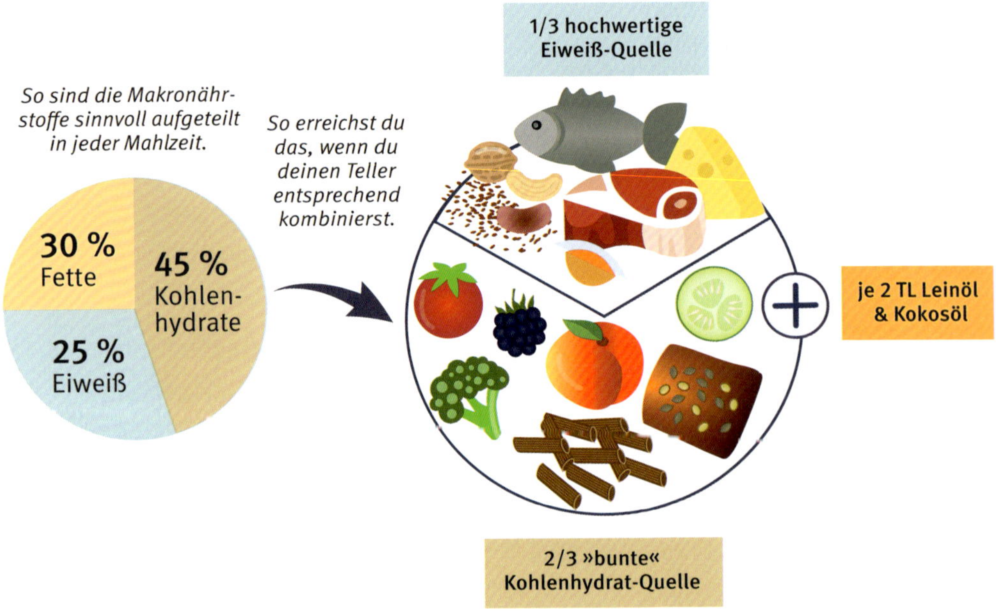

Kombiniere bei jeder Mahlzeit alle drei Nährstoffgruppen für eine optimale Telleraufteilung.

Schaffe eine optimale Versorgung

Du isst aus 2 Gründen: Erstens versorgst du deinen Körper mit **Treibstoff**, also mit Energie, meist gemessen in Kalorien. Zweitens versorgst du deine Zellen mit **Vitalstoffen**, den Mitarbeitern, Werkzeugen und Material, um Körperfunktionen, Stoffwechsel und Auf-, Um- und Abbauprozesse zu ermöglichen. Wie viele Kalorien und Mikronährstoffe du im Optimalfall benötigst, hängt von Geschlecht, Alter, Statur, Gesundheitsstatus, Aktivitätslevel und Tagespensum ab. Fakt ist: Nur mit einer ausreichenden Versorgung kann dein Körper dauerhaft das leisten, was du von ihm verlangst, und dabei gesund bleiben. Fehlen dir über einen längeren Zeitraum Kalorien und/oder Vitalstoffe, kann dies zu Erschöpfung, Konzentrationsproblemen, Schlafstörungen, Mängeln, Schmerzzuständen, Leistungseinbußen, aber auch zu Übergewicht, Gewichtsstagnationen, Stoffwechselträgheiten oder hormonellen Dysbalancen führen. Außerdem können Regeneration und Heilung beeinträchtigt sein.

Ziel gesunder Ernährung ist eine optimale Versorgung auf allen Ebenen. Während der Behandlung der Fehlbesiedlung ist dein »Warenkorb« etwas eingeschränkter als im normalen Leben – dennoch solltest du danach streben, ausreichend Kalorien und ausreichend Vitalstoffe (Mikronährstoffe) zuzuführen. In Bezug auf die Mikronährstoffe empfehle ich dir einen umfassenden Mikronährstoff-Checkup (ab S. 107). Leidest du unter ungewolltem Gewichtsverlust, habe ich für dich ein paar Impulse in einem späteren Abschnitt (S. 148) zusammengestellt.

Optimiere deine Telleraufteilung

Ein großer Erfolgsfaktor ist eine vernünftige Telleraufteilung. Diese propagiere ich im »normalen Ernährungsalltag« und umso mehr während der Behandlung von SIBO und IMO. Eine gute Telleraufteilung kombiniert in etwa 30 % Fette, 25 % Proteine und 45 % Kohlenhydrate. Auf dem Teller sieht die optimale Zusammenstellung in etwa so aus wie auf der Abbildung. Für die Umsetzung ist es wichtig zu wissen, welche Lebensmittel zu diesen Nährstoffgruppen gehören.

Kohlenhydrate: Hierzu zählen Getreideprodukte (z. B. Brot, Nudeln oder Brötchen), Süßwaren und jegliche Art von Zucker, Sirup oder Stärke. Auch Gemüse und Obst gehören zu den Kohlenhydraten. Alle Kohlenhydrate sind aus einzelnen Zuckermolekülen zusammengesetzt und werden vom Körper unterschiedlich schnell über Verdauungsenzyme (z. B. Amylasen) zu Einfachzuckern aufgespalten. Einfachzucker können dann über die Darmschleimhaut ins Blut aufgenommen werden. Während Getreideprodukte und Süßwaren im Wesentlichen nur schnell freiwerdenden Zucker und Kalorien (sowie häufig auch unerwünschte Begleitstoffe und Antinährstoffe) mitbringen, enthalten die »bunten Kohlenhydrate« neben Kalorien und Zucker jede Menge Vitalstoffe und Ballaststoffe. Sie sind zum Sattessen da, nicht die sogenannten Sättigungsbeilagen wie Nudeln. Während einer Fehlbesiedlung gibt es hier natürlich Einschränkungen, da gerade die Kohlenhydrate und Ballaststoffe als Bakterienfutter dienen.

Proteine/Eiweiße: Eiweißquellen sind Eier, Fleisch, Fisch, Milchprodukte, Hülsenfrüchte, Nüsse, Kerne, Samen und Saaten. Proteine werden über Verdauungsenzyme (Proteasen oder Peptidasen) zu Aminosäuren aufgespalten, die dann über die Darmschleimhaut resorbiert werden können. Die Zufuhrempfehlung beträgt offiziell 0,8–1 g pro Kilogramm Körpergewicht. In der Praxis arbeite ich je nach Befundlage häufig mit 1,5 g pro Kilogramm Körpergewicht, weil Mängel an der Tagesordnung sind. Achtung: Reines Protein ist nicht dasselbe wie die zugrundeliegende Proteinquelle, die auf deinem Teller liegt (siehe Tabelle). Protein sollte immer hochwertig sein – gerade bei tierischen Produkten greife auf Bioprodukte, noch besser Demeter-Ware zurück, um belastende Zusatzstoffe zu meiden. Ich empfehle, Proteinquellen zu variieren und viele pflanzliche Quellen einzubauen, um ein breites Aminosäureprofil sowie eine möglichst säurearme Zufuhr zu ermöglichen. Hochwertiges veganes Proteinpulver ist eine gute Möglichkeit, den Eiweißanteil zu erhöhen, wenn du feststellst, dass deine Basisernährung nicht ausreicht, um deinen Proteinbedarf zu decken. Insbesondere, wenn du vegetarisch oder vegan isst, kann die Eiweißzufuhr eine echte Herausforderung sein.

Fette: Fette umfassen sowohl Pflanzenöle als auch tierische Fette. Fette stecken auch in Lebensmitteln wie Avocados, Nüssen oder Kakaobohnen sowie in Proteinquellen. Fette werden größtenteils über Verdauungsenzyme zu Fettsäuren aufgespalten und dann über das Lymphsystem transportiert. Mittelkettige Fettsäuren (z. B. MCT- und Kokosöl) wandern ohne enzymatische Auf-

Ungefähre reine Eiweißgehalte typischer Proteinquellen

Eiweißquelle	Gewicht der Quelle in g	reines Eiweiß in g
mageres Fleisch	350 g	ca. 75 g
Geflügel ohne Haut	400 g	ca. 60 g
Fisch	300 g	ca. 45 g
Tofu/Soja	300 g	ca. 50 g
Hülsenfrüchte (Nassgewicht)	400 g	ca. 40 g
Käse	300 g	ca. 75 g
Quark	400 g	ca. 60 g
Eier	65 g	ca. 8 g

spaltung über die Darmschleimhaut direkt ins Blut. Auch die Fettsäurezufuhr ist häufig ungenügend. Schon durch die Erhöhung des Proteinanteils steigt auch die Fettzufuhr, da Proteinquellen i. d. R. auch Fette mitbringen. Achte dennoch insgesamt auf ausreichende Zufuhr hochwertiger Fettsäuren. Ich empfehle 2 EL Leinöl und 2 EL Kokosöl täglich und erhebe meist im Mikronährstoff-Check-up Fettsäureprofile für eine genauere Zufuhrempfehlung.

Jeder Mensch braucht alle drei Nährstoffgruppen, denn sie haben im Körper unterschiedliche Aufgaben:

- **Kohlenhydrate sind Energieträger:** Sie sind Raketentreibstoff für deine Zelle, so wie Super-Benzin. Gleichzeitig liefern bestimmte komplexe Kohlenhydrate in Form von Obst und Gemüse deinem Körper Ballaststoffe (ab S. 174). Diese sind v. a. wichtig für die Darmgesundheit.
- **Proteine/Eiweiße sind Baustoffe:** Dein Körper braucht sie, um Muskulatur, aber auch Blutkörperchen oder Nervenzellen, Bindegewebszellen, Abwehrzellen und Hormone zu bauen. Auch die Transporter für Nährstoffe oder Giftstoffe (Toxine) bestehen aus Aminosäuren. Ebenso die Verdauungsenzyme für alle Nährstoffe sowie auch für Histamin, Lactose oder Fructose. Ich nenne Proteine auch »das Lego des Körpers«, denn sogar das Erbgut jeder einzelnen Zelle beinhaltet Aminosäuren.
- **Fette sind Energieträger für niedrigere Intensitäten**, vergleichbar einem Dieselmotor. Fette sind darüber hinaus wichtig für die Aufnahme und Speicherung bestimmter Vitamine (Vitamin D, A, E und K) sowie das Nervensystem und den Zellschutz.

Viele Menschen weisen eine mangelhafte Versorgung mit Proteinen und Fettsäuren auf. Das ist gerade im Zusammenhang mit Erkrankungen kritisch. Vor allem Heilung und Regeneration sind dann beeinträchtigt. Auch werden Unverträglichkeiten, Infektanfälligkeit, Nährstoffmängel oder hormonelle Störungen begünstigt. Ich empfehle dir darum, besonders auf die Zufuhr hochwertiger Eiweiße und Fettsäuren zu achten. Wähle deine Lebensmittel während der SIBO-/

IMO-Behandlung gemäß den SIBO-Ernährungsempfehlungen (S. 134) aus.

Nutze die Macht der Pause

Gelangt Nahrung in den Körper, wird nicht nur der MMC unterbrochen. Es wird auch dein Immunsystem aktiviert. Ohne ausreichende Esspausen wird es ständig getriggert. Niedrigschwellige Entzündungen können die Folge sein, was die Zellalterung und die Entstehung von Krankheiten – auch von Leaky-Gut-Syndrom und Darmfehlbesiedlungen – begünstigt.

Meal Spacing

Meal Spacing wird häufig als Begriff für ausreichende Pausen zwischen den Mahlzeiten verwendet. Mahlzeitenpausen von 4–6 Stunden sind essenziell für optimale Verdauung und ausreichende Motilität.

Pausen zwischen den Mahlzeiten sind wichtig, damit

- der MMC arbeiten kann,
- die Selbstreinigung des Darms stattfinden kann,
- Verdauungssäfte ausreichend gebildet werden,
- Aufspaltungsprozesse stattfinden können,
- dein Immunsystem sich erholen kann,
- Entzündungsprozesse abklingen können,
- Blutzucker- und Insulinspiegel ausgeglichen sein können.

Dadurch verringert sich u. a. das Stresslevel deines Körpers.

Es ist auch ratsam, die letzte Mahlzeit des Tages nicht zu spät einzunehmen: Ich empfehle 3 Stunden Abstand bis zum Schlafengehen. Vielleicht kannst du sogar noch einen kleinen Spaziergang oder eine leichte Yogaeinheit zur Verdauungsverbesserung einlegen. Insbesondere, wenn du unter eingeschränkter Verdauungssaftbildung, Motilitätsstörungen, Immunsystemschwäche, Allergien und/oder entzündlichen Prozessen (z. B. Leaky-Gut-Syndrom, CED, Autoimmunerkrankungen) leidest, solltest du hellhörig werden. Vielleicht bist du sogar Kandidat*in für das Intervallfasten.

Intervallfasten

Intervallfasten (intermittierendes Fasten) bedeutet, dass du eine deutlich längere Essenspause einlegst als normalerweise im 3-Mahlzeiten-Modell.

Die typische Empfehlung für das 16:8-Intervallfasten lautet:

- 16 Stunden isst du nichts,
- in den verbleibenden 8 Stunden isst du 2 (maximal 3) Mahlzeiten.
- Dabei sollten auf keinen Fall großartig Kalorien und vor allem nicht Vitalstoffe eingespart werden – meine Empfehlung lautet, maximal 300–400 kcal ins Defizit zu gehen. Denn es geht beim Intervallfasten ausdrücklich nicht darum, weniger zu essen – der Sinn und Zweck liegt in den verlängerten Pausen zwischen den Mahlzeiten.
- Richtig Intervallfasten bedeutet auch eine Orientierung an den restlichen Tipps für optimale Verdauung und störungsfreie Stoffwechselprozesse.

Mittlerweile empfiehlt man für Frauen das 14:10-Modell: Aufgrund unterschiedlicher hormoneller Regulationsprozesse kann nach 14 Stunden Fasten innerhalb von 10 Stunden gegessen werden, um gute Effekte zu erreichen. Sinn und Zweck des Intervallfastens ist die Entlastung des Verdauungssystems, denn während der Mahlzeitenkarenz kann dein Körper Regenerations- und Reparaturprozesse durchführen. Entscheidest du dich gegen das Intervallfasten, strebe Mahlzeitenpausen von 4–6 Stunden an und vermeide Snacks jeglicher Art. Ein Snack ist übrigens alles, was Verdauungsaktivität erfordert – also alles außer Wasser und Kräutertee. Als ich den MMC erklärt habe (S. 33), hast du erfahren, wie lange Snacks die Selbstreinigung deines Darms stören können.

Richtig kauen

Du tust dir und deinem Verdauungssystem einen großen Gefallen, wenn du ordentlich kaust. Ich kann aus meiner Praxiserfahrung bestätigen, dass vernünftiges Kauen ein großer Erfolgsfaktor für gesunde Verdauung ist. Es bewirkt viel mehr, als wir uns landläufig vorstellen. Der Spruch »Gut gekaut ist halb verdaut« beschreibt einen wichtigen Zusammenhang: Die mechanische und enzymatische Vorverdauung im Mund durch Zähne und Speichel sind essenziell für eine optimale Verdauung. Ihre Aufgaben können im späteren Verdauungsprozess im Darm nicht komplett übernommen werden. Kauen ist so wichtig, weil die kohlenhydratspaltenden Verdauungsenzyme im Darm nicht für ganze Nudeln »ausgebildet sind«, sondern für Nudelbrei. Was du im Mund schon vorarbeitest, muss dein Darm nicht erledigen.

Und wenn du dir dann noch vor Augen führst, dass a) dein Darm den Nahrungsbrei stetig weiterbewegt und nur ein bestimmtes Zeitfenster für die Verarbeitung zur Verfügung steht und b) unaufgespaltene Kohlenhydrate anfangen zu gären, dann wird klar, warum allein schon schlechtes Kauen zu unangenehmer Gasbildung führen kann. Gärung (Fermentierung) findet mithilfe von Bakterien statt. Und nur teilweise verdaute Nahrung ist Luxusfutter für Bakterien. Das Milieu deines Darms gerät durch häufige Fütterung dieser Bakterien aus dem Lot und eine Fehlbesiedlung kann leichter entstehen. Indem du gut kaust, entziehst du also nicht nur den SIBO- bzw. IMO-Bakterien Futter, sondern machst es deinem Körper auch generell leichter und vermeidest Verdauungsbeschwerden. Eine gute Faustformel ist es, so lange zu kauen, bis der Nahrungsbrei von selbst aus dem Mund verschwunden ist.

Richtig trinken

Dein Körper besteht zu etwa 70 % aus Wasser. Du brauchst Wasser als Temperaturregler, Lösungs- und Transportmittel. Flüssigkeit transportiert Nährstoffe zu deinen Zellen. Außerdem werden Abfallprodukte mithilfe von Wasser über deine Nieren ausgeschieden. Das richtige Getränk belastet dich nicht, sondern ist neutral und hat im besten Fall noch einen Nutzen. Womit wir bei Wasser und wassernahen Getränken wären. Ca. 35 ml pro Kilogramm Körpergewicht sind ein guter Richtwert für die tägliche Zufuhr von Flüssigkeit. Pro Stunde intensiver körperlicher Belastung, extremer Sonneneinstrahlung oder z. B. Saunabesuch solltest du ca. 1 Liter zusätzlich zuführen. Falls du Probleme mit dem Ausleitungs- und Entgiftungsstoffwechsel hast (S. 203), kann es sein, dass du sogar von einer etwas höheren Trinkmenge profitierst. Schließlich werden Toxine mithilfe von Körperflüssigkeiten ausgeschieden. Bei Verdauungs- und Motilitätsbeschwerden empfehle ich, Getränke nicht zu den Mahlzeiten zuzuführen, damit Verdauungssäfte nicht noch zusätzlich verdünnt werden.

Gib Achtsamkeit eine Chance

Hektik und Stress sind die größten Energiekiller und darüber hinaus übersäuern sie deinen Stoffwechsel. Nicht zu vergessen der negative Einfluss, den Stress auf dein vegetatives Nervensystem, deine Verdauungssaftbildung, deine Motilität und deine Heilungs- und Regenerationsfähigkeit hat. Gesundes Essen bedeutet auch bewusstes Genießen. Du wirst feststellen: Achtsames, bewusstes Essen führt über kurz oder lang ganz automatisch dazu, dass du angemessen isst, Hunger sowie Sättigungsgefühl (wieder) wahrnimmst und auch besser einschätzen kannst, was dir guttut und was nicht. Dieses Bauchgefühl ist vielen von uns abhandengekommen inmitten unzähliger Ernährungsmodelle, -empfehlungen und -regeln. Ich möchte dich ermutigen, deinem Bauchgefühl (wieder) mehr zu vertrauen – so kommst du schneller ans Ziel und deine Gedanken dürfen sich wieder mit den wichtigen Dingen des Lebens beschäftigen. Wenn es dir schwerfällt, deinem Bauchgefühl zu vertrauen oder Vertrauen in deinen Körper aufzubauen, oder wenn du merkst, dass Essen ein echtes Dauerthema für dich ist, empfehle ich dir eine intensive Auseinandersetzung mit Therapiesäule 6 (ab S. 208).

Hormonelle Balance

Auch deine Hormone beeinflussen Motilität und Verdauung. Folgende Hormone solltest du insbesondere im Blick haben und ggf. besser in die Balance bringen.

Insulin: Dieses blutzuckerregulierende Hormon wird immer dann ausgeschüttet, wenn Kohlenhydrate verzehrt werden. Essenziell sind die Reduktion einfacher Kohlenhydrate (v.a. Süßwaren, Getreideprodukte, Teigwaren) zugunsten komplexer Kohlenhydrate (v.a. Gemüse und Obst) zum Sattessen, eine ausgewogene Telleraufteilung sowie Mahlzeitenpausen. In Stresssituationen kann Insulin übermäßig ausgeschüttet werden, ebenso bei späten Mahlzeiten und zu geringen Ruhezeiten. Das kann den Stoffwechsel durcheinanderbringen. Sofern deine Bauchspeicheldrüse gesund ist, kannst du über eine artgerechte, ausgewogene, gesunde Ernährung und einen stressreduzierenden Lebensstil deinen Insulinspiegel gut regulieren.

Schilddrüsenhormone: Als »Motor« unseres Stoffwechsels kurbelt deine Schilddrüse je nach Ressourcenstatus deinen Stoffwechsel an oder setzt ihn auf Sparflamme. Sie muss einen Gang runterschalten, wenn wichtige Nährstoffe oder Cofaktoren für optimale Stoffwechselfunktionen fehlen. Und das kann dann zu Motilitätsstörungen, Trägheiten und Verdauungssymptomen führen. Häufig sind Mikronährstoffdefizite der Grund für vermeintliche Schilddrüsenstörungen. Kläre diese also dringend ab, wenn deine Schilddrüse in Richtung Unterfunktion driftet. Natürlich können auch Störungen oder Entzündungen der Schilddrüse dahinterstecken – dies solltest du über eine ausführlichere Schilddrüsendiagnostik bei Spezialist*innen untersuchen lassen.

Progesteron: Das weibliche Geschlechtshormon wird v.a. in der zweiten Zyklushälfte ausgeschüttet. In hohen Dosen entspannt es die Muskulatur (auch im Verdauungstrakt) und führt zu Motilitätseinbußen, Blähungen und Verstopfung. Der Abfall von Progesteron wiederum kann häufigen Stuhlgang oder gar Durchfall verursachen – das merken viele

Frauen beim Eintritt der Menstruationsblutung. Eine Balance der Geschlechtshormone hängt u. a. von den Baustoffen ab, womit wir wieder bei den Mikronährstoffen (v. a. Aminosäuren, Fettsäuren, Cholesterin, Coenzym Q_{10}) wären. Zudem können hormonell ausgleichende Pflanzenpräparate wie Frauenmantel (Alchemilla), Mönchspfeffer (Agnus castus) oder Sibirischer Rhabarber helfen. Bei schwereren Störungen im Hormonsystem kann unter Umständen mit bioidentischen Hormonen gearbeitet werden – dazu lasse dich bitte von Spezialist*innen beraten. Denke bitte auch immer an den großen Einfluss von Stress und Psyche bei der Bildung von Geschlechtshormonen, da daran immer auch die Nebenniere beteiligt ist – mehr dazu erfährst du in den Abschnitten über Stress (S. 48).

Ernährung während der SIBO-/IMO-Therapie

Im Folgenden geht es um Empfehlungen während der SIBO-/IMO-Therapie. Während eine Fehlbesiedlung besteht, läuft die Ernährung nämlich etwas anders als »im normalen Leben«. Viele Betroffene glauben fälschlicherweise, die Ernährung sei (oft in Kombination mit Antibiotikagaben) der Hauptbestandteil der Therapie. Dem ist nicht so. Meine Praxiserfahrung zeigt, dass bei paralleler Ausgestaltung aller 6 Behandlungssäulen die Ernährungseinschränkung meist deutlich kürzer und weniger strikt ausfällt als erwartet. Dies kommt der Tatsache entgegen, dass viele Betroffene extreme Durchführungs- und Motivationsprobleme bei einer strikten Ernährungseinschränkung haben. Die Demotivation und der Frust führen sehr häufig zu extremem Stress und großen mentalen Blockaden, die die Therapie maßgeblich negativ beeinflussen. Mir ist es darum wichtig, dass du verstehst, wie du über die Ernährung eingreifst und steuerst und dass du mit diesem Wissen **dein individuelles Modell** findest, mit dem du Motivation, Durchführbarkeit und Behandlungserfolg in einen guten Einklang bringen kannst.

Ich nenne die speziellen Ernährungsempfehlungen während der Therapie deiner Fehlbesiedlung »SIBO-Diät«, wenngleich sie auch bei der Behandlung von IMO zum Tragen kommt. Der Begriff hat sich eingebürgert und geht leichter von den Lippen.

Wozu dient die SIBO-Diät?

Ich beginne mit dem, was die SIBO-Diät nicht kann. Sie kann die Fehlbesiedlung nicht beseitigen. Sie kann Bakterien nicht »aushungern«.

Die SIBO-Diät hat vielmehr folgende Zwecke:

- Sie dämmt die Vermehrung fehlbesiedelter Keime ein, denn sie entzieht fehlbesiedelten Bakterien bzw. Archaeen ihre Lieblingsnahrung. Es wird den Keimen so ungemütlich wie nur möglich gemacht – sozusagen vom 5-Sterne-Wellness-Hotel zur Jugendherberge mit Klo auf dem Flur.
- Durch die Diät fühlst du dich typischerweise schnell besser, da viele Symptome nicht mehr auftreten. Die Fehlbesiedlungssymptome entstehen ja, weil die Keime genau das machen, was sie sollen: Sie fermentieren ballaststoff-, stärke- und zuckerreiche Kohlenhydrate, woraus Gasbildung folgt – nur eben an der falschen Stelle oder im Übermaß. Vermeidet man nun diesen »Rohstoff«, entstehen logischerweise keine Symptome.

- Dein Darm wird gepflegt und geschützt und die meist arg mitgenommene Schleimhaut wird bei der Regeneration unterstützt.
- Die-Off-Symptome bei der Elimination der Fehlbesiedlungskeime werden erträglicher.
- In meiner Praxis helfen mir die Reaktionen der Betroffenen auf die SIBO-Diät und deren Ausweitung zudem enorm beim Erkenntnisgewinn. Zusammenhänge zwischen Lebensmitteln bzw. Nahrungsaufnahme und Symptomen werden immer deutlicher.

Die SIBO-Diät hat somit eine **Zwitterstellung**: Sie ist **Therapiebestandteil** und zugleich **Indikator für den Therapieerfolg**. Die SIBO-Diät begleitet die Behandlung einer Fehlbesiedlung meist für einige Wochen.

GUT ZU WISSEN: SIBO-Diät ist mehr als Low-FODMAP

FODMAP steht für »fermentable oligo-, di-, monosaccharides and polyols«. Übersetzt bedeutet das in etwa: »fermentierbare Mehrfach-, Zweifach- und Einfachzucker sowie mehrwertige Alkohole«. Das sind alles bestimmte Kohlenhydrate und Zuckeralkohole, die in verschiedenen Nahrungsmitteln enthalten sind und im Dünndarm schlecht aufgenommen werden. Sie werden von Dickdarmmikroben (und SIBO- und IMO-Keimen) fermentiert, füttern also deine Fehlbesiedlung. Zu den FODMAPs gehören u. a. Fructose (Fruchtzucker), Lactose (Milchzucker), Sorbit, Erythrit und andere einfache Kohlenhydrate.

Währenddessen geht es mit den begleitenden Maßnahmen aus allen 6 Therapiesäulen an die Elimination der Bakterien und die Normalisierung des Mikrobioms sowie die Regulierung von Vegetativum, Entgiftungsapparat, Verdauung und Stoffwechsel. Ernährung ist nur ein Teilbereich der SIBO- und IMO-Therapie und eine SIBO-Diät allein kann eine Fehlbesiedlung nicht heilen. Genausowenig, wie dies eine der anderen Therapiesäulen alleine kann. Die Anpassung deiner Ernährung ist jedoch einer deiner mächtigsten Hebel, wenn es um die Linderung deiner akuten Symptome geht.

Grundlagen der SIBO-Diät

Kern der Diät sind restriktive Lebensmittellisten (S. 137), die dazu dienen, »Fehlbesiedlungs-Lieblingsfutter« zu meiden. Je nach Beschwerdebild und Behandlungsfortschritt durchläufst du bei der Diät 3 Phasen. Die SIBO-Diät, wie du sie hier im Buch kennenlernst, basiert auf der SIBO-Specific Diet und der Biphasic Diet (2-Phasen-Diät) von Dr. Nirala Jacobi und Dr. Allison Siebecker. Diese beiden Diäten bilden die Grundlagen, die ich nach meinen Erfahrungen modifiziert und erweitert habe. Es wurden ernährungsphysiologische Erkenntnisse ergänzt und vor allem grundsätzliche Empfehlungen zur optimalen Versorgung des Körpers eingebaut. Die SIBO-Diät ist auch komplexer als eine Low-FODMAP-Diät (siehe Kasten), denn diese allein reicht nicht aus, um deiner Fehlbesiedlung ihr Futter zu entziehen. Bei der SIBO-Diät werden neben den FODMAPs darum weitere Lebensmittel gemieden, wie z. B. Stärke, glutenfreies Getreide, Sauerteig oder Ballaststoffe, wie sie in Vollkorn und Hülsenfrüchten vorkommen.

Die 3 Phasen der SIBO-Diät

Du beginnst in Phase 1 mit einer eingeschränkten Lebensmittelauswahl, die ich dir gleich in Form von Listen vorstelle. Diese werden im Verlauf der 3 Phasen ausgeweitet.

Phase 1
ist sehr strikt

Es geht um Eindämmung von Symptomen, indem den fehlgeleiteten Bakterien möglichst viel Futter entzogen wird. Außerdem geht es um Normalisierung deiner Verdauungsprozesse und darum, Bau-, Funktions- und Reparaturstoffe für die Gesundung der Darmschleimhaut zuzuführen. Das Ziel von Phase 1 ist, einen symptomatisch stabilen Zustand zu erreichen. Ich nenne das **»deine sichere Homebase«**, auf die du immer wieder zurückkehren kannst, wenn irgendwas durcheinandergerät. Es hat sich bewährt, für ein paar Tage Phase 1 durchzuhalten mit dem Ziel, einen stabilen symptomfreien Zustand zu erreichen, von dem du dann ein besseres Gefühl für die Auswirkungen von Lebensmitteln hast. Mache das nur so lange, bis du symptomatisch »gut drauf« bist. In meiner Praxis dauert Phase 1 meist 1–2 Wochen, häufig ist die sichere Homebase schon nach 2–3 Tagen erreicht. Du solltest durch die strikte Phase 1 eine **deutliche Symptomverbesserung** spüren. Falls nicht, sollte weitere Ursachenforschung erfolgen, warum deine Symptome nicht auf die Ernährung reagieren. Häufig sind Leaky Gut, Intoleranzen, Toxine, Candida, Parasiten oder extremer (meist psychischer) Stress im Spiel.

Phase 2
weicht Phase 1 vorsichtig auf

Phase 2 ist eine Aufweichung von Phase 1 und dauert typischerweise 2–4 Wochen. Das Ziel von Phase 2 ist, die Ausbreitung der Fehlbesiedlung einzudämmen, gleichzeitig wird das Mikrobiom wieder etwas »besser gefüttert«. Phase 2 startet, sobald in Phase 1 eine deutliche Symptomverbesserung eingetreten ist. Weite in Phase 2 nach und nach die Lebensmittel und Mengen aus und achte dabei bitte weiterhin auf die Telleraufteilung und die grundlegenden Ernährungsempfehlungen aus den vorigen Abschnitten.

Phase 3
weitet die Lebensmittel deutlich aus

Mit Abklingen der Symptome beginnt nach ca. 4–8 Wochen mit Phase 3 die schrittweise Ausweitung deiner Lebensmittel auch über die Listen von Phase 1 und 2 hinaus. Das Ziel von Phase 3 ist also die schrittweise Wiedereinführung von Lebensmitteln, um den Körper wieder besser zu versorgen und um festzustellen, ob, wann und in welchem Umfang Symptome wieder auftreten. Denn die Diät dient wie erwähnt auch als Indikator. Damit bekommst du eine Idee, ob die Fehlbesiedlung rückläufig ist. Das ist wahrscheinlich dann der Fall, wenn Symptome auch bei der Zufuhr von FODMAPs und insbesondere Ballaststoffen nicht mehr auftreten. Treten auch nach Einführung aller gewünschten Lebensmittel keine Symptome auf, empfehle ich den Übergang zu der von mir schon mehrfach erwähnten artgerechten, vollwertigen, gesunden Basisernährung (S. 149).

Die SIBO-Diät muss individuell an dich angepasst werden

Entgegen der weitverbreiteten Annahme gibt es keine perfekte pauschale SIBO-Diät. Grundsätzlich kann man festhalten, dass

Proteine in der Regel sehr gut und Fette meistens gut vertragen werden, während Kohlenhydrate bei SIBO und IMO Probleme bereiten. Das erklärt sich aus dem bekannten Mechanismus der Fehlbesiedlung. Welche Kohlenhydrate genau in welchen Mengen gut oder weniger gut vertragen werden, ist jedoch sehr individuell. Du musst deine **eigenen Verträglichkeiten** und **Verträglichkeitsgrenzen** herausfinden.

Deine Reaktionen auf Lebensmittel sind u. a. abhängig von

- der Art der Fehlbesiedlung (Wasserstoff, Methan, Wasserstoffsulfid),
- dem Ort der Fehlbesiedlung (Dünndarm oder Dickdarm),
- dem Zustand deiner Darmbarriere,
- deiner Magensäure- und Verdauungssaftaktivität,
- Begleiterkrankungen, v. a. Unverträglichkeiten, Allergien, Darmerkrankungen.

Sieh die Empfehlungen für die Lebensmittellisten als Leitplanken an, mit denen du startest. Teste dann nach Erreichen deiner sicheren Homebase deine persönlichen Lebensmittel und Zufuhrmengen aus, bei denen weiterhin keine Symptome auftreten.

Lebensmittellisten für Phase 1 und 2 der SIBO-Diät: Die Lebensmittellisten (S. 138 bis S. 141) zeigen dir, was während der SIBO-Therapie auf dem Teller liegen sollte. Die grundlegenden Ernährungsempfehlungen dazu, wie du deine Mahlzeiten organisieren solltest, hast du zu Beginn dieses Kapitels schon kennengelernt. Da jeder Mensch unterschiedlich reagiert, achte bitte genau auf deinen Körper und wie er auf die Lebensmittel reagiert. Solltest du Reaktionen feststellen, dokumentiere sie genau und meide das Lebensmittel vorerst.

Die Ausweitung in Phase 3 der SIBO-Diät

Wenn du nach Phase 2 isst und symptomatisch stabil bist, weitest du deine Ernährung Schritt für Schritt im wahrsten Sinne des Wortes nach Bauchgefühl aus.

Dabei gehst du am besten wie folgt vor:

- Weite zunächst die Lebensmittel aus Phase 1 und 2 mengenmäßig aus. Beachte dabei weiterhin die optimale Telleraufteilung und führe ausreichend Proteine und Fette zu.
- Integriere dann nach und nach weitere Lebensmittel, die nicht in Phase 1 und 2 aufgeführt sind. Versuche, zucker-, stärke- und ballaststoffhaltige Lebensmittel möglichst vorsichtig, in kleinen Mengen und achtsam wieder einzuführen.
- Nimm maximal ein neues Lebensmittel pro Tag hinzu, das nicht in Phase 1 und 2 beschrieben ist.
- Wenn ein neu hinzugekommenes Lebensmittel keine Symptome verursacht, kannst du es in deine Ernährung integrieren. Am besten zunächst in kleinen Mengen. Gut ist es, die Verträglichkeit an 3 aufeinanderfolgenden Tagen, zu testen, auch wenn dies Zeit kostet.
- Deine individuelle, darmoptimale Ernährung zu entdecken, ist ein Prozess. Manchmal spielen weitere Einflussfaktoren wie Zyklus, Schlaf, Nahrungsergänzungsmittel oder Tagesform hinein. Versuche, möglichst nur eine Veränderung zurzeit vorzunehmen.
- Bei der Reihenfolge der Wiedereinführung kannst du nach Bauchgefühl und Bedürfnissen vorgehen; ich schlage dir grob folgende Reihenfolge vor, wobei du natürlich nur die Lebensmittel verwenden solltest, auf die du Lust hast:

(Fortsetzung S. 142)

Lebensmittelliste für Phase 1 der SIBO-Diät.

	Lebensmittel	Was ist möglich?	Bemerkungen
Eiweiß (Protein)	Ei	Alle erlaubt	
	Fleisch, Geflügel	Alle erlaubt außer Schwein	Nur hochwertig, unbelastet und frisch verarbeitet
	Fisch	Alle erlaubt	Nur hochwertig, unbelastet und frisch verarbeitet
	Hülsenfrüchte	Alles meiden außer Tempeh und Tofu (max. 100 g)	Was geht: Proteinpulver aus Erbsenproteinisolat ohne Zucker
	Nüsse, Samen (max. ¼ Tasse pro Mahlzeit)	Chia (1 TL), Flohsamen (½ TL), Hanfsamen, Haselnuss, Kokosmilch, Kokosnuss, Kokoswasser, Kürbiskerne, Leinsamen geschrotet (½ TL), Macadamia, Mandel, Mandelmehl, Mandelmus, Pecannuss, Pinienkerne, Sesam, Sonnenblumenkerne, Walnuss	Teste ganz vorsichtig bei Chia, Leinsamen, Flohsamen – bei Symptomen absetzen Meiden: Cashew, Erdnuss, Pistazie Alle Nüsse ungesalzen, ungeröstet und ohne Süßungsmittel Ganze Nüsse 2 bis 3 Stunden einweichen in Wasser
	Milchprodukte	Komplett meiden	Kokos- oder Mandeljoghurt kann eine gute Alternative sein (evtl. sind Stärke und Kulturen ein Problem)
Kohlenhydrate	Getreide, Brot und Cerealien	Komplett meiden	Bei extremer Abmagerung evtl. Quinoa, ggf. Langkornreis (Basmati, Jasmin) oder Hirse, max. ½ Tasse pro Mahlzeit

Daten basieren auf Jacobi N. The SIBO bi-phasic diet. The SIBO Doctor; 2022.

Lebensmittelliste für Phase 1 der SIBO-Diät.

	Lebensmittel	Was ist möglich?	Bemerkungen
Kohlenhydrate	Obst	Saure Zitrusfrüchte (Grapefruit, Limette, Pomelo, Zitrone)	Maximal 2 Stück täglich
Kohlenhydrate	Gemüse (unlimitiert)	Alle Blatt- und Kopfsalate, Aubergine, Chicorée, Frühlingszwiebel (nur das Grüne), Grünkohl, Gurke, Ingwer, Mangold, Olive, PakChoy, Paprika, Radicchio, Rettich, Schnittlauch*, Sprossen, Wildkräuter	Wenn sich Symptome deutlich bessern, kann mehr Kürbis und Möhre dazutreten Nur frisches Gemüse verarbeiten, keine Dosen oder Fertignahrung, keine Fertigsuppen
Kohlenhydrate	Gemüse (max. ½ Tasse pro Mahlzeit)	Artischockenherzen, Babyspinat, Brechbohnen, Brokkoli, Chili, Chinakohl, Fenchel, Grüne Erbsen, Kürbis, Lauch, Möhre, Nori-Alge, Rosenkohl, rote Bete, Sellerie (Stange/Knolle), Spargel, Spinat, Wirsingkohl, Zucchini, Zuckerschote	*Schnittlauch nicht bei Wasserstoffsulfid-SIBO Nur frisches Gemüse, keine Dosen oder Fertignahrung Kein Mais, Blumenkohl, Knoblauch, Zwiebeln, Pilze
Fette	Fette & Öle	Ghee, Hanföl, Leinöl, Kokosöl, Kürbiskernöl, MCT, Olivenöl, Rapsöl, Sesamöl, Traubenkernöl, Walnussöl	Aromatisierte Öle sind okay, auch mit Knoblauch oder Chili
Süßungsmittel		Stevia (100% rein)	
Gewürze & Kräuter		Ingwer, Galgant, Kurkuma, Kräuter, Senf, Tabasco, Zimt, andere Gewürze*	*Kein Knoblauch, Zwiebel; *kein Schnittlauch bei Wasserstoffsulfid-SIBO *Keine Fertigmischungen, keine Sojasauce, kein Essig
Getränke		Stilles gefiltertes Wasser, Kräutertee, Ingwerwasser, Roiboostee	Kein Kaffee, Kakao, Schwarztee oder Grüntee; notfalls 1 Kaffee pro Tag (Demeter-Ware und zum Essen)

Daten basieren auf Jacobi N. The SIBO bi-phasic diet. The SIBO Doctor; 2022.

Lebensmittelliste für Phase 2 der SIBO-Diät.
Die Unterschiede zu Phase 1 sind gefettet.

	Lebensmittel	Was ist möglich?	Bemerkungen
Eiweiß (Protein)	Ei	Alle erlaubt	
	Fleisch, Geflügel	Alle erlaubt außer Schwein	Nur hochwertig, unbelastet und frisch verarbeitet
	Fisch	Alle erlaubt	Nur hochwertig, unbelastet und frisch verarbeitet
	Hülsenfrüchte (max. 100 g)	**Augenbohne, Limabohne, Linse, Mungobohne,** Tempeh, Tofu	Was geht: Proteinpulver aus Erbsenproteinisolat ohne Zucker
	Nüsse, Samen	Chia (**2 TL**), Flohsamen (**1 TL**) Hanfsamen, Haselnuss, Kokosmilch, Kokosnuss, Kokoswasser, Kürbiskerne, Leinsamen geschrotet (**2 TL**), Macadamia, Mandel, Mandelmehl, Mandelmus, Pecannuss, Pinienkerne, Sesam, Sonnenblumenkerne, Walnuss	Alle Nüsse ungesalzen, ungeröstet und ohne Süßungsmittel Ganze Nüsse 2 bis 3 Stunden einweichen in Wasser
	Milchprodukte	**Reifer Käse von Schaf oder Ziege (z.B. Pecorino), Schafjoghurt, Ziegenjoghurt**	Kokos- oder Mandeljoghurt kann eine gute Alternative sein
Kohlenhydrate	Getreide, Brot und Cerealien	**Gekocht (max. ½ Tasse täglich): Buchweizen, Hirse, Reisnudeln, Langkornreis (Jasmin, Basmati), Reisnudeln, Quinoa** **Ungekocht als Porridge (max. ¼ Tasse täglich): Buchweizen, Hirse, Reis, Quinoa** **Reiswaffeln, Hirsewaffeln (Menge zählt zu Porridge)**	

Daten basieren auf Jacobi N. The SIBO bi-phasic diet. The SIBO Doctor; 2022.

Lebensmittelliste für Phase 2 der SIBO-Diät. Die Unterschiede zu Phase 1 sind gefettet.

	Lebensmittel	Was ist möglich?	Bemerkungen
Kohlenhydrate	Obst (max. 2 Stück täglich)	**Ananas, Avocado, Banane, Beeren, Cantaloupemelone, Galiamelone, Granatapfel, Honigmelone, Kirschen, Kiwi, Lychee, Maracuja, Papaya, Rhabarber, Sternfrucht, Weintraube,** Zitrusfrüchte (sauer)	Sobald sich Symptome deutlich bessern maximal 2 Portionen täglich Meiden: Apfel, Aprikose, Birne, Feige, Kaki, Mango, Nashi, Nektarine, Pfirsich, Pflaume
Kohlenhydrate	Gemüse (unlimitiert)	Alle Blatt- und Kopfsalate, Aubergine, Chicorée, Frühlingszwiebel (nur das Grüne), Grünkohl, Gurke, Ingwer, Mangold, Olive, PakChoy, Paprika, **Pastinake**, Radicchio, Rettich, Schnittlauch*, Sprossen, Wildkräuter	*Schnittlauch nicht bei Wasserstoffsulfid-SIBO Nur frisches Gemüse verarbeiten, keine Dosen oder Fertignahrung, keine Fertigsuppen Kein Mais, Blumenkohl, Knoblauch, Zwiebeln, Pilze
Kohlenhydrate	Gemüse (max. 1 Tasse pro Mahlzeit)	Artischockenherzen, Babyspinat, Brechbohnen, Brokkoli, Chili, Chinakohl, Fenchel, Grüne Erbsen, **Kartoffel (geschält)*,** Kürbis, Lauch, Möhre, Nori-Alge, Rosenkohl, rote Bete, Sellerie (Stange/Knolle), Spargel, Spinat, Wirsingkohl, Zucchini, Zuckerschote	Wenn sich Symptome deutlich bessern, können die Mengen etwas vergrößert werden Nur frisches Gemüse verarbeiten, keine Dosen oder Fertignahrung, keine Fertigsuppen ***Bei Methan-Fehlbesiedlung keine Kartoffeln**
Fette	Fette & Öle	**Butter**, Ghee, Hanföl, Leinöl, Kokosöl, Kürbiskernöl, MCT, Olivenöl, Rapsöl, Sesamöl, Traubenkernöl, Walnussöl	Aromatisierte Öle sind okay, auch mit Knoblauch oder Chili
Süßungsmittel		Stevia (100% rein), **reiner Kakao (1 TL tgl.)**	
Gewürze & Kräuter		Ingwer, Galgant, Kurkuma, Kräuter, **Miso**, Senf, Tabasco, **Tamari**, Zimt, andere Gewürze*	*Kein Knoblauch, Zwiebel; *kein Schnittlauch bei Wasserstoffsulfid-SIBO *Keine Fertigmischungen, keine Sojasauce, kein Essig
Getränke		Stilles Wasser, Kräutertee, Ingwerwasser, Roiboostee, **1 Tasse Kaffee täglich, Schwarztee**	

Daten basieren auf Jacobi N. The SIBO bi-phasic diet. The SIBO Doctor; 2022.

   - Kartoffel und Süßkartoffel in kleinen Mengen,
   - andere Gemüsesorten,
   - Hülsenfrüchte vorsichtig in kleinen Mengen; meiner Empfehlung nach sollten diese gründlich gewaschen und über ein paar Stunden eingeweicht und gekocht werden,
   - Haferflocken,
   - Quinoa,
   - Obstsorten; ich würde zunächst mit eher fructosearmen Sorten wie Beeren, Papaya, Zitrusfrüchten, Pfirsich starten,
   - Essig,
   - erst gegen Ende der »Testreihe« solltest du (falls überhaupt gewünscht/benötigt) andere Getreide, Brötchen, Nudeln oder andere Teigwaren testen,
   - größere Mengen an Ballaststoffen würde ich erst etwas später wieder zuführen.
- Der nächste Schritt folgt nur dann, wenn der vorhergehende keine Symptome verursacht.

Erst nach Beseitigung der Fehlbesiedlung solltest du – wenn überhaupt nötig – zuckrige und landläufig als ungesund klassifizierte Lebensmittel wie Süßigkeiten und Gebäck verzehren. Generell verzichten würde ich auf Weizen, Schweinefleisch sowie Kuhmilchprodukte, als Allergiker*in auch auf Sojaprodukte. Vorbehaltlich anderer Allergien oder Unverträglichkeiten sollten deine Symptome auch nach Einführung der genannten Lebensmittel in vernünftigen und gesunden Mengen und Anteilen ausbleiben. Denk daran, dass Wiedereinführungsprozesse auch Umstellungsprozesse für den Körper sind. Da dein Körper während der Zeit der eingeschränkten Ernährung meist auch die Enzymaktivität anpasst und da sich dein Mikrobiom abhängig von Lebensmitteln und Präparaten verändert, können übergangsweise Umstellungssymptome auftreten, z. B. Blähungen oder Rumoren im Darm. Diese Symptome fühlen sich meist anders an als deine bekannten Fehlbesiedlungssymptome und verschwinden nach wenigen Tagen wieder.

Besonderheiten bei Wasserstoffsulfid-Fehlbesiedlung

Um den Erfahrungswerten diverser Therapeut*innen gerecht zu werden, möchte ich einige Punkte ansprechen, die du bei Verdacht auf Schwefelwasserstoff-Fehlbesiedlung berücksichtigen kannst. In meiner Praxis erlebe ich selten starke Reaktionen, wenn nach der 6-Säulen-Therapie vorgegangen wird. Ich würde dir empfehlen, die aufgeführten Punkte für dich zu testen, wenn du eine Wasserstoffsulfid-Fehlbesiedlung vermutest:

Ich vermeide bei Verdacht auf Wasserstoffsulfid-Fehlbesiedlung (zumindest am Anfang) Allicin als pflanzliches Extrakt und empfehle vorsichtshalber auch, auf **Knoblauch, Bärlauch, Schnittlauch** und **Zwiebeln** in der Ernährung zu verzichten. Auch **MSM**, schwefelhaltige Aminosäuren (**Cystein** und **Methionin**) oder andere Präparate aus organischem Schwefel solltest du erstmal vermeiden. **Sulfate** und **Taurin**, das viel in tierischen Produkten (v. a. **fettreichem Fleisch**) vorkommt, sind schon länger als Schwefelwasserstoffquelle für Bakterien bekannt. Da typische Low-FODMAP-Diäten oft sehr reich an tierischen Eiweißen sind, können diese die Symptomatik verschlechtern. Das gilt auch für Paleo- oder Keto-Diäten. Achte darauf, ob Fleisch, **Eier** und andere tierische Produkte dir übermäßig Beschwerden bereiten.

Neuer ist die Erkenntnis, dass **Sulfoquinovose** aus **Spinat** oder **Algen** sowie **gesättigte Fette** und **Kokosöl** ebenfalls als Futter für die Gasbildung dienen können. Es wird empfohlen, für die Dauer auf Sulfate in der Ernährung zu verzichten. Ich empfehle dir, auf dein Bauchgefühl zu achten und zu schauen, ob deine Symptome sich durch die genannten Lebensmittel verschlechtern.

Elementardiät (ED)

Die ED wird als Alternative zu (pflanzlichen oder chemischen) Antibiotika (S. 179) angesehen. Sie muss darum in die anderen Behandlungssäulen eingebunden werden. Sie besteht in der Zufuhr ausschließlich flüssiger Shakes als Nahrung über 2–3 Wochen. Die Idee dahinter ist, die Verdauung so zu beschleunigen, dass die Nahrung bestenfalls schon im oberen Teil des Dünndarms verstoffwechselt wird und die Bakterien etwas weiter unten nichts mehr davon abbekommen. Bestandteil echter ED-Shakes sind darum nur direkt resorptionsfähige Mikronährstoffe. Die ED soll die SIBO- bzw. IMO-Bakterien (anders als die SIBO-Diät) aushungern. Darum werden während der ED typischerweise keine begleitenden Antibiotika eingenommen.

Vorteile der ED

Dr. Allison Siebecker gibt die Reduktion der Atemgaswerte im Lactulose-Atemtest mit ca. 70–100 ppm innerhalb von 2 Wochen an. Diese Betrachtung bezieht sich auf den Zeitpunkt direkt nach der ED und bezieht nicht mit ein, ob die Fehlbesiedlung im Anschluss an die ED wieder aufgetreten ist. Diese schnelle Erfolgsrate bei vergleichsweise kurzer Durchführung kann als Vorteil gewertet werden.

Nachteile der ED

Nachteilig sind aus meiner Sicht und Erfahrung folgende Aspekte: Es sind extreme Disziplin, Motivation und Genauigkeit bei der Durchführung erforderlich. Während der ED werden nur eingeschränkt Nährstoffe zugeführt, was zu Mängeln und Gewichtsverlust führen kann. Während der ED werden auch keinerlei Ballaststoffe zugeführt; der Dickdarm wird nicht unterstützt. Zudem können die einfachen Zucker in der ED einen Hefepilzbefall verstärken, bei bekannter Candida- bzw. Hefepilzbesiedlung ist eine ED also nicht geeignet. Die ED kann auch extreme Die-Off-Symptome hervorrufen. Ein weiterer Nachteil ist, dass man die Shakes eigenhändig mischen muss, da es meiner Recherche nach aktuell keine Fertigvarianten gibt, die frei von ungünstigen Inhaltsstoffen sind. Käuflich erhältliche Shakes sind meist nicht speziell für die Behandlung von SIBO oder IMO konzipiert, sondern dienen dem Aufpäppeln von mangelernährten Patient*innen. Darum sind sie häufig mit diversen (im Falle einer SIBO oder IMO kontraproduktiven) Zuckern versetzt und enthalten Geschmacksverstärker und andere ungünstige Zutaten. Darüber hinaus sind sie teuer. Bei selbst zusammengestellten Shakes kannst du außerdem die Nährstoffzusammensetzung individuell anpassen. Ich stelle dir gleich ein Rezept vor.

Sinnvoller Einsatz der ED

Ich bin kein großer Fan der ED, da sie den Körper extrem fordert, den Dickdarm häufig noch stärker durcheinanderbringt und in den meisten Fällen aus meiner Sicht verfrüht und suboptimal eingesetzt wird. In meiner Praxis empfehle ich die Elementardiät nur in ganz seltenen Fällen. Im Regelfall benötige ich die ED nicht, da ich die Behandlung immer ganzheitlich regulationsmedizinisch auf Basis des hier beschriebenen 6-Säulen-Programms durchführe. Ich würde die ED in Erwägung ziehen, wenn bei gewissenhafter Durchführung des 6-Säulen-Programms keinerlei Besserung der Fehlbesiedlung und der Symptomatik erzielt würde. Wichtig dabei ist, dass viele Patient*innen ihre Kontrollatemtests nach der Therapie falsch interpretieren und meinen, es sei »nichts« passiert. Oder es geht ihnen deutlich besser, sie sehen aber auffällige Atemgaswerte im Atemtest oder im FoodMarble und denken dann trotz ihres subjektiven Verbesserungsgefühls, es sei »nichts« passiert. Meist sind diese Interpretationen schlichtweg falsch und die Betroffenen sind sehr wohl auf dem Weg der Besserung und die ED somit nicht sinnvoll und notwendig. Ich empfehle dir im Zweifel Rücksprache mit Spezialist*innen, bevor du die ED durchführst.

Wie funktioniert die ED?

Sie wird meist über 2 Wochen durchgeführt, dann wird nachgetestet und bei nach wie vor auffälligem Test wird eine dritte Woche angehängt; 3 Wochen sind aber die Maximaldauer. Neben den Shakes werden außer stillem Wasser keine andere Nahrung oder Getränke zugeführt. Achte auf ausreichende Pausen zwischen den Shakes. Die ED sollte immer in die 6 Säulen der hier beschriebenen Fehlbesiedlungstherapie eingebettet sein und parallel von Maßnahmen zur Optimierung der Ursachen, Treiber und Rahmenbedingungen flankiert werden. Es werden weiterhin die für dich wichtigen Vitalstoffe zugeführt, es wird weiterhin das Ausleitungs- und Entgiftungssystem reguliert, es wird weiterhin die Darmbarriere repariert, es wird das Mikrobiom mit sinnvollen Probiotika unterstützt, es werden je nach Symptomatik Stoffwechsel und Verdauung unterstützt und natürlich wird das Vegetativum reguliert. Die einzige Besonderheit ist, dass (pflanzliche) Antibiotika während der ED ausgesetzt werden, denn die ED ist ja sozusagen der »Ersatz« für die Antibiotika. Aufgrund der reduzierten Nährstoffzufuhr ist es insbesondere wichtig, dass du die für dich richtigen und wichtigen Mikronährstoffe auch während der ED einsetzt, damit dein Körper über alle nötigen Bau-, Funktions- und Reparaturstoffe verfügt. Solltest du zu Gewichtsverlust neigen, achte darauf, eine tägliche Zufuhr von ca. 2000 kcal anzustreben. Dazu brauchst du vermutlich 3–4 Shakes täglich.

Woraus besteht ein ED-Shake?

Die von Dr. Pimentel, Dr. Siebecker und Kolleg*innen empfohlenen ED-Shakes setzen auf direkt resorptionsfähige Makronährstoffe: Hier liegen die Kohlenhydrate in Form von Einfachzuckern oder kurzen Molekülketten vor, z. B. als Glucose oder Maltodextrin, die Fette liegen in Form von Fettsäuren in Ölform vor und die Proteine liegen in Form direkt resorbierbarer Aminosäuren vor. Dazu kommen Vitamine, Mineralstoffe und Salz. Für die Mikronährstoffe setzen sie typischerweise chemische Verbindungen (z. B. Ascorbinsäure statt natürliches Vitamin C) ein, damit keinerlei Pflanzenbestanteil (z. B. Acerolafruchtextrakt) in den Körper gelangt.

Ich bevorzuge einen Semi-ED-Shake

Die gerade beschriebenen Originalzutaten für einen ED-Shake habe ich folgendermaßen modifiziert, weshalb ich vom Semi-ED-Shake spreche.

So gestalte ich meinen Semi-ED-Shake:

- Die Aminosäuren liegen in meinem Shake nicht solo, sondern in Form von Proteinisolat vor, was sich meiner Erfahrung nach jedoch als unproblematisch erweist. Wenn du statt Proteinpulver Aminosäurepresslinge verwenden möchtest, ist das möglich. Beachte bitte, dass sich die Nährwerte bezogen auf das Protein verändern und der Kalorienanteil sinkt.
- Ich bin großer Fan natürlicher (meist besser verträglicherer) Nährstoffe, sodass ich z. B. auf Vitamin C aus Acerola statt auf Ascorbinsäure setze. Das ist insbesondere bei Histaminintoleranz und auch Mastzellenproblemen wichtig, da Betroffene häufig mit Symptomen auf Ascorbinsäure reagieren.
- Mein Semi-ED-Shake enthält das Antioxidans OPC aus Traubenkernextrakt sowie Rotalgenpulver als Nährstofflieferant für organische Mineralstoffe.
- Da ich die Erfahrung mache, dass Stevia bei meinen Patient*innen unproblematisch ist und gut funktioniert, setze ich es zur Optimierung des Geschmacks ein.
- Ich verzichte in jedem Fall auf Fructose als Zuckerverbindung.

In der Praxis arbeite ich mit den im Kasten beschriebenen von mir selbst entwickelten Getränkepulvern. Der so hergestellte Semi-ED-Shake ist frei von unerwünschten Zusatzstoffen und Zuckerverbindungen, schmeckt gut und kann ausreichend Kalorien liefern. Dieser Shake kann auch punktuell im Rahmen der »normalen SIBO-Diät« eine Mahlzeit ersetzen oder ergänzen, um zusätzliche Kalorien zuzuführen. Er entspricht nämlich der gewünschten Telleraufteilung.

Was tun, wenn ich die SIBO-Diät nicht vertrage?

Manche Betroffene berichten, dass es ihnen bei Durchführung der SIBO-Diät schlecht(er) geht. Manchmal geht das so weit, dass sie Brötchen, Kuchen und Ähnliches gut vertragen und ihre Symptome sich verschlechtern, je gesünder sie essen. Erfahrungsgemäß deuten Verschlechterungen durch die SIBO-Diät auf folgende Dinge hin, die du nochmal genauer unter die Lupe nehmen solltest.

Mögliche Gründe sind:

- Eine **sehr extreme Fehlbesiedlung**, die auf den Futterentzug mit Veränderungen oder Absterben (**Die-Off**) reagiert.
- Funktionale Pankreas-Insuffizienz (S. 57), evtl. gepaart mit einem Gallensäureverlustsyndrom durch die Fehlbesiedlung. Das sollte sich im Rahmen der gesamten Therapie im Prozess regulieren.
- Eine **massive Dysbiose im gesamten Darm**, bei der die grundsätzliche Bakterienbesiedlung gut »ausgebildet« ist für die Aufspaltung von Kohlenhydraten und weniger gut für Eiweiße und Fette. Das reguliert sich nicht über Nacht, sondern ist ein Prozess in der gesamten Therapie, der unterschiedlich lange dauert – umso länger, je stärker die Darm-Hirn-Achse (Psyche) mit hineinspielt.
- Es melden sich **psychische Themen nochmal massiv auf andere Art**, nachdem du an allen möglichen Stellen dein System durch gut gewählte Therapiemaßnahmen durchrüttelst und »eigentlich« Heilung einsetzen sollte. Dein Körper kann dich massiv auf andere Themen stoßen und meldet sich manchmal unüberhörbar.

GUT ZU WISSEN: So mixt du dir deinen Semi-ED-Shake

Folgende Zutaten werden für einen Shake in der Küchenmaschine oder mit einem Stabmixer auf hoher Stufe kurz und gründlich gemixt:

- 300–400 ml hochwertiges Hochgebirgsquellwasser aus der Glasflasche oder Filterwasser
- 30 g (3 EL) Veganes Protein von Maxxprosion mit hochwertigen Aminosäuren, Geschmacksrichtung Vanille oder gesalzenes Karamell (alternativ Aminosäurepresslinge mit mindestens den essenziellen Aminosäuren)
- 60 g (4 EL) Sportgetränk von Maxxprosion mit vier kurz- und mittelkettigen Zuckerverbindungen sowie wichtigen Elektrolyten, Vitaminen und Aminosäuren
- 14,35 g (1 EL) Mineralstoffmix von Maxxprosion mit hochwertigen Aminosäuren, Vitaminen und Mineralstoffen
- 1 TL Leinöl, 1 TL Kokosöl (bei Wasserstoffsulfid-Verdacht kein Kokosöl)
- Nach Geschmack Gewürze wie Zimt oder Galgant zugeben.

Dieser Shake enthält ca. 52 g Kohlenhydrate (210 kcal), ca. 32 g Protein (210 kcal), ca. 12–15 g Fette (130 kcal) und damit insgesamt ca. 550 kcal. Je nach erforderlicher Kalorienzufuhr trinkst du 3–4 Shakes täglich.

Akut würde ich im Fall von Verschlechterungen durch die SIBO-Diät erstmal die Dinge zuführen, die du verträgst – ungeachtet der Listen. Denn mit unerträglichen Schmerzen, Erbrechen und fehlender Resorption und Versorgung ist dir auch nicht geholfen. Dann würde ich die Befunde und die oben angesprochenen Punkte nochmal unter die Lupe nehmen und dir empfehlen, dich in der Zwischenzeit langsam(er) an die SIBO-Diät heranzutasten. Lass erstmal die »dicken Klopper« weg und beobachte, worauf du wie reagierst.

Ganz dringend würde ich mich um Unterstützung auf der psychisch-mentalen Ebene bemühen und offene Themen angehen. Häufig besteht bei Reaktionen auf die SIBO-Diät eine Angst zuzunehmen, das Verhältnis zum Körper (speziell zum Bauch) ist gestört, es besteht eine Unfähigkeit, tief zu atmen und in den Bauch hineinzuspüren. Manchmal gibt es auch in der Vergangenheit Traumata oder Essstörungen, die durch eine so extreme Ernährungsumstellung wieder getriggert werden.

Auch können Motivationsprobleme und Frust durch Verzicht und den oft langen Leidensweg dazu führen, dass es dir mit der Diät schlecht(er) geht. Die Lust am Essen vergeht, was wiederum zu schlechter Versorgung und Mängeln führen kann. Ich empfehle darum in diesen Fällen immer eine Ausweitung der Diät auf ein individuell erträgliches Maß, da ein zu hoher mentaler bzw. psychischer Stress bei der Durchführung sich als große Therapieblockade erweist. Finde ein gutes Mittelmaß zwischen möglichst stressfreier Durchführbarkeit und Fehlbesiedlungskonformität. Tue das Beste, was du jetzt gerade (möglichst) stressfrei leisten kannst, lautet die Devise. Du kannst dein Modell jederzeit anpassen, wenn du wieder mehr Kraft hast und die Verträglichkeit besser wird.

Wie bringe ich SIBO-Diät und HIT unter einen Hut?

Zur Behandlung bei bestehender Histaminintoleranz (HIT) findest du später (S. 169) einige Hinweise. Hier geht es um Fragen im Zusammenhang mit der SIBO-Diät, weil die ohnehin schmale Zusammenstellung noch schmaler wird. Hier meine Gedanken dazu, die sich im Grunde aus dem Sinn und Zweck der Ernährungsanpassung ergeben:

Die optimale Lösung wäre es, die Lebensmittellisten (S. 137) so anzupassen (= weiter einzuschränken), dass sie »histaminfreundlich« sind. Die im Internet zu findende SIGHI-Liste der Schweizer Gesellschaft für HIT liefert gute Leitplanken in Richtung HIT (Achtung: SIBO/IMO wird hier nicht berücksichtigt.). Willst du bestmögliche Aussagen zu Zusammenhängen erhalten, müsstest du die kritischen Lebensmittel für einige Tage weglassen. Sobald (meist nach 1–3 Tagen) ein symptomfreier Zustand erreicht ist, weitest du die Ernährung wieder aus. Dabei würdest du sinnvollerweise erstmal die weniger kritischen HIT-Lebensmittel auswählen.

Für viele Betroffene scheint dieser Optimalfall jedoch zu heftig, vor allem, wenn der Frust groß, die Leidenszeit lang und die Motivation im Keller ist. Sie suchen nach Kompromissen. Bevor ich zu den Kompromissen komme: Bitte mache dir noch einmal bewusst, dass die Diät kein Dauermodell oder gar Lebensmodell ist. Mir geht es darum, Zusammenhänge aufzudecken und herauszufinden, worauf deine Fehlbesiedlung (oder dein Histaminstoffwechsel) extrem reagiert und was deinen Körper eher unbeeindruckt lässt. Das ist individuell unterschiedlich. Vielleicht kannst du für ein paar Tage doch den Optimalfall umsetzen und prüfen, ob du eine »stabile symptomfreie Homebase« erreichst. Von dieser Homebase aus weitest du dann schnellstmöglich (aber Schritt für Schritt) wieder aus. Das zeigt dir nämlich deutlich Ursache-Wirkung-Mechanismen auf.

Taste dich im Zweifelsfall langsam(er) an die Diät heran und lass vor allem erstmal »dicke SIBO-Klopper« und »dicke Histamin-Klopper« weg. Beobachte deine Reaktionen – notiere dir Verbesserungen und Verschlechterungen. Achte auf die Big Bullets zur Mahlzeitenorganisation wie gutes Kauen, Mahlzeitenpausen von 4–6 Stunden, sinnvolle Telleraufteilung, ausreichend Proteine und Fette. Nutze zudem alle in Therapiesäule 6 (S. 208) beschriebenen Maßnahmen zur Regulation deines Vegetativums, um die Motilität und Resorption zu verbessern, damit das Zugeführte bestmöglich ankommt.

Mach dich nicht verrückt, wenn du trotz bester Absichten die Lebensmittelrestriktionen in der Diät nicht genau einhalten kannst. Oftmals kommt es darauf gar nicht im Detail an. Die oben angegebenen Listen stellen dir den nach aktuellem Wissenschaftsstand besten Konsens vor, um unerwünschte Bakterien/Archaeen nicht übermäßig zu füttern. Die Lebensmittellisten sind super Leitplanken; dennoch gibt es Menschen, die trotzdem manche Lebensmittel vertragen, die eigentlich auf dem Index stehen, ohne dass das ihre Beschwerden verschlechtert. Versuche, diese Zusammenhänge bestmöglich zu erkennen, und lasse diejenigen Produkte weg, die deine Symptome verschlechtern. Das gilt gleichermaßen für SIBO/IMO und HIT.

Wichtig ist, dass du Sinn und Zweck der Ernährungsanpassung verstehst und dass du die fehlangesiedelten Keime nicht noch übermäßig fütterst. Jede*r Betroffene muss die eigenen Verträglichkeiten und Verträglichkeitsgrenzen herausfinden. Solange du die Zusammenhänge im Blick behältst und Lebensmittel deine Beschwerden nicht verschlechtern und du schon auf kleine Veränderungen positiv mit Symptomverbesserung reagierst, bist du auf einem guten Weg.

Was tun bei unerwünschter Gewichtsabnahme?

Ungefähr die Hälfte aller Fehlbesiedlungs-Patient*innen in meiner Praxis verlieren sehr schnell an Gewicht, wenn sie eine spezielle kohlenhydratarme SIBO-Diät durchführen. Wenn du dazu gehörst, habe ich folgende Gedankenimpulse für dich:

Achte auf eine ausgewogene Telleraufteilung mit allen Nährstoffgruppen, denn Gewichtszunahme entsteht entgegen einem weit verbreiteten Irrglauben nicht (nur) durch die übermäßige Zufuhr von Kohlenhydraten. Kohlenhydrate und Eiweiße haben pro Gramm ca. 4 Kilokalorien (kcal). Fette haben dagegen 9 kcal pro Gramm. Viele Menschen, die schnell an Gewicht abnehmen, nehmen überproportional viele Kohlenhydrate und meist eher einfache und stärkereiche Varianten zu sich. Zugleich weisen sie meist eine mangelhafte Protein- und Fettzufuhr auf und ihr Körper hat sich stark an den Verzehr von Kohlenhydraten angepasst. Die Reaktionen auf massive Kohlenhydratreduktion kann darum auch deutlich merkbar sein.

Verändere deine gewohnte Ernährung nicht abrupt: Eine anfängliche Maßnahme zur besseren Umstellung und Gewöhnung kann sein, dass du dich langsam(er) an die Diät heranschleichst und zunächst einmal mehr Proteine und Fette zuführst, bevor du radikal an den Kohlenhydraten sparst; diese kannst du nach und nach reduzieren und dabei Zusammenhänge beobachten. Und wenn du die Kohlenhydrate sukzessive ausschleichst, lass zuerst die »dicken Klopper« weg (Brot, Brötchen, Teigwaren, Nudeln und natürlich Süßkram und Gebäck) und reduziere dann erst Obst und Gemüse.

Achte auf eine ausreichende Kalorienzufuhr: Zur groben Abschätzung kannst du dein Wohlfühlgewicht mit 24 multiplizieren und dann nochmal ca. 400–500 kcal draufschlagen, um den Kalorienbedarf bei einer unspektakulären Tagesaktivität ohne große körperliche Belastung zu erhalten, meist also rund 1800–2200 kcal pro Tag. Und achte auch auf Mahlzeitenpausen von mindestens 3–4 Stunden, besser mehr, damit die Nährstoffe der verzehrten Lebensmittel ungestört aufgenommen werden.

Es kann sein, dass du eine weitere Mahlzeit brauchst, damit du auf deinen Kalorienbedarf kommst. Hier bewährt sich oft ein Shake mit Abstand von ca. 3 Stunden zur letzten und 2–3 Stunden zur nächsten Mahlzeit (z. B. der Semi-ED-Shake, siehe Kasten).

Nutze auch die Maßnahmen zur Regulation des vegetativen Nervensystems (S. 208), um Motilität und Resorption zu verbessern, damit das Zugeführte bestmöglich ankommt. Und mache dich nicht verrückt, wenn du die Lebensmittelrestriktionen in der Diät (noch) nicht haargenau einhalten kannst – oftmals kommt es darauf gar nicht im Detail an. Wir bewegen uns bei der Therapie immer in einem Spannungsfeld konkurrierender Ziele. Und dass du nicht übermäßig an Gewicht verlierst, hat erstmal Priorität. Anpassen kannst du im Verlauf des Behandlungsprozesses immer noch.

Wann ist die Diät beendet?

Vermutlich fragst du dich, wann du endlich wieder »normal« essen kannst. Wir streben danach, relativ schnell wieder zu einer vollwertigen, gesunden Ernährung zurückzukehren. Denn die SIBO-Diät ist explizit kein Dauermodell, da dem Körper und v. a. dem Dickdarm wichtige Nährstoffe vorenthalten werden. Darum solltest du die sehr strikten Phasen 1 und 2 der SIBO-Diät nach nicht länger als 8 Wochen durchführen und sie immer in das 6-Säulen-Programm einbetten. In Einzelfällen kann es sein, dass die Zeiträume verlängert werden. Generell gilt: Die SIBO-Diät geht dann komplett in eine artgerechte, vollwertige, gesunde Alltagsernährung über, wenn die Fehlbesiedlung verschwunden ist und du auch subjektiv feststellst, dass du deinen Warenkorb mehr und mehr ausweiten kannst, ohne dass Symptome (wieder) auftauchen. Falls du den FoodMarble nutzt, hilft dir das, Reaktionen auf Lebensmittel leichter zu erkennen und Zusammenhänge schneller aufzudecken.

Was ich in der Praxis feststelle: Einige Menschen haben eine fragwürdige Auffassung von »normaler Ernährung«. Ich verstehe darunter eine Ernährung, die deinen Körper nährt. Die ihn mit allem versorgt, was er braucht, und ihn dabei nicht belastet. Für mich gehören Fastfood, Süßigkeiten, billige Fertignahrung, Weizenbrötchen oder Alkohol daher nicht zur normalen Ernährung. Kein Körper, egal wie gesund, kann auf Dauer mit industriell verarbeiteter minderwertiger Nahrung ohne nennenswerte Nährstoffe und dafür mit jeder Menge Zusatzstoffen gesund und fit bleiben. Erst recht kein Körper, der eine Vorgeschichte in Sachen Darm und Fehlbesiedlung hat. Ich empfehle also, die Erwartungshaltung zur Ernährung danach zu überprüfen.

Die Ernährung danach

Die Ernährung nach erfolgreicher Beseitigung deiner Fehlbesiedlung sollte, wie schon mehrfach erwähnt, **artgerecht**, **vollwertig** und **gesund** sein. Das ist unverzichtbare Voraussetzung, um (wieder) gesund und fit zu werden, und auch ein wichtiger Pfeiler der Rückfallprävention. Darum möchte ich hier zumindest kurz erläutern, was ich darunter verstehe. Bei einer ausführlicheren Darstellung würde ein eigenes Buch entstehen. Solltest du mehr Inspirationen und Tipps brauchen, schau auf meine Webseite (S. 247).

Artgerecht bedeutet, an den Bedürfnissen, Lebensbedingungen und Verhaltensweisen einer bestimmten Art orientiert. Artgerechte Ernährung setzt auf diejenigen Lebensmittel, die die Natur für uns Menschen vorgesehen und bereitgestellt hat. Mit Blick auf die Ernährung der Menschen vor der Industrialisierung und mit Blick auf das, was Naturvölker auch heutzutage noch zu sich nehmen, bedeutet artgerecht für uns Menschen mit dem uns eigenen Organismus in erster Linie naturnah – also nicht mit Chemikalien behandelt und nicht industriell verarbeitet. Das bedeutet auch ausgewogen im Hinblick auf die Bedürfnisse unseres Körpers. Ausreichende Flüssigkeitsversorgung sowie eine pflanzliche Grundlage sind ein Muss. Aus Gemüse und Obst sowie Getreide, Hülsenfrüchten, Nüssen, Samen und Saaten stammen wichtige Vitalstoffe und Ballaststoffe. Diese Grundlage kann sehr gut durch tierische Produkte ergänzt werden, um ausreichende Sättigung und optimale Nährstoffversorgung zu gewährleisten. Die bereits vorgestellte Telleraufteilung orientiert sich an den grundlegenden Bedürfnissen des menschlichen Organismus. Nicht zu vergessen die Kalorienzufuhr – sie sollte orientiert sein an dem, was man verbrennt; dieses Bauchgefühl ist vielen Menschen heutzutage verloren gegangen.

Vollwertige Ernährung setzt auf Nahrung, die voller hochwertiger Inhaltsstoffe steckt. Nahrung voller Wert also. Man könnte sie auch wertvoll nennen. Inhaltsstoffe sind dann wertvoll und Nahrungsmittel sind dann vollwertig, wenn Lebensmittel optimal herangezogen wurden. Das gilt für pflanzliche und tierische Produkte gleichermaßen. Hier sind der Verzicht auf chemische Stoffe (z. B. Pestizide bei der Gemüsezucht oder Antibiotika in der Tieraufzucht) und der bestmögliche Verzicht auf Verarbeitung ein wichtiges Kriterium. Ebenso spielt das Tierwohl bei tierischen Produkten eine maßgebliche Rolle. Im Hinblick auf pflanzliche Produkte gewährleisten nur eine vollreife Ernte und kurze Transportwege sowie schonende Zubereitung bestmöglichen Nährstoffgehalt. Naturnah, biologisch angebaut, regional, saisonal sind wichtige Attribute einer vollwertigen Ernährung. Das Demeter-Siegel steht in Deutschland für biodynamischen Anbau bzw. artgerechte Tierhaltung im Einklang mit der Natur und geht über das Bio-Siegel hinaus. Es kann eine Orientierung sein, wenn in deiner Nähe keine regionalen Erzeuger vorhanden sind.

Gesund ist alles, was dem Körper positiven, konstruktiv verwertbaren Input liefert und ihn dabei gleichzeitig nicht belastet, stört und krank macht. Krank machen uns auf Dauer z. B. unnötige belastende und zum Teil sogar giftige Zusatzstoffe und Produktionshilfsstoffe wie Geschmacksverstärker, künstliche Farbstoffe, Emulgatoren oder Konservierungsmittel. Natürlich zählen dazu auch Pestizide, Fungizide, Herbizide, andere Chemikalien, Medikamentenrückstände oder andere Toxine, die nicht nur in tierischen, sondern auch in vielen pflanzlichen Produkten oder auch im Trinkwasser stecken. Auch »tote Nahrung«, die ihre Nährstoffe weitgehend verloren hat, hilft deinem Körper nicht dabei, gesund zu werden und zu bleiben. Das betrifft Nahrung, die weit gereist ist (z. B. Südfrüchte) oder die so stark verarbeitet wurde (industriell oder vielleicht auch bei der Zubereitung in der eigenen Küche), dass alle Nährstoffe ausgewaschen wurden. Achte also bei der Auswahl deiner Lebensmittel nicht nur auf die optimale Nährstoffzusammensetzung und Telleraufteilung, sondern vor allem auf hochwertige Qualität – so, als hättest du die Nahrung selbst liebevoll angebaut bzw. gezüchtet. Beim Einkauf ziehe ich Hofläden oder Biomarktware aus der Region sowie im Supermarkt Bio- oder am besten Demeterprodukte vor. Auch nutze ich einen hochwertigen mehrstufigen Wasserfilter oder kaufe Hochgebirgsquellwasser aus Glasflaschen.

Optimale, typgerechte Ernährung

Ich gehe in der Praxis noch einen Schritt weiter, denn gesunde Ernährung ist niemals pauschal. Oder mit den Worten meines geschätzten Kollegen Lothar Ursinus: »Ob ein Apfel gesund ist, bestimmt nicht der Apfel, sondern dein Stoffwechsel.« Du hast schon erfahren, warum eine »schlechte Ernährung« durchaus ausreicht, um deinen Verdauungstrakt so zu (zer)stören, dass sich eine Fehlbesiedlung ausbilden kann. Daher finde ich es wichtig – vor allem im Hinblick auf Rückfallprävention –, dass du dich damit beschäftigst, wie eine gesunde, artgerechte, aber auch typgerechte Ernährung für dich in Zukunft aussehen sollte.

In der Praxis arbeite ich mit maßgeschneiderten Ernährungsplänen auf Basis des wissenschaftlich fundierten Stoffwechselprogramms »gesund + aktiv«, die anhand von Laboruntersuchungen individuell und stoffwechseloptimal gestaltet werden. Das Gesamtprogramm fußt auf den Grundsätzen der Regulationsmedizin und lässt die zielführendsten Erkenntnisse aus Blutgruppendiät, Metabolic Balance, EssSense, Trennkost, LOGI-Methode, Atkins-Diät und anderen Ernährungsprogrammen sowie aktuelle Ergebnisse aus der modernen Forschung und Ernährungswissenschaft einfließen.

Indem über das Blut knapp 50 Laborwerte bestimmt werden, lassen sich Stoffwechselaktivität, Drüsenstoffwechselaktivität, Aufspaltungs- und Verdauungsaktivität, Verträglichkeiten und andere ernährungsrelevante Parameter bestimmen. Die Ergebnisse aus Labor, Anamnese und Körperanalysemessungen dienen als Filter zur Ermittlung derjenigen Lebensmittel, die dein Stoffwechsel einfach, »gewinnbringend« und stressfrei verstoffwechseln kann. Passt deine Ernährung optimal zu deinem Stoffwechsel, wird dein Körper perfekt versorgt und gleichzeitig machst du es ihm leicht und es fällt kein übermäßiger Ballast an. Hunger oder Gelüste gehören der Vergangenheit an, Darmtätigkeit, Stoffwechsel und Gewicht regulieren sich ganz nebenbei und du fühlst dich vital und leicht und dein Bauchgefühl kehrt zurück. Die Erstellung eines maßgeschneiderten Ernährungsplans erfordert Therapeut*innen, die sich mindestens mit der »gesund + aktiv Vital- und Stoffwechselanalyse« auskennen. Therapeut*innenlisten findest du auf der offiziellen Webseite von »gesund + aktiv«.

SIBO- und IMO-konforme Rezepte

Nachfolgende Rezepte sollen dir helfen, die Phase der SIBO-Diät besser zu überstehen. Nimm sie als Inspiration, um anhand der Lebensmittellisten (S. 137) deine Mahlzeiten zusammenzustellen. Die Rezepte für Phase 1 sind natürlich auch in Phase 2 und späteren Ernährungsphasen geeignet und können dann weiter ausgebaut werden. Die veganen oder vegetarischen Gerichte kannst du je nach Diätphase natürlich auch mit Fleisch oder Fisch als Beilage variieren.

Allgemeine Hinweise für die Verwendung von Zutaten: Alle Zutaten sollten Bio-, besser noch Demeterqualität haben und aus nachhaltigem Anbau stammen. Wasser sollte schadstofffrei sein und aus Glasflaschen oder einem mehrstufigen Wasserfilter stammen. Wenn du vegane Käsealternativen oder andere Produkte verwendest, achte darauf, dass in der Zutatenliste nur Nüsse und »unkritische Zutaten« stehen. Viele vegane Produkte sind leider aus minderwertigen Zutaten hergestellt, enthalten Soja, Weizenprotein, Emulgatoren, Geschmacksstoffe und andere zu meidende Zusatzstoffe. Wenn du vegane Butter verwendest, achte darauf, dass diese aus Kokosöl, Sheabutter oder Rapsöl besteht. Meide Margarine und andere gehärtete pflanzliche Fette. Du kannst zum Verfeinern von Mahlzeiten fast alle Kräuter und Gewürze verwenden, die du verträgst. Bitte greife ausschließlich auf frische bzw. Einzelkräuter zurück. Verzichte bitte während der SIBO-/IMO-Therapie auf Fertigwürzmischungen, Knoblauch, Zwiebel (das Grüne der Frühlingszwiebel geht), Schnittlauch, Sojasauce und Essig. Du kannst allerdings aromatisierte Öle verwenden (z. B. Knoblauch-Öl.)

Ich meide auch Pfeffer (Piperin) und nutze stattdessen Galgant, ein Gewürz, das schon Hildegard von Bingen kannte. Die Hildegard-Gewürze Galgant und Bertram (beides als Pulver) schmecken nicht nur gut, sondern wirken stoffwechselanregend und antimikrobiell, sodass du sie in meinen Rezepten fast immer findest. Sie sind im gut sortierten Reformhaus oder Bioladen und natürlich im Internet zu finden. Als Süßungsmittel ist während der SIBO-/IMO-Therapie ausschließlich 100% reines Stevia sinnvoll. Alle anderen Süßstoffe oder Zuckerersatzstoffe sind entweder reich an Zucker und nähren damit die Fehlbesiedlungskeime. Oder sie sind synthetisch und erfahrungsgemäß kontraproduktiv für Darmflora und Darmgesundung.

Süße Mandelwaffeln mit Haselnusssahne

Für 5–6 Waffeln
2 Std. Einweichzeit + 15 Min.

50 g Haselnusskerne • 100 ml stilles Wasser • 100 g gemahlene Mandeln • 100 g Kastanienmehl • 2 EL Mandelmus • 4 Eier • 100 ml Sprudelwasser • Gewürze nach Geschmack: Zimt, Vanillemark

- Für die Haselnusssahne: Haselnusskerne über Nacht einweichen (mindestens aber 2 Std.). Danach Einweichwasser wegschütten, Haselnüsse spülen und mit 100 ml stillem Wasser ganz fein pürieren. Beiseitestellen.

- Für die Waffeln: Alle übrigen Zutaten zu einem glatten Teig verrühren und im Waffeleisen ausbacken. Haselnusssahne über die Waffeln geben und mit etwas Zimt garnieren.

TIPP Du kannst je nach Diätphase anstelle von Mandelmus auch ein anderes Nussmus verwenden.

Proteinreiche Mandel-Kokos-Pancakes

Für 6 Stück
10 Min.

etwas Kokosöl für die Pfanne • 100 ml Kokoswasser • 100 ml Sprudelwasser • 2 EL Mandelmehl • 2 EL Kokosmehl • 2 Eier • Gewürze nach Geschmack: ½ TL Zimt, ½ TL Vanillemark

- Die Pfanne mit Kokosöl bei mittlerer Hitze vorwärmen. Derweil alle Zutaten in einer Schüssel mischen, bis eine klumpenfreie geschmeidige Masse entsteht.

- Eine kleine Kelle der Mischung in die heiße Pfanne geben und den Pancake leicht braun werden lassen, um ihn dann zu wenden und von der anderen Seite leicht zu bräunen.

TIPP Die Pancakes schmecken je nach Diätphase gut mit etwas Obst oder selbstgemachtem Kompott als Beilage.

Knuspriges Granola

Für 6–8 Portionen
25 Min.

1 EL Nussmus (z. B. Mandelmus) • 2 EL Kokosöl • 100 g gehackte Mandeln • 100 g gehackte Pekannüsse • 75 g Kürbiskerne • 75 g Sonnenblumenkerne • 50 g Hanfsamen • 50 g gehackte Haselnüsse • 50 g Sesamsamen • Gewürze nach Geschmack: 1 TL Zimt, 1 TL Vanillemark, ½ TL Galgant

- Kokosöl und Nussmus in einem Topf auf kleiner Flamme auf dem Herd flüssig werden lassen. Alle anderen Zutaten zufügen und gründlich vermengen.

- Dann die Masse auf ein mit Backpapier ausgelegtes Backblech streichen und für 15–20 Minuten im vorgeheizten Backofen goldbraun werden lassen. Es empfiehlt sich, die Mischung zwischendurch zu wenden.

TIPP Du kannst das abgekühlte Granola in einem Einmachglas aufbewahren und je nach Diätphase mit Obst, Joghurt, Quinoa oder Getreideflocken verzehren.

Karamell-Protein-Powerballs

Für 10 Stück
5 Min.

10 g (1 EL) veganes Proteinpulver aus Erbsen, Hanf oder Sonnenblumenkernen, Geschmacksrichtung gesalzenes Karamell • 1 EL Mandelmus • 20 g Kokosflocken • 20 g gemahlene Haselnüsse oder Mandeln • ca. 30 ml Kokoswasser

- Alle Zutaten bis auf das Kokoswasser gründlich mischen und verkneten. Dann langsam die Flüssigkeit zugeben, bis eine gut formbare klebrige Masse entsteht. Mit den Händen daraus 10 Kugeln formen.

TIPP Ich nutze dieses Powerball-Rezept als Basisrezept, das ich nach Belieben und je nach Diätphase (oder auch im normalen Leben) erweitere. Du kannst die Kugeln z. B. in Kokosraspeln oder Kakaopulver wälzen oder beim Proteinpulver andere Geschmacksrichtungen verwenden. In späteren Ernährungsphasen kannst du z. B. mit Datteln, Agavendicksaft, getrockneten Aprikosen oder Gojibeeren experimentieren. Die Powerballs sind eine großartige Möglichkeit, Protein auf eine leckere Art zu integrieren.

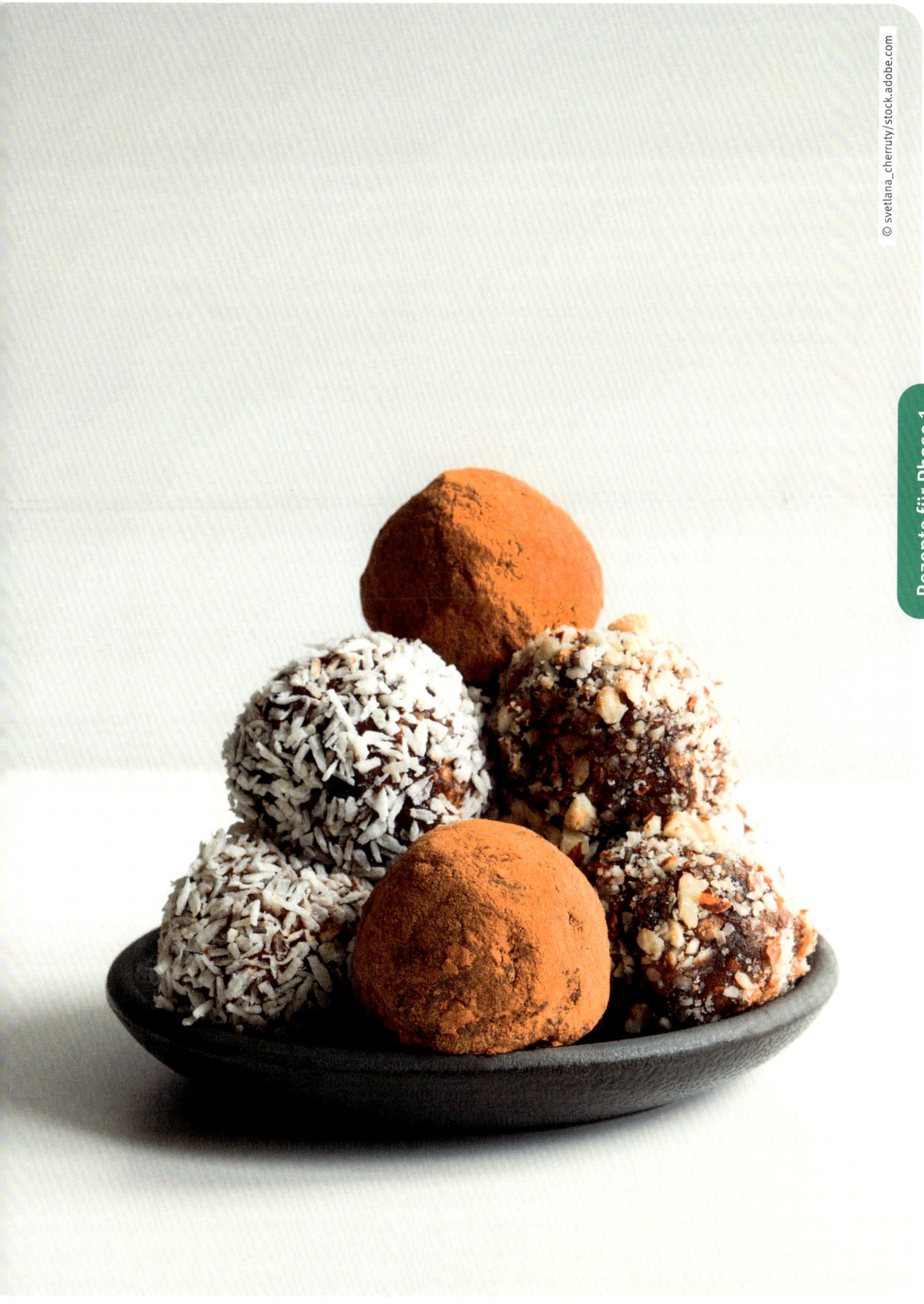

Traditionelle Hühnersuppe

Für 4 Portionen

⏲ 10 Min. + 4 Std. Kochzeit

1 Suppenhuhn (ca. 2,5 kg) • 2 l Wasser • 4 mittelgroße Mohrrüben • 2 Stangen Sellerie • ½ Sellerieknolle • 1 Stange Lauch • 3 Frühlingszwiebeln (nur das grüne Ende) • 4 Petersilienstängel • Salz zum Würzen

● Suppenhuhn gründlich waschen, den Bürzel (die Fettdrüse am Schwanz) entfernen und in einen Topf mit ca. 2 l kaltem Wasser (sodass das Huhn komplett bedeckt ist) geben. Gemüse putzen bzw. schälen, alles in kleine Würfel schneiden und ebenfalls in den Topf geben.

● Bei halb geschlossenem Deckel ca. 4 Stunden köcheln lassen, bis das Hühnerfleisch sich leicht von den Knochen lösen lässt. Den Schaum, der sich beim Kochen bildet, mit einer Kelle abschöpfen, damit die Brühe schön klar bleibt.

TIPP Achte beim Verzehr darauf, dass du pro Portion nur ca. ½ Tasse der Gemüseeinlage zu dir nimmst und anfangs die Mengen der einzelnen Gemüsesorten vorsichtig austestest. Das Hühnerfleisch kannst du bei diesem Rezept mitessen.

Blitzschnelle Erbsensuppe mit Currysahne

Für 2 Portionen

⏲ 15 Min.

2 cm frischer Ingwer • 1 EL Kokosöl • 4 TL Currypulver • ½ TL Koriander • ¼ TL Galgant • 3 TL zuckerfreie Gemüsebrühe • 2 Tassen grüne TK-Erbsen • 750 ml stilles Wasser • 2 EL Pinienkerne • 1 Becher Kokos- oder Erbsensahne • 1 EL Kresse

● Ingwer schälen und fein reiben. Kokosöl in einem großen Topf erhitzen. Ingwer mit 2 TL Currypulver, Koriander und Gemüsebrühe im Topf kurz anbraten.

● Gefrorene Erbsen und Wasser zugeben, kurz aufkochen und 10 Min. bei mittlerer Hitze köcheln lassen. In der Zwischenzeit die Pinienkerne in einer Pfanne ohne Öl kurz goldbraun anrösten.

● Sahne steif schlagen und mit 2 TL Currypulver gut verrühren. Nach Geschmack mit Salz nachwürzen. Erbsensuppe pürieren, mit Sahne pürieren und mit Pinienkernen und gewaschener Kresse garnieren.

TIPP In einer späteren Diätphase kannst du auch andere Sahnevarianten oder den veganen Frischkäse verwenden.

» Traditionelle Hühnersuppe

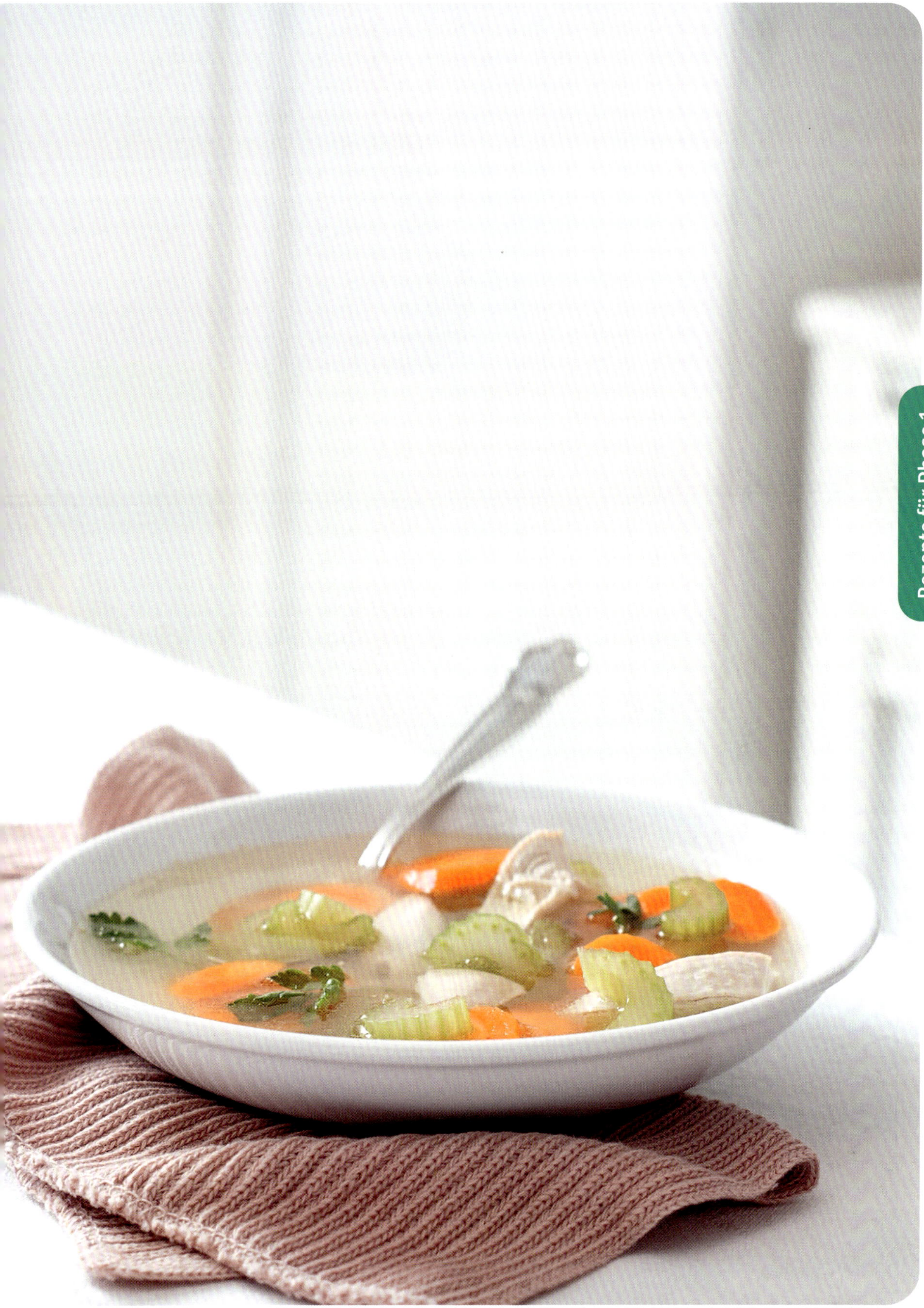

Zucchinisalat mit Spiegeleiern

Für 1 Portion
10 Min.

1 Handvoll Kürbiskerne • 1 mittelgroße Zucchini • 2 EL Olivenöl • 1 EL frisch gepresster Zitronensaft • Gewürze nach Geschmack: Salz, Bertram, Galgant • 1 TL Kokosöl • 2 Eier • 2 EL Kresse

- Kürbiskerne ohne Öl in einer Pfanne kurz anrösten. Zucchini waschen, trocknen und auf einer Reibe fein raspeln. Dann auf einem Teller anrichten. Kürbiskerne darübergeben. Für das Dressing Öl, Zitronensaft und Gewürze mischen und über Zucchini und Kerne geben.

- Kokosöl in einer Pfanne erhitzen und die Eier darin als Spiegelei zubereiten. Eier ebenfalls auf den Teller geben. Mit der gewaschenen Kresse garnieren.

TIPP Du kannst statt Kürbiskernen auch Pinienkerne oder gehackte Haselnüsse verwenden oder diese mischen.

Würziger veganer Frischkäse

Für 1 Portion
2 Std. Einweichzeit + 5 Min.

250 g gehäutete Mandelkerne • 80 ml Wasser • 125 ml Limettensaft • 4 Oliven • 2 EL frische Kräuter nach Belieben • ¼ TL Salz • ¼ TL Galgant • ¼ TL Bertram

- Mandelkerne über Nacht (mindestens aber 2 Std.) in Wasser einweichen. Kräuter gründlich waschen. Alle Zutaten in einen Mixer geben und gründlich pürieren, bis eine homogene, feine Masse entsteht. Ggf. nochmal nachwürzen und abschmecken.

TIPP Du kannst diesen Frischkäse als Aufstrich oder auch in anderen Gerichten verwenden, in denen Sahne oder Crème fraîche verwendet werden soll.

Wandelbarer Gemüseauflauf

Für 2 Portionen

5 Min. + 20 Min. Backzeit

etwas Kokosöl für die Form • 200 g (veganer) Feta • 4 Eier • 200 g veganer Frischkäse oder Schafquark • 2 EL frische Kräuter • Gewürze nach Geschmack: ½ TL Salz, ½ TL Galgant, ½ TL Bertram • 600 g Gemüse nach Phase und Vorliebe (z. B. 1 Paprika, 1 Tasse grüne Erbsen, 1 mittelgroße Zucchini, 1 mittelgroße Möhre) • 1 EL Pinienkerne

- Ofen auf 185 °C (Umluft) vorheizen. Eine große Auflaufform mit Öl ausstreichen. Feta in einer Schüssel mit einer Gabel zerdrücken. Eier und Frischkäse (bzw. Schafquark) untermischen und die Masse gut vermengen.

- Kräuter waschen und hacken und mit den Gewürzen unter die Eimasse heben. Dann in die Auflaufform füllen und 10 Min. im Ofen backen, bis der Auflauf eine fest-elastische Oberfläche bekommt.

- In der Zwischenzeit das Gemüse putzen und in kleine Würfel schneiden. Auf dem Auflauf verteilen und diesen weitere 10 Min. im Ofen backen.

Orientalisches Vindaloo-Curry

Für 2 Portionen

10 Min. + 15 Min. Kochzeit

1 Pak Choi • 2 Stangen Staudensellerie • 2 mittelgroße Mohrrüben • 1 mittelgroße Zucchini • 100 g frischer Grünkohl • 1 frische Chilischote (nach Belieben) • Gewürze nach Geschmack (z. B. je ½ TL Koriander, Zimt, Salz, Galgant, Bertram, je 1 TL Garam Masala, Kurkuma, Cumin, 2 EL Currypulver) • 1 EL Kokosöl zum Braten • 50 g Bambussprossen • 1 Dose Kokosmilch • 200 g Putenbrust (oder 200 g [veganer] Feta)

- Gemüse putzen und klein würfeln. Chili sehr fein hacken und mit den Gewürzen 2 Minuten in einer Pfanne ohne Öl leicht rösten. Dann Kokosöl zufügen und 1 Minute braten.

- Nun Gemüse und Sprossen in die Pfanne geben. 2 Minuten mit anbraten. Kokosmilch hinzugeben und bei geschlossenem Deckel ca. 15 Minuten köcheln lassen.

- In der Zwischenzeit Putenbrust würfeln und scharf anbraten. 2 Minuten vor Ende der Kochzeit des Currys Putenbrust zum Gemüse geben, umrühren und zusammen fertig köcheln lassen oder stattdessen den Feta hineinbröseln.

Mediterrane Gemüse-Lachs-Frittata

Für 2 Portionen
10 Min. + 15–20 Min. Backzeit.

½ mittelgroße Zucchini • 150 g Lachs • 12 Oliven nach Geschmack • 5 Eier • je ½ TL Thymian, Basilikum, Rosmarin, Oregano • Gewürze nach Belieben: Salz, Galgant, Bertram • 6 große Spinatblätter • etwas Öl für die Auflaufform

- Ofen auf 185 °C (Umluft) vorheizen. Zucchini putzen und mit den Oliven und dem Lachs in kleine Stücke schneiden.
- Eier, Kräuter und Gewürze in einer Schüssel mischen. Lachs, Zucchini und Oliven dazugeben, mischen und die Masse in eine geölte Auflaufform füllen.
- Spinatblätter waschen und ganz oder klein gerupft auf der Mischung verteilen. Frittata 15–20 Min. im Ofen backen, bis sie komplett fest ist.

TIPP Du kannst das Gemüse variieren oder auch noch geröstete Pinienkerne in oder über die Mischung geben.

Variantenreiche Rührei-Muffins

Für 6 Stück
10 Min. + 15 Min. Backzeit

50 g veganer Cheddar • 2 Tassen Gemüse nach Phase und Belieben • 50 g veganer Frischkäse • 2 Eier • Gewürze nach Geschmack: Salz, Galgant, Bertram

- Backofen auf 160 °C (Umluft) vorheizen. Cheddar fein reiben, Gemüse putzen und fein würfeln.
- In einem hohen Rührgefäß Eier, Käse und Frischkäse verquirlen. Das Gemüse hinzugeben und mit den Gewürzen abschmecken.
- Muffinförmchen ungefähr zur Hälfte mit der Mischung befüllen und 15 Minuten backen, bis die Muffins leicht gebräunt sind.

TIPP In späteren Diätphasen kannst du z. B. Feta und Schafquark statt veganer Käsevarianten verwenden. Die Muffins eignen sich super, um sie am nächsten Tag kalt zu essen.

Variantenreiche Rühréi-Muffins

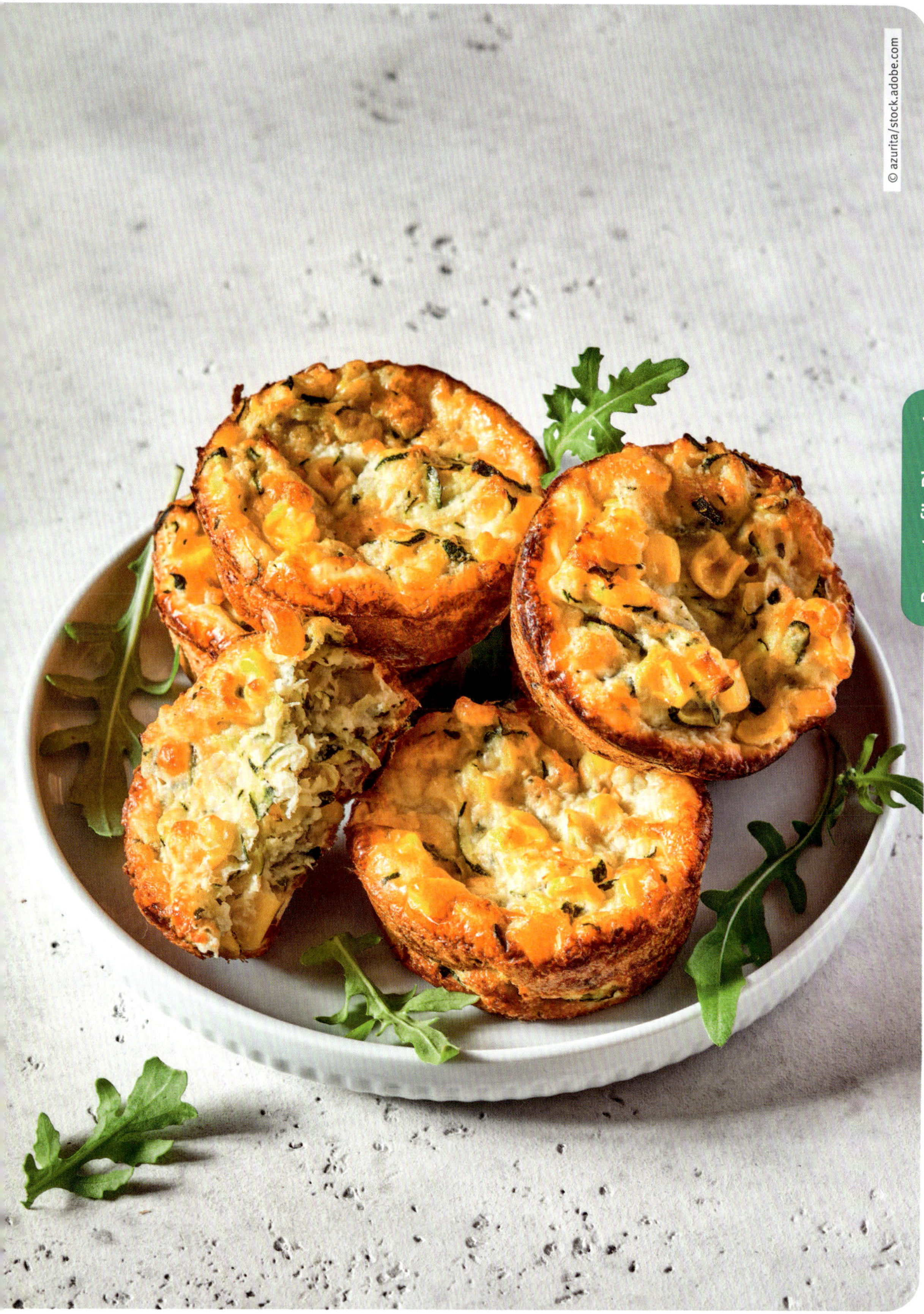

Klassische Gemüsepfanne

Für 1 Portion
15 Min. + 40 Min. Kochzeit

FÜR DIE GEMÜSEPFANNE:

2 Tassen Gemüse nach Vorliebe und Diätphase • 2 EL frische Kräuter • Gewürze nach Geschmack (z. B. Salz, Galgant, Bertram) • 1 EL Kokosöl • Proteinquelle nach Wahl: 150 g Putenbrust oder 125 g Fisch oder 150 g veganer Fetakäse oder 2 Eier

FÜR DIE SAUCE:

2 EL (vegane) Butter • 2 EL Reismehl • 100 ml Gemüsebrühe (ohne Zucker und Zusätze) • 100 ml Mandelsahne (ohne weitere Zusätze) • Gewürze nach Geschmack (z. B. Salz, Galgant, Bertram)

- Gemüse putzen und klein würfeln. Kräuter waschen und fein hacken. Kokosöl in einer Pfanne erhitzen, Gemüse hineingeben und 10 Minuten scharf anbraten. Mit Kräutern und Gewürzen abschmecken.

- Gewählte Proteinquelle zubereiten – Fleisch würfeln und anbraten, Fisch dünsten, Eier z. B. hart gekocht, als Spiegelei oder Rührei, Feta pur oder in Mandeln paniert und leicht angebraten.

- Für die Sauce Butter in einem kleinen Topf zerlassen, Reismehl einrühren und portionsweise Brühe und Mandelsahne einrühren. Mit Gewürzen abschmecken.

Pfiffige Poké-Bowl

Für 1 Portion
10 Min.

FÜR DIE BOWL:

1–2 Gemüsesorten nach Wahl (je ca. ½ Tasse): Spargel, Fenchel, Rosenkohl, Rote Bete, Sellerie, Brechbohnen, grüne Erbsen, Spinat, Zucchini • 3 Gemüsesorten nach Wahl (je ½ Tasse): Gurke, Paprika, Salat, Chicorée, Kaiserschoten, Bambussprossen, Aubergine, Oliven, Pak Choi, Kohl, Brokkoli • 1 Proteinquelle nach Wahl: z. B. 2 harte Eier, 100 g Tempeh, 125 g Lachs, 150 g Putenbrust, 100 g veganer Feta • Topping nach Belieben: Nüsse nach Plan, gehackte Kräuter, Sprossen, Nori

FÜR DAS DRESSING:

2 EL Olivenöl • 1 EL Leinöl • 1 EL Zitronensaft • Gewürze nach Geschmack (z. B. Salz, Galgant, Bertram)

- Gemüse putzen, in mundgerechte Stücke schneiden und in eine Salatschüssel geben.

- Proteinquelle zubereiten, z. B. Fleisch würfeln und in einer Pfanne mit Öl scharf anbraten, Eier kochen und pellen. Dann ebenfalls in mundgerechten Stücken in die Schüssel geben.

- Dressingzutaten verrühren, nach Belieben würzen und über den Salat geben. Mit Topping garnieren.

Tropischer Reis-Brei

Für 1 Portion
35 Min.

1 Tasse Jasminreis • 1 Tasse Obst je nach Phase und Vorliebe • 2 EL Kokosraspel • 1 TL Macapulver • 2 EL gehackte Mandeln • 1 EL Nussmus • 2–3 EL Kokosmilch (nach Belieben auch mehr) • Gewürze: je ½ TL Zimt, Galgant, Bertram, Vanillemark • 20 g (2 EL) veganes Proteinpulver aus Erbse, Hanf oder Sonnenblumenkernen

- Reis nach Packungsanweisung zubereiten. Obst putzen und kleinschneiden.
- Reis, Kokosraspeln, Macapulver, Mandeln und Nussmus in einen kleinen Topf geben und bei mittlerer Hitze und unter Rühren für 3–5 Minuten anrösten, bis die Mischung einen leckeren Röstgeruch verströmt.
- Obst und Gewürze zufügen und mit Kokosmilch ablöschen. Weitere 2–3 Minuten einköcheln lassen. Zum Schluss Proteinpulver unterrühren. Mit ein paar Nusskernen für den Proteinanteil garnieren.

Herzhafte Frühstücks-Bowl

Für 1 Portion
15 Min.

FÜR DIE BOWL:
½ Tasse Rucola • ½ Tasse frische Kräuter • 2 Eier • ½ Avocado • 1 Handvoll Räucherlachs

FÜR DAS DRESSING:
2 EL Olivenöl • 2 EL frisch gepresster Zitronensaft • 1 TL schwarzer Sesam • Gewürze nach Geschmack: Salz, Galgant, Bertram

- Rucola und frische Kräuter waschen, kleinzupfen und in eine Salatschüssel geben. Eier ca. 7–8 Minuten in einem Topf hart kochen, danach pellen und in Scheiben schneiden, diese in der Schüssel anrichten.
- Avocado schälen und in feine Streifen schneiden. Räucherlachs in feine Streifen schneiden. Beides ebenfalls in der Schüssel anrichten. Dressingzutaten verrühren und über die Bowl geben.

TIPP Du kannst die Kräuter immer wieder variieren. Füge z. B. Kresse hinzu oder sammle Wildkräuter im Garten wie Löwenzahn, Melisse, Minze oder Giersch.

Schnelle Quarkamole & Gemüsesticks

Für 1 Portion
10 Min.

1–2 Tassen Gemüse nach Wahl: z. B. Chicorée, Gurke, Mohrrübe, Paprika, Fenchel, Sellerie • 1 EL Pinienkerne • 1 große weiche Avocado • ½ Packung Feta • 200 g Schafquark oder Schafjoghurt • 1 EL Leinöl • 1 EL frische Kräuter • Gewürze nach Geschmack: Salz, Bertram, Galgant, Schabziger Klee

- Gemüse in Sticks schneiden. Für den Dip zuerst die Pinienkerne in einer Pfanne ohne Öl anrösten. Parallel dazu das Avocadofruchtfleisch und den Feta in einer Schüssel mit einer Gabel zerdrücken oder mit einem Pürierstab zerkleinern. Den Quark untermischen, sodass ein homogener Dip entsteht.

- Leinöl einrühren und mit gewaschenen und gehackten Kräutern und Gewürzen verfeinern. Pinienkerne darübergeben.

TIPP Gemüsesticks mit Dip sind ein schneller einfacher Snack, den du gut vorbereiten kannst und der als leichte Abendmahlzeit super funktioniert.

Vegane Proteinpatties

Für 4 Bratlinge
25 Min. + 10 Std Einweichzeit + 20–30 Min. Backzeit.

1½ Tassen schwarze Bohnen • ½ Tasse Quinoa • ¼ Tasse Lauch • ¼ rote Paprika • 4 Spinatblätter • etwas Olivenöl für die Pfanne • Gewürze nach Geschmack: insgesamt 1 EL Mix aus Cumin, Garam Masala, Salz, Paprikapulver, Currypulver, Galgant, Bertram, Kurkuma • 2 Eier • 2–3 EL gemahlene Haselnüsse

- Bohnen und Quinoa separat über Nacht in Wasser einweichen und quellen lassen. Danach Wasser abgießen, kurz spülen und nach Packungsanweisung in frischem Wasser ca. 15 Min. separat gar kochen.

- Gemüse putzen, in sehr feine Stückchen schneiden und mit etwas Öl in einer Pfanne anbraten. Ofen auf 185 °C (Umluft) vorheizen.

- Bohnen in einer Schüssel zerdrücken, Quinoa, Gewürze und verquirlte Eier dazugeben, bis eine formbare Masse entsteht. Patties formen, in den gemahlenen Nüssen wälzen, auf ein mit Backpapier ausgelegtes Backblech geben, mit etwas Öl besprenkeln und 20–30 Min. im Ofen backen, bis sie goldbraun sind. Nach halber Backzeit wenden.

» Schnelle Quarkamole & Gemüsesticks

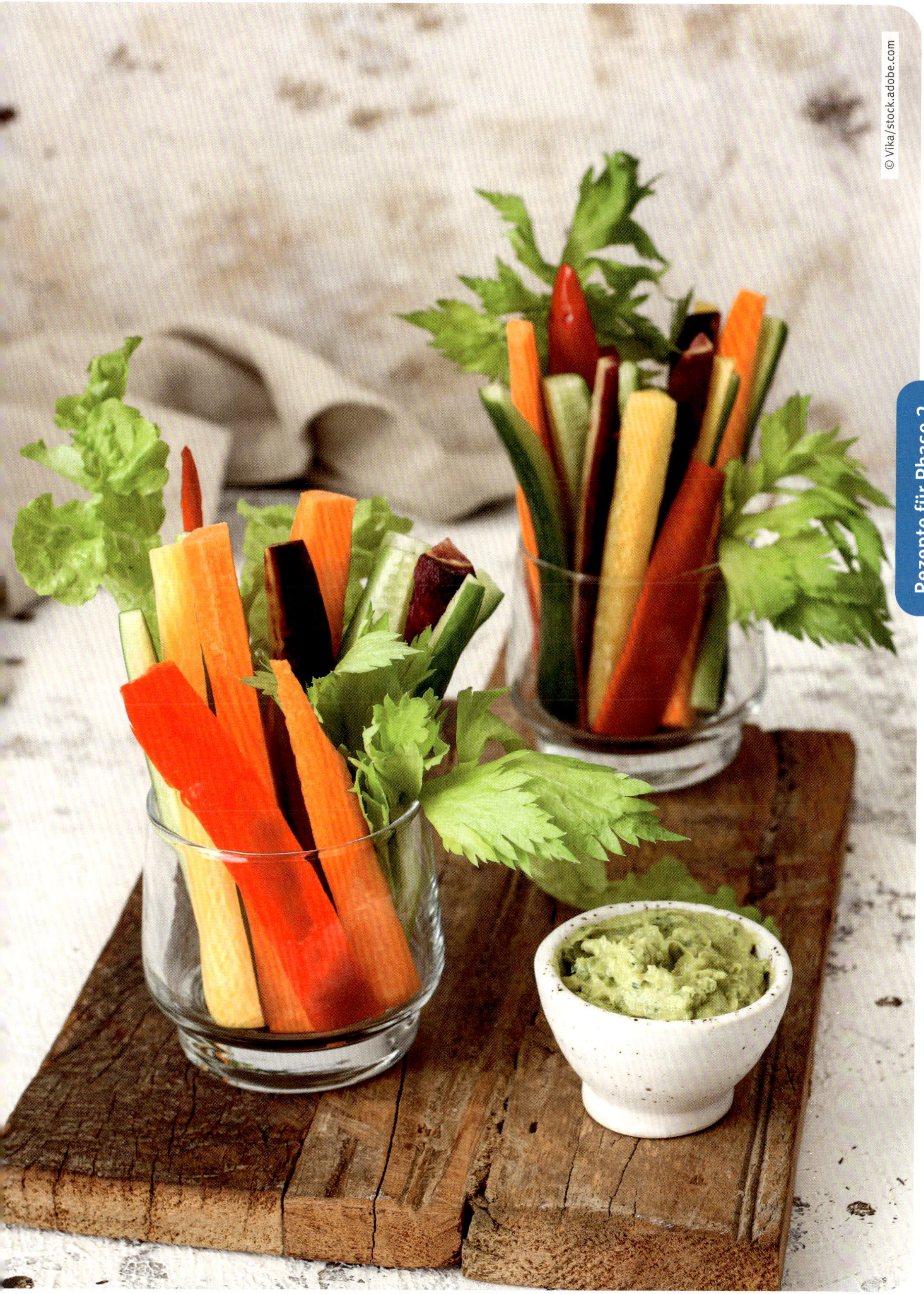

Behandlungshinweise bei Verdauungssaftmangel

Stoffwechselregulation hat viel mit ausgeglichenen Verdauungssäften und der Regulation der Motilität zu tun. In den folgenden Abschnitten habe ich wichtige Impulse für dich zusammengestellt, wenn du mit Verdauungssaftmangel und Motilitätsstörungen zu tun hast. Ich liste dir in diesem Abschnitt kurz und knapp die hilfreichen Maßnahmen, Stoffe bzw. Mittel auf. Ab S. 221 findest du eine Übersicht mit Hinweisen und Dosierungsempfehlungen aus der Praxis.

Wie verbessere ich meine Magensäure-Aktivität und Motilität?

Bis deine Magensäure und die Motilität sich durch das 6-Säulen-Programm wieder selbst regulieren, kannst du nachfolgende Praxisempfehlungen für dich testen. Die Punkte sind auch dann hilfreich für dich, wenn deine Magensäureaktivität durch Erkrankungen (z. B. atrophische Gastritis, autoimmune Prozesse) eingeschränkt ist. Nutze die Erkenntnisse der Ernährungstherapie (S. 127): Achte darauf, ausreichend Protein zuzuführen, da die Magensäurebildung u. a. dadurch getriggert wird. Nutze die Macht der Pause. Achte darauf, zur Mahlzeit nichts bzw. nur wenig zu trinken, um deine Verdauungssäfte nicht übermäßig zu verdünnen. Kaue ordentlich. Konzentriere dich aufs Essen und vermeide Ablenkungen. Ablenkung triggert den Stressnerv – Verdauungssaftbildung benötigt jedoch den Ruhenerv. Ergänze fehlende **Mikronährstoffe**, um zielgerichtet und individuell Bau- und Funktionsstoffe zu supplementieren (S. 107). Wenn Ernährungsreize nicht reichen, kommen verdauungssaftstimulierende und motilitätssteigernde **naturheilkundliche Mittel** zum Einsatz.

Verdauungsanregende Gewürze: Von diesen »bitteren« und »heißen« Gewürzen kannst du täglich jeweils insgesamt 1–2 TL pro Mahlzeit integrieren, allerdings solltest du sie langsam einführen und nicht alle gleichzeitig, damit sie nicht gleich »durchschlagende Wirkung« haben. Wenn du dir einen Tee aufbrühst, nimm pro Tasse ca. 1 gehäuften TL Teemischung, brühe dieses mit kochendem Wasser auf, decke die Tasse schnellstmöglich mit einer Untertasse ab und lasse den Tee ca. 5–10 Minuten ziehen.

- **Anis**: krampflösend, blähungslindernd, antibakteriell, entzündungshemmend, antioxidativ.
- **Estragon**: magensäureanregend, blähungslindernd, verbessert die Fettverdauung.
- **Fenchel**: krampflösend, blähungslindernd, antibakteriell, entzündungshemmend.
- **Ingwer**: Schon 1 cm frisch geriebener Ingwer täglich kann über die enthaltenen Gingerole nennenswerte speichel-, magensaft-, gallensaft-, verdauungsenzym- und motilitätsanregende sowie fettverbrennende, durchblutungsfördernde, antioxidative, antivirale, antimikrobielle und antientzündliche Eigenschaften entfalten. Er wirkt zudem gegen Übelkeit. Er wirkt eher im oberen Gastrointestinaltrakt, also auf Magen und Dünndarm.
- **Koriander**: appetitanregend, blähungslösend, schmerzlindernd, lindert Durchfall und Verstopfung. Antientzündlich, antibakteriell, antioxidativ. Toxinmobilisierende Eigenschaften.
- **Kümmel**: verdauungssaftbildend, krampflösend, blähungslösend.
- **Kurkuma**: Kann Verstopfung, Blähungen, Völlegefühl lindern. Galleflussfördernd, entzündungshemmend, antioxidativ, antimikrobiell. Wirkt regulierend aufs Vege-

tativum und kann Stimmungsschwankungen sowie vegetative Hypersensitivität regulieren helfen.
- **Senfkörner**: verdauungsfördernd, entzündungshemmend, schmerzlindernd.
- **Zimt (Ceylon-Zimt)**: blutzuckerstabilisierend, antientzündlich, krampflösend, schmerzlindernd, antimikrobiell, antioxidativ. Bitte hochwertigen Ceylon-Zimt verwenden, um das in hohen Dosen schädliche Cumarin zu minimieren. Schwangere und Kinder sollten Zimt nur in sehr geringen Dosen verwenden.

Bitterstoffe: Bitterstoffe verbessern die Verdauung, regulieren den Stoffwechsel und helfen so sogar beim Abnehmen oder Zunehmen. Bitterstoffe fördern den Speichelfluss, die Produktion des Magensaftes wird verbessert, sie erhöhen die Produktion der Gallenflüssigkeit, was die Fettverdauung erleichtert. Die Darmtätigkeit wird angeregt. Natürliche Bitterstoffe stecken vor allem in grünen Gemüsesorten wie Mangold oder Spinat, in Chicorée, Radicchio oder Rucola, in Kräutern, wie Löwenzahn, Brennnessel oder Giersch, in Artischocken, Oliven und Auberginen. Spezielle Bitterstoffsprays oder -tees können unterstützen.

Betain HCL: Durch seinen Gehalt an Salzsäure kann Betain HCL Magensäure »simulieren« und deren Aufgaben zumindest zum Teil übernehmen. Bei Verdacht auf Magensäuremangel bei »eigentlich« gesundem Körper kann man (übergangsweise) damit arbeiten; bei erkrankungsbedingtem Magensäuremangel (z. B. autoimmun bedingt) muss Betain HCL manchmal dauerhaft eingesetzt werden. Da Magensäure ein Trigger für die Bildung von Pepsin, Verdauungsenzymen und Galle ist, reicht meistens der alleinige Einsatz von Betain HCL ohne zusätzliches Pepsin oder Verdauungsenzyme. Vor allem, wenn Beschwerden in den ersten 30 Min. nach dem Essen auftreten, denke ich erstmal an Betain. Reicht dessen Wirkung nicht, teste zusätzlich **Pepsin** und/oder **Verdauungsenzyme**. Auf Letztere können Beschwerden hindeuten, die 30 bis 90 Minuten nach dem Essen auftauchen.

Prokinetika: Prokinetika einschließlich **Ingwer**, **Iberogast® Advance** und **Triphala** kurbeln die Magenentleerung und Motilität an, verbessern Darmbeweglichkeit und Passagegeschwindigkeit. Hinweise zu meinen meistgenutzten Prokinetika findest du ebenfalls im letzten Kapitel (ab S. 221).

Was tun bei Pankreas-Insuffizienz?

Wie bereits erwähnt, lässt sich in den wenigsten Fällen eine exokrine Pankreas-Insuffizienz nachweisen. Falls doch, lasse dich bitte von Spezialist*innen beraten. Meistens liegt eine funktionale Pankreas-Insuffizienz vor, bei der die Verdauungsenzyme durch pH-Wert-Verschiebungen von ihrer Arbeit abgehalten werden. In diesem Fall können folgende Maßnahmen unterstützen – Hinweise zu den Präparaten findest du wiederum im letzten Kapitel (ab S. 221):

Verdauungsenzyme: Sie verstärken übergangsweise die »Task Force«, wenn der Einsatz von Betain HCL nicht ausreicht, um ausreichend Verdauungsaktivität zu ermöglichen. Vor allem, wenn Beschwerden ca. 30 bis 90 Minuten nach dem Essen auftreten, du viele Verdauungsrückstände und Stückchen in deinem Stuhl findest und eine träge Motilität hast, würde ich den Einsatz erwägen.

Betain HCL: Es hilft bei der Veränderung des Milieus. Beschwerden treten oft in den ersten 30 Minuten nach dem Essen auf.

Probiotika und Postbiotika: Sie helfen mittelfristig, das Darmmilieu besser aufzustellen und die Enzymaktivität zu verbessern (S. 174).

Telleraufteilung: Achte auf jeden Fall auch auf eine ausgewogene Telleraufteilung (S. 129), um die Verdauungsenzyme nicht einseitig zu belasten und Bakterien nicht einseitig zu füttern.

Wie behandle ich ein Gallensäureverlustsyndrom?

Wurde bei dir ein Gallensäureverlustsyndrom (GVS) diagnostiziert, können dir folgende Maßnahmen hoffentlich helfen – blättere für Präparateempfehlungen auf S. 221:

Fettzufuhr einschränken: Dein Körper kann im Moment mit Fetten nicht gut umgehen. Bei Fettstühlen empfiehlt sich eine Reduktion auf ca. 30 g Fettzufuhr täglich. Eine gute Möglichkeit, dennoch ausreichend Fette aufzunehmen und zugleich die Aufnahme der fettlöslichen Vitamine sicherzustellen, sind mittelkettige Fettsäuren (mid chained triglycerides, MCT). Diese befinden sich z. B. in Kokosöl oder in speziellen MCT-Ölen und werden anders als andere Nahrungsfette ohne Einsatz von Verdauungsenzymen verstoffwechselt. Achte darauf, die MCT langsam zu steigern. Pro Tag kannst du zwischen 50 und 100 g zuführen, steigere jedoch die Anfangsdosis von ca. 20 g erst langsam um 5 bis 10 g täglich auf die Zieldosierung, achte auf Bauchgefühl und Verträglichkeit.

Flüssigkeitszufuhr: Solltest du unter Durchfällen leiden, denke daran, ausreichend zu trinken. Bei massivem Flüssigkeitsverlust gehen häufig auch Mineralsalze verloren. Hier bewährt sich Gemüsebrühe oder etwas Salz im Wasser. Du kannst auch den Mineralstoffmix von Maxxprosion einsetzen. Bitte hole bei massiven Durchfällen ärztlichen Rat ein.

Oxalsäure beschränken: Um Steinbildung zu vermeiden, beschränke die Zufuhr von Oxalsäure. Diese ist vor allem in Spinat, Mangold, Sauerampfer, Rhabarber, Kaffee, Kakao, Cashews und Roter Bete enthalten.

Mikronährstofftherapie: Die Mikronährstofftherapie wird später (S. 196) beschrieben. Mein Fokus liegt speziell auf auf den fettlöslichen Vitaminen A, D, E und K, auf Vitamin B_{12} sowie den Elektrolyten (Calcium, Natrium, Magnesium, Kalium). Ich erhebe auch einen Aminosäurestatus, so dass man sieht, ob die Aminosäuren Taurin und Glycin ausreichend vorhanden sind. Da diese benötigt werden, damit die Leber Gallensäuren herstellen kann, solltest du bei einem Mangel supplementieren.

Antientzündliche Therapie: Die gereizte Darmschleimhaut sollte beruhigt werden (S. 194).

Probiotika und Postbiotika: Sie helfen mittelfristig, den Dickdarm wieder besser aufzustellen und die gereizte Schleimhaut über ein gesundes Mikrobiom zu schützen. Lies hierzu mehr ab S. 174.

Ballaststoffe: Flohsamen und Pektin binden Gallensäuren, das kann den Dickdarm entlasten (S. 174). Du kannst damit vorsichtig experimentieren.

Heilerde und Huminsäure: Sie bewähren sich u. a. bei der Bindung von Gallensäuren.

Vagusnervübungen und Stressregulation: Die Entleerung der Gallenblase hängt eng mit der Muskulatur der Gallenblasenwand und deren Ansteuerung zusammen. Ist diese gestört, führt das häufig zu unvollständiger oder unregelmäßiger Entleerung. Man spricht auch von einer Reizgallenblase. Du kannst dir sicher denken, welches System hier eine große Rolle spielt: das vegetative Nervensystem, das auch diese Strukturen ansteuert. Ich empfehle dir dringend, dich mit Therapiesäule 6 (S. 208) zu beschäftigen.

Besondere Behandlungshinweise bei HIT

Eine sehr häufige Begleiterscheinung bei Fehlbesiedlungen ist die Histaminintoleranz (HIT). Dazu vorab ein wichtiger Hinweis: Wenn deine HIT nicht genetisch bedingt (angeboren) ist, sondern erworben, wird sie mit hoher Wahrscheinlichkeit im Verlauf der SIBO-/IMO-Behandlung deutlich besser oder verschwindet sogar. Das liegt daran, dass ein wichtiges Abbauenzym für freies Histamin, die Diaminoxidase (DAO), in der Darmschleimhaut gebildet wird. Heilt dein Darm und versorgst du deinen Körper wieder besser, kann auch der Histaminabbau wieder besser funktionieren.

Du behandelst mit den 6 Therapiesäulen praktischerweise eine HIT optimal mit. Es muss also nicht zuerst die HIT behandelt werden und danach erst die SIBO/IMO, sondern alles wird parallel reguliert – dein Körper entwickelt ja auch nicht jedes Symptom separat und unabhängig voneinander. Diese isolierte Betrachtungsweise haben leider nur viele Therapeutinnen. Folgende therapeutische Ansatzpunkte kannst du bei HIT speziell nochmal unter die Lupe nehmen.

Darmstärkung: Je nach Befundlage solltest du deinen Darm als Fabrik der DAO und Ort des Histaminabbaus stärken, reparieren oder regulieren. Je nachdem, ob neben der Fehlbesiedlung auch ein Leaky Gut, eine CED eine Dysbiose oder andere Probleme vorliegen, können hier z. B. Probiotika, pflanzliche Antibiotika, Glutamin oder antientzündliche Stoffe erforderlich sein.

Mikronährstofftherapie: Je nach Ergebnis des Mikronährstoff-Checkups (S. 107) solltest du Mängel an den Nährstoffen ausgleichen, um DAO-Produktion und Abbauaktivität zu ermöglichen. Eine wichtige Rolle spielen dabei v. a. Proteine bzw. Aminosäuren, Fettsäuren, Vitamin B_6 und Zink.

Ernährungsanpassung: Lies hierzu gern noch einmal den entsprechenden Abschnitt (S. 147).

Histaminfreundliche Präparate: Meide Zusatzstoffe wie Siliciumdioxid, Magnesiumstearat, Gummi arabicum, Farbstoffe oder Konservierungsstoffe. Die meisten Medikamente und Nahrungsergänzungsmittel enthalten diese kritischen Inhaltsstoffe. Meide auch folgende Bakterienstämme in gängigen Probiotika, denn sie können Symptome hervorrufen: L. plantarum, L. casei, L. fermentii, L. acidophilus, L. helveticus, L. lactis, L. thermophilus, E. coli, Enterococcus faecialis.

Ausleitungs- und Entgiftungssystem stärken: Histaminabbau funktioniert nur, wenn die Entgiftungs- und Ausleitungsmechanismen (v. a. die Leber) gut funktionieren. Unterstütze je nach Symptomatik und Befundlage gemäß (S. 203).

Leberstärkung: Da die Leber nicht nur an Entgiftungsprozessen beteiligt ist, sondern ebenfalls ein Enzym (Histamin-N-Methyltransferase, HNMT) produziert, das intrazelluläres Histamin abbaut, solltest du die Leber in deine Therapie mit einbeziehen. Je nach Befundlage sind meist leberschützende und entgiftungsunterstützende Präparate, z. B. aus Mariendistel und/oder Löwenzahn, angezeigt.

Mastzellen stabilisieren: Die histaminausschüttenden Mastzellen lassen sich oft durch natürliches (!) Vitamin C, Quercetin und Rutin stabilisieren.

Histaminbindung: Zur Bindung übermäßigen Histamins eignen sich Heilerde sowie Huminsäure gut. Ich bin kein Fan des häufig empfohlenen Zeoliths oder Bentonits, weil diese häufig schwermetallbelastet sind und auffällig viele Patient*innen sich dadurch zusätzliche Probleme eingehandelt haben.

Histamin ausschwemmen: Da Histamin wasserlöslich ist, ist eine ausreichende Trinkmenge essenziell.

Ab S. 221 findest du eine Übersicht, in der ich zu den Empfehlungen auch Dosierungshinweise aus der Praxis gebe.

Schnelle Hilfe bei akuten Beschwerden

Ich weiß, dass die meisten Betroffenen am liebsten einfache Therapiehinweise hätten – gerade bei akuten Beschwerden. Darum möchte ich dir im Folgenden ein paar grundsätzliche Ideen für typische, akute Probleme präsentieren. Die im Folgenden beschriebenen Maßnahmen reichen nicht zur Behandlung deiner Fehlbesiedlung aus, sondern betten sich in die übrigen Module ein. Sie sind nur als Erste-Hilfe-Maßnahme gedacht. Ich liste dir in diesem Abschnitt nur kurz und knapp die hilfreichen Maßnahmen, Stoffe bzw. Mittel auf. Ab S. 221 findest du eine Übersicht, in der ich Empfehlungen und Dosierungshinweise aus der Praxis gebe.

Erste Hilfe bei Verstopfung

Magensäure, Motilität und Verstopfung hängen eng zusammen (S. 164). Bitte beachte, dass die ganzheitliche Behandlung der Fehlbesiedlung mit allen 6 Behandlungssäulen natürlich auch darauf abzielt, die Auslöser deiner Motilitätsstörungen und Ursachen der Verstopfung zu behandeln. Folgende Maßnahmen kannst du akut besonders ins Auge fassen – manchmal braucht es auch die Kombination aus mehreren Maßnahmen, damit es bei dir gut flutscht.

- **Trinkmenge**: Achte auf ausreichend Flüssigkeit (S. 132). Trinke direkt nach dem Aufstehen auf nüchternen Magen ein Glas Wasser. Das löst oftmals den Stuhlgangreflex aus.
- **Zitronenwasser**: Trinke morgens ein Glas warmes Wasser mit dem Saft einer halben Zitrone. Diese Maßnahme aus dem Ayurveda löst oft den Stuhlreflex aus.
- **Bewegung**: Sie aktiviert nicht nur unsere Muskeln, sondern auch unseren Darm. Darüber hinaus hilft sie, Stresshormone zu senken, und insbesondere Bewegung an frischer Luft führt automatisch auch zu tieferer Atmung. Alles Punkte, die sich direkt mit dem nächsten Punkt verknüpfen.

- Sympathikus runterfahren, **Parasympathikus aktivieren**: Der Ruhenerv (Parasympathikus) ist zuständig für vernünftige Verdauung, denn er steuert den Verdauungstrakt an. Anregungen, den Ruhenerv über den Vagusnerv zu aktivieren, findest du in später (S. 208). Ein einfacher Start ist die tiefe **Bauchatmung vor und nach dem Essen.**
- **»Verstopfungs-Hypnosen«**: Sie erweisen sich in meiner Praxis als sehr hilfreich. Eine Hypnose zum Download findest du auf meiner Webseite (S. 247).
- Noch ein Denkanstoß: **Denke auch an deine Seele.** Wenn »Ich muss das noch verdauen!« ein häufig gesagter Satz bei dir ist, solltest du bei der Ursachenforschung auch dahin mal schauen. Hierauf gehe ich in Therapiesäule 6 (S. 208) ein.
- **Bauchmassage & Wärme**: Achtung: Immer im Uhrzeigersinn mit dem Verlauf des Dickdarms massieren. Vielleicht benutzt du Fenchel-Anis-Kümmel-Öl oder setzt auf spezielle Fasziencups, die gleichzeitig eine gewebslockernde Wirkung haben. Vielen Menschen tut es gut, die Massage mit **Wärme** auf dem Bauch (Wärmflasche, Körnerkissen) und/oder einer Meditation oder Hypnose zu verbinden.
- **Ausgewogene Telleraufteilung und Proteinzufuhr**: Proteine und Fette motivieren die Verdauungssäfte.
- **Mahlzeitenpausen**: 4–6 Stunden Pause erlauben vernünftige Besaftung und geben deinem Verdauungstrakt Zeit, alle Verdauungsprozesse störungsfrei ablaufen zu lassen.
- **Einläufe** oder **Klistiere**: Um den hinteren Teil des Dickdarms zu entleeren, hilft besonders bei hartem Stuhl ein Einlauf oder die »kleinere Schwester« des Einlaufs, das Klistier. Dabei wird Flüssigkeit in den Darm eingebracht, um einen Entleerungsreiz zu setzen und harten Stuhl zu verflüssigen. Achte darauf, als »Einlauf-Neuling« erstmal mit 300 bis 500 ml Flüssigkeit anzufangen. Diese sollte körperwarm und abgekocht sein. Es gibt spezielle Einlaufgeräte, die dir das Procedere erleichtern. Bei Verdacht auf Schleimhautreizungen oder -schädigungen, Darmentzündungen, Infekte bitte keine Einläufe durchführen.
- **Colon-Hydro-Therapie**: In ganz extremen Fällen kannst du eine Colon-Hydro-Therapie in Erwägung ziehen. Lass dich dazu von Spezialist*innen beraten.
- **Stuhlhygiene und Toilettenhocker**: Stuhlhygiene ist ein großes Thema – und damit meine ich nicht das hoffentlich selbstverständliche Händewaschen nach dem großen Geschäft. Ich meine damit: Wann und wie gehst du aufs Klo? Optimal wäre:
  - In Ruhe und ungestört.
  - In einer Wohlfühlumgebung.
  - Weil du Stuhlgang verspürst und nicht, weil du gern unbedingt noch schnell etwas loswerden würdest, bevor du irgendwo hinmusst.
  - Wenn du Stuhldrang verspürst – den solltest du nämlich nicht unterdrücken und nicht noch das halbstündige Telefonat zu Ende bringen.
  - Ohne zu pressen – dabei kann dich ein Toilettenhocker unterstützen. Der simuliert unsere Toilettenhaltung in der Steinzeit, bei der du die Beine etwas anziehst, so dass sich alle Muskeln im Bereich des Enddarms entsprechend entspannen und der Stuhl störungsfrei herausflutschen kann. Sitzen wir mit rechtwinklig abgeknickten Beinen, blockieren wir oft das Absetzen des Stuhls.

Es gibt Wirkstoffe bzw. Präparate, die bei Verstopfungsneigung helfen können. Ich spreche hier keine Abführmittel (Laxanzien) und keine verschreibungspflichtigen Präparate an, sondern nenne Vertreter, die in meiner Praxis häufiger zum Einsatz kommen. Blättere für Details auf S. 221.

- Ballaststoffe (v. a. teilweise hydrolisiertes Guar), Leinsamen-Sud und Fludding (S. 175) wirken auf Stuhlkonsistenz und Peristaltik.
- **Schüßlersalz Nr. 7 als »Heiße 7«**: Der entspannende Effekt kann entlasten.
- **Verdauungsanregende Gewürze, Bitterstoffe** regen Motilität und Entleerung an.
- **Organisches Magnesium**: Seine entspannende Wirkung betrifft auch den Darm.
- **Magnesiumoxid**: Wirkt organisches Magnesium nicht, kann das stärker wasserbindende Oxid hilfreich sein.
- **Prokinetika** einschließlich **Ingwer**, **Iberogast® Advance** und **Triphala**: Sie kurbeln Motilität und Stuhlentleerung an.

Überprüfe bei hartnäckiger Verstopfung immer auch, ob eventuell ein **Parasitenbefall** oder **pathogene Keime** im Darm vorliegen.

Schnelle Hilfe bei Blähbauch und Bauchschmerzen

Bauchschmerzen bei Fehlbesiedlungen werden meistens durch die Luft im Bauch verursacht, die ihn trommelhart spannen lässt und auf Organe und Strukturen drückt. Häufig spannt die Muskulatur sich dadurch zusätzlich an und verursacht zusätzliche Schmerzen. Dein Blähbauch sollte im Rahmen der ganzheitlichen Behandlung der Fehlbesiedlung baldmöglichst verschwinden. Er ist schließlich meist Folge der Überwucherung durch fehlangesiedelte Bakterien. Falls du manchmal besonders stark leidest, helfen dir vielleicht diese Tipps aus der Praxis.

Ernährung: Eine kurzfristige Reduktion der Lebensmittel auf die strikte Phase 1 der SIBO-Diät wie oben beschrieben eliminiert typische »SIBO-Killerfoods«, die zu Blähprozessen führen. Die Ernährung ist ein großer Hebel, mit dem du Einfluss auf die Symptomatik nehmen kannst. Natürlich soll die Phase 1 nicht zum Dauermodell werden, jedoch kann es angezeigt sein, kurzfristig zu deiner »sicheren Homebase« zurückzukehren und Ruhe ins System zu bringen.

Atemübungen: Schon 3 Minuten wirken Wunder. Schließlich aktiviert die Tiefen- oder Zwerchfellatmung den Parasympathikus. Gerade, wenn du stressanfällig bist, sollest du das in deine tägliche Routine integrieren. Ab S. 208 findest du einige hilfreiche Übungen.

Spezielle »Reizdarm-Hypnosen« zeigen in meiner Praxis oft gute Erfolge. Du findest ein Beispiel zum Download auf meiner Webseite.

Bauchmassage & Wärme: Kreise sanft im Uhrzeigersinn um den Bauchnabel – das hilft der Luft (und auch Stuhl und Bakterien), ihren Weg zum »Ausgang« zu finden.

Bauchlage und Rollkur: Manchmal hilft Bauchlage, um Gase leichter zum Abatmen über Aufstoßen zu bringen. Ein Rollen von der Rückenlage auf die linke Seite, auf den Bauch und über die rechte Seite wieder auf den Rücken kann ebenfalls dabei helfen, Gase leichter aus dem Magen entweichen zu lassen. Bleibe dafür für einige Sekunden in jeder Position liegen.

Ausgiebiger Spaziergang: Leichte Bewegung (vor allem an der frischen Luft) stimuliert den Ruhenerv, senkt Stresshormone und fördert die Darmbewegung.

Es gibt hilfreiche Wirkstoffe bzw. Präparate, die im Akutfall unterstützen können:

- **Fenchel-Anis-Kümmel-Ingwer-Tee**: Diese Mischung wirkt beruhigend und gleichzeitig regt zugleich die Peristaltik an. Nimm pro Tasse ca. 1 gehäuften TL Teemischung, gieße sie mit kochendem Wasser auf, decke die Tasse mit einer Untertasse ab und lasse den Tee 5 bis 10 Minuten ziehen.
- **Schüßlersalz Nr. 7 als »Heiße 7«**: Mein persönlicher Geheimtipp zur Bindung und Ausleitung von Gasen im Bauch.
- **Pfefferminze**: Sie hat eine entspannende Wirkung auf die Muskulatur und kann bei Bauchschmerzen und Bauchgasen lindern.
- **Iberogast® Advance**: Ein guter Unterstützer bei gasbedingten und motilitätsbedingten Beschwerden sowie bei Übelkeit, Bauchschmerzen und Verdauungsbeschwerden jeglicher Art. Es unterstützt sowohl Dünn- als auch Dickdarm.
- **Aktivkohle**: Aktivkohle kann Gase und Toxine adsorbieren und so Bauchgase über den Verdauungstrakt ausscheiden. Effekte sind oft schon nach wenigen Minuten spürbar und halten einige Stunden an.

Schnelle Hilfe bei Durchfall

Leidest du unter fehlbesiedlungsbedingtem Durchfall und ist sichergestellt, dass es sich nicht um einen Infekt oder eine akute oder chronisch-entzündliche Erkrankung handelt, kann eine **Ernährungsanpassung** dich unterstützen: Meide Milchprodukte, fettreiche Mahlzeiten, Fruchtzucker und kurzkettige Kohlenhydrate. Wenn es deine Symptome nicht verschlechtert, kannst du weißen Reis einsetzen. **Ballaststoffe** helfen, z. B. teilweise hydrolysiertes Guar (PHGG, S. 175), das hilft, Wasser im Darm zu binden, **Heilerde** (als Granulat oder Pulver) kann bei der Bindung von Flüssigkeit helfen und die Stuhlkonsistenz verbessern und **Aktivkohle** hilft, Flüssigkeit zu bindet und, Stuhlfrequenz und -konsistenz zu verbessern.

Lasse ungewöhnliche Durchfälle immer ärztlich abklären und achte bei starkem Durchfall darauf, verlorene Flüssigkeit einschließlich der Elektrolyte zu ersetzen. In Apotheken erhältst du spezielle Elektrolytmischungen oder du setzt den Mineralstoffmix von Maxxprosion ein (ab S. 221).

Schnelle Hilfe bei Übelkeit

Übelkeit tritt häufig durch Motilitätsstörungen und verzögerte Entleerung auf. **Ingwer** ist ein tolles Hausmittel gegen Übelkeit. Das **Prokinetikum** Iberogast® Advance ist mein Favorit bei akuter Übelkeit.

Schnelle Hilfe bei Sodbrennen (Reflux)

Sodbrennen kann durch Magensäureüberschuss auftreten, aber auch durch Magensäuremangel, häufig in Kombination mit einer Insuffizienz des oberen Magenschließmuskels (Cardia).

Bei akutem Säureüberschuss empfehle ich folgende Maßnahmen (ab S. 221):

- **Mandeln**: Kaue geschälte Mandeln ganz intensiv bis zu 70-mal.
- **Heilerde**: Wie eine schützende Schicht können sich Pulver oder Granulat über Schleimhäute legen und gleichzeitig u. a. Säuren binden.
- **Huminsäure**: Sie kann Säuren und Toxine binden, Schleimhäute beruhigen und antientzündlich wirken.
- **Natron**: In Wasser aufgelöst bindet 1 TL Natriumhydrogencarbonat Säuren.
- **Heiße 7**: Als Getränk kann es beruhigen..
- **Aktivkohle**: Aktivkohle kann Säuren binden. Achtung bei Verstopfungsneigung.
- **Aloe-Vera-Trinkgel**: Es beruhigt gereizte Schleimhäute.

THERAPIESÄULE 3

Darmgesundheit herstellen

Dysbiosen des Mikrobioms, strukturelle und funktionale Schäden des Darms sowie Erkrankungen und Entzündungen beeinträchtigen unseren Verdauungstrakt. Viele Auslöser, Ursachen und Rahmenbedingungen für die Entstehung und den Verbleib einer Fehlbesiedlung haben ihren Sitz im Darm.

Darum steht dein Darm im Zentrum der Therapie. Im vorhergehenden Kapitel haben wir uns um Verdauung und Stoffwechsel einschließlich der Motilität des Darms und die Behandlung entzündlicher Erkrankungen gekümmert. Um die Belange des vegetativen Nervensystems zur Ansteuerung des Darms geht es ab S. 203. In diesem Kapitel geht es darum, wie du deinen Darm wieder wehrhaft machst, sein Mikrobiom mit Hilfe von Prä-, Pro- und/oder Postbiotika wieder optimal organisierst und wie du unerwünschte Keime und damit auch deine Fehlbesiedlung durch Antibiotika und andere Maßnahmen eliminierst.

Präbiotika, Ballaststoffe und Darmgesundheit

Präbiotika sind für den Menschen unverdauliche Nahrungsbestandteile. Sie werden nicht von unseren Verdauungsenzymen aufgespalten, erreichen darum unverdaut den Dickdarm und dienen dort den Darmbakterien als Futter. Die meisten Präbiotika gehören zur Gruppe der Ballaststoffe. Stoffe, die nicht zu den Ballaststoffen gehören und trotzdem präbiotische Wirkung entfalten können, sind z. B. sekundäre Pflanzenstoffe wie Resveratrol oder Quercetin. Ballaststoffe sind vor allem in pflanzlichen Nahrungsmitteln enthalten. Man unterscheidet zwei Gruppen von Ballaststoffen, die beide gesundheitliche Vorteile aufweisen: **Unlösliche Ballaststoffe** werden weder vom Menschen verdaut noch von Darmbakterien aufgespalten und darum fast unverändert ausgeschieden. Zu den unlöslichen Ballaststoffen gehören z. B. Cellulose, Hemicellulose und Lignin. **Lösliche Ballaststoffe** werden nicht vom Menschen verdaut, jedoch werden sie von den nützlichen Darmbakterien verwertet und darum Präbiotika genannt. Zu ihnen gehören z. B. Inulin, Akazienfaser, resistente Stärke, Galactooligosaccharide, Fructooligosaccharide, Pektin oder Beta-Glucan. Auch das teilweise hydrolysierte Guar gehört dazu.

Ballaststoffe haben folgende positive Wirkungen:

- **Vermehrung erwünschter Bakterien**: Ballaststoffe füttern positive Bakterienstämme an und verhindern zugleich das Wachstum pathogener Keime. Studien zeigen, dass präbiotische Ballaststoffe einen maßgeblichen Einfluss auf die Zusammensetzung des Mikrobioms und die Funktion des Verdauungstraktes haben.
- **Verbesserung von Stuhlvolumen und Passagezeit**: Da Ballaststoffe im Darm Wasser binden und quellen können, sind sie für Stuhlvolumen und -konsistenz vorteilhaft. Durch die Quellwirkung entstehen Dehnungsreize auf die Darmwand, die zu einer erhöhten Peristaltik führen.
- **Produktion kurzkettiger Fettsäuren**: Bei der Verwertung der löslichen Ballaststoffe durch die Darmbakterien entstehen gesundheitsfördernde Substanzen, z. B. die kurzkettigen Fettsäuren (Butyrat, Propionat, Acetat). Diese können deinen Darmzellen als Energiequelle und Reparaturstoff dienen sowie den pH-Wert im Darm positiv regulieren.
- **Verbesserte Mikronährstoffaufnahme**: Die Aufnahme von Calcium, Eisen und Magnesium kann durch Ballaststoffe verbessert werden.
- **Senkung des Cholesterinspiegels**: Präbiotische Ballaststoffe können positiv auf den Cholesterinspiegel einwirken; sie binden Gallensäuren im Darm, so dass der Körper neue Gallensäuren aus Cholesterin bilden muss.
- **Verbesserter Leberstoffwechsel**: Präbiotika beeinflussen Glucose- und Proteinstoffwechsel in der Leber positiv.

Ca. 30 g Ballaststoffe täglich empfiehlt die Deutsche Gesellschaft für Ernährung für eine darmgesunde Ernährung.

Geeignete Ballaststoffe während SIBO und IMO

Bei all den Eigenschaften und Vorteilen ist klar, dass Ballaststoffe eigentlich eine tolle Bereicherung deiner SIBO- bzw. IMO-Therapie wären. Allerdings gibt es eine wichtige Einschränkung: Ballaststoffe stecken vor allem in Gemüse, Salat und Obst sowie Vollkornprodukten, Hülsenfrüchten, Samen und Saaten, wie z. B. Leinsamen, Flohsamen oder Chiasamen. Wie du vorher (S. 127) erfahren hast, sind genau diese Lebensmittel eher kritisch, während deine Fehlbesiedlung besteht. Das führt dazu, dass die Ballaststoffzufuhr während der Behandlung eher gering ist, was zu Lasten der Motilität und des Mikrobioms gehen kann. Insbesondere gilt das beim Einsatz der Elementardiät. Ich strebe in der Praxis darum danach, die Ernährung schnellstmöglich wieder auszuweiten. Glücklicherweise gibt es einen fehlbesiedlungskonformen Ballaststoff, den du trotz SIBO und IMO einsetzen kannst und solltest, sowie weitere Ideen, um die Vorteile der Ballaststoffe zu nutzen.

Teilweise hydrolysiertes Guar (PHGG): Diesen durch Hydrolyse aus Guarkernmehl gewonnenen Ballaststoff setze ich in der Praxis standardmäßig bei SIBO und IMO ein. Ich starte mit geringen Mengen, um den Darm an die Ballaststoffzufuhr zu gewöhnen (ab S. 221). Bitte denke daran, deine Ballaststoffzufuhr auf jeden Fall durch ausreichend Flüssigkeit zu ergänzen, damit der Darm nicht »verkleistert« und verstopft. Sofern du negative Symptome bemerkst, reduziere die Dosis. PHGG zeigt sich insbesondere wirksam bei IMO und kann die Methanbildung massiv senken helfen. Es soll das Wachstum von Bifidobakterien und Butyratbildnern erhöhen und die Wirkung von Antibiotika verbessern. Insbesondere parallel zur SIBO-Diät ist PHGG sinnvoll, um den Darm vor der reduzierten Ballaststoffzufuhr zu schützen.

Leinsamen-Sud: Auch die Eigenschaften der ballaststoffreichen Leinsamen kannst du in Form eines Leinsamen-Suds nutzen. Brühe dir dazu 2 TL geschrotete Leinsamen als Tee auf, entferne die Samen nach einigen Minuten wieder bzw. gieße die Flüssigkeit ab und trinke sie schluckweise. Das kannst du mehrmals täglich tun.

Flohsamen: Du kannst vorsichtig das sehr ballaststoffreiche Flohsamenschalenpulver austesten und einsetzen, sofern es nicht symptomatisch verschlechtert. Viele Betroffene vertragen es gut, insbesondere, wenn die Fehlbesiedlung eher im Dickdarm sitzt. Dazu 1–2 TL täglich in 200 ml Wasser geben, etwas quellen lassen und mit reichlich Flüssigkeit trinken. Wenn du Flohsamen ausgetestet hast und das gut funktioniert, kannst du als Premiumvariante meinen Fludding testen. Ich mache damit sehr gute Erfahrungen, wenn die Fehlbesiedlung entweder nur den Dickdarm betrifft oder so weit beseitigt ist, dass die Dickdarmtherapie in den Vordergrund rückt.

GUT ZU WISSEN: Fludding zubereiten

Für 1 Portion Fludding mischst du 100 ml Apfelsaft, 100 ml reines Wasser mit dem Saft einer frischen Zitrone und 2 EL Flohsamenschalen. Dann einen geschälten Bio-Apfel hineinreiben (ich verwende eine Glasreibe) und das Ganze verrühren. In einer geschlossenen Schale für mindestens 1 Stunde in den Kühlschrank stellen, bis eine wackelpuddingartige Konsistenz entsteht.

Probiotika für die Wehrhaftigkeit des Mikrobioms

Probiotika sind lebendige Mikroorganismen, die einen positiven Einfluss auf deinen Darm haben. Einerseits erhöhen sie die Wehrhaftigkeit des Darms: Die richtigen probiotischen Bakterienstämme helfen, ein Gleichgewicht in der Bakterienbesiedlung des Darms (wieder)herzustellen. Ist das Mikrobiom in der Balance, stimmt auch der pH-Wert und der Darm ist wehrhaft genug, um unerwünschte Keime selbstständig wieder loszuwerden. Und anderseits können Probiotika die Immunantwort positiv verändern. Sie können u. a. die Bildung des sekretorischen Immunglobulins A (sIgA) verbessern, das ist die »Schleimhaut-Polizei«.

Es gibt eine Vielzahl von Präparaten, die Probiotika enthalten. Sie unterscheiden sich in Darreichungsform (z. B. Kapsel oder Pulver) und in Art und Anzahl der enthaltenen Bakterienstämme. Viele Therapeut*innen arbeiten mit Probiotika, wenn Darmbeschwerden vorliegen, oder setzen diese prophylaktisch nach Antibiotikagaben oder Infekten ein. Das ist grundsätzlich eine gute Idee, allerdings möchte ich dich dafür sensibilisieren, dich eingehender mit der Thematik zu beschäftigen. Typische Standardpräparate eignen sich nämlich in vielen Fällen nicht pauschal. Und das gilt nicht nur während der SIBO- bzw. IMO-Therapie oder bei Histaminintoleranz, sondern auch »im normalen Leben«.

Geeignete Probiotika bei SIBO und IMO

Während der SIBO-/IMO-Therapie gibt es nur eingeschränkte Möglichkeiten, mit Probiotika zu arbeiten, da die meisten Stämme die Beschwerden verschlimmern. Welche Probiotika bei SIBO und IMO funktionieren, ist eine viel diskutierte Frage; Studien und Praxiserfahrungen sind widersprüchlich. Ich konzentriere mich darum auf die Stämme, die sich als Schnittmenge herauskristallisiert haben, die sich als unproblematisch und nicht SIBO- oder IMO-fördernd erwiesen haben und die gleichermaßen bei Unverträglichkeiten, Intoleranzen oder Malabsorptionssyndromen sowie Histaminose eingesetzt werden können.

Folgende Stämme kommen in meiner Praxis zum Einsatz (ab S. 221):

- **Lactobacillus reuteri DSM 17938**: Dieser spezielle Lactobacillusstamm im Präparat BiGaia® zeigte in Studien besondere Wirkung bei IMO und Verstopfung. Erfahrungsgemäß bereitet dieser Stamm auch bei HIT oder MCAS keine Probleme.
- **Sporenbasierte Probiotika**: **Bacillus subtilis**, **Bacillus coagulans** und **Bacillus clausii** sind drei gegen Antibiotika und Magensäure sehr resistente Stämme, die dein Mikrobiom unterstützen können. Zwar siedeln sie nicht direkt erwünschte Leitkeime an, jedoch unterstützen sie durch ihre Stoffwechselprodukte das Wachstum erwünschter Bakterien. Sie haben darüber hinaus verdrängende Effekte gegenüber unerwünschten Fremdkeimen. Der Bakterienmix Select von Maxxprosion kombiniert alle drei.

Ich kombiniere die vier genannten Stämme typischerweise von Anfang an.

Vorsicht beim Einsatz von Saccharomyces boulardii

Saccharomyces boulardii (S. boulardii) wird von einigen Therapeut*innen auch bei der SIBO- und IMO-Therapie empfohlen. Es handelt sich um eine Hefe, also einen Pilz und kein Bakterium. Die Hefe wird häufig im Zusammenhang mit Durchfall und präventiv nach Antibiosen eingesetzt. Die Hefen breiten sich schnell im Darm aus und verdrängen die unerwünschten Keime. Bei durchfallassoziierten SIBO-Arten (meist Wasserstoff- oder Wasserstoffsulfid-SIBO) erscheint es logisch, diesen Effekt zu nutzen. Nicht empfohlen wird der Einsatz allerdings bei immungeschwächten Personen. Es gibt sogar einen Rote-Hand-Brief des Bundesamtes für Arzneimittel und Medizinprodukte (BfArM) für Immunsupprimierte und ZVK-Patient*innen, da es sogar seltene Fälle von heftigen Pilzüberwucherungen gab, die bei jenen extrem Geschwächten zum Tode geführt haben. Das BfArM bezieht sich dabei auf bettlägerige, stark geschwächte Patient*innen, die Medikamente zur Immunsuppression erhalten haben. Jedoch wird die Macht klar, mit der sich S. boulardii im Organismus ausbreitet. Häufig haben wir es bei SIBO und IMO mit Betroffenen zu tun, die ziemlich »abgebaut« haben, da die Symptome schon über längere Zeit eine Schwächung des Organismus hervorgerufen haben. Das ist zwar weit entfernt von einer Immunsuppression, jedoch ist das Immunsystem nicht so wehrhaft, wie es wünschenswert wäre, und die Wirkung von S. boulardii ist schwierig einschätzbar.

Dennoch hat die Hefe wie erwähnt durchaus auch positive Effekte, z. B. zeigen Studien positive Effekte bei Leaky Gut, indem u. a. die Zellverbindungen der Darmschleimhautzellen repariert werden. Auch wird eine positive Wirkung bei Blastocystus hominis beschrieben. Meine Praxiserfahrung zeigt, dass SIBO häufig mit anderen Allergien, Unverträglichkeiten, Intoleranzen oder Malabsorptionssyndromen sowie Histaminose oder KPU/HPU einhergeht. Manchmal sind diese (noch) unerkannt, gerade, wenn man am Anfang der Diagnostik steht. Insbesondere bei Histaminproblemen stelle ich fest, dass histaminbildende Bakterienstämme sowie Hefen die Symptomatik eher verschlechtern, und setze S. boulardii nicht ein.

Zudem ist die schnelle Überwucherung des Darms mit Hefen ebenso wenig physiologisch erwünscht wie die Überwucherung mit SIBO-Bakterien oder Archaeen. Auch hier müsste man im Nachgang nach meiner Erfahrung schnell nachsteuern und regulieren. Das ist während einer SIBO und IMO aber nicht direkt möglich. Daher bin ich mit der Empfehlung von S. boulardii in der Praxis sehr zurückhaltend. Letztlich haben wir aber auch beim Thema Probiotik zum einen die Theorie (die Studienlage) und zum anderen die Praxis (die Erfahrungen – die eigenen und die vieler anderer Therapeut*innen und Betroffener). Die Verträglichkeit verschiedener Probiotika und verschiedener Dosierungen ist von Mensch zu Mensch unterschiedlich und letzten Endes zeigt nur der Live-Versuch, ob und in welcher Menge Präparate individuell vertragen werden.

Auswahl und Einnahme von Probiotika (auch bei HIT)

Beachte Folgendes bei der Auswahl und Einnahme von Probiotika:

- Probiotika sollten ca. 15–30 Minuten vor einer Mahlzeit eingenommen werden.
- Greife vorzugsweise auf Pulver oder kleinteilig dosierte Kapseln zurück, damit du kleinteilig einschleichen und die Verträglichkeit testen kannst.
- Achte bei der Auswahl von Präparaten darauf, dass diese keine Präbiotika bzw. Ballaststoffe wie Akazienfaser, Inulin oder Reismehl enthalten. Meine Empfehlungen ab S. 221 berücksichtigen dies.
- Achtung bei Histaminintoleranz oder Mastzellenaktivierungssyndrom (MACS): Wähle deine Probiotika histaminfreundlich aus. Einige Stämme, die typischerweise in Standard-Probiotika verwendet werden, bilden Histamin, triggern die Histamin-Freisetzung oder hemmen den Abbau, sodass sie die Beschwerden verschlimmern. Lass dich hier bitte im Zweifel von Spezialist*innen beraten und lies den entsprechenden Abschnitt (S. 169) und ab S. 221.

Unterstützung durch Postbiotika

Die noch relativ unbekannte Gruppe der Postbiotika kann eine hilfreiche Unterstützung während der SIBO- und IMO-Behandlung darstellen. Als Postbiotika bezeichnet man die **Stoffwechselprodukte** bzw. **Metaboliten lebendiger Bakterien**. Diese entstehen z. B. durch Fermentationsprozesse oder enzymatische Umwandlung. Das passiert bei der Arbeit der Bakterien im Körper, kann aber auch für die Herstellung entsprechender Präparate genutzt werden. In entsprechenden Präparaten sind also keine lebendigen Bakterien enthalten, sondern Stoffe, die diese absondern. Das reduziert das Risiko von Symptomverschlechterungen durch die Zufuhr ungünstiger Bakterienstämme. Postbiotika können direkt und indirekt

GUT ZU WISSEN: Geeignete Postbiotika bei SIBO und IMO

Die Gruppe der Postbiotika ist noch recht unübersichtlich und vergleichbare Studien stehen aus. In der Praxis beschränke ich mich daher aktuell auf zwei Gruppen von Präparaten, die von Anfang an parallel zu den anderen Therapiemaßnahmen eingesetzt werden können: **kurzkettige Fettsäuren**, das sind Präparate mit Butyrat und/oder Propionat, die gemäß Herstellerangaben eingenommen werden. Und das Fermentationsprodukt **Fitotal™**, das natürlich gewonnene Stoffwechselprodukte von Bakterien enthält, die ein breites Wirkspektrum aufweisen (ab S. 221).

positiv auf das Mikrobiom einwirken, indem sie zellschützend, immunsystemstärkend, antientzündlich, antioxidativ, wachstumsfördernd für erwünschte Bakterienstämme und verdrängend auf unerwünschte Stämme wirken.

Zu Postbiotika zählen u. a.:

- kurzkettige Fettsäuren wie Butyrat, Propionat oder Acetat, Vitamine, Bacteriocine, wachstumshemmende Toxine, die pathogene Stämme verdrängen sollen, Proteine und Peptide sowie organische Säuren.

Welche Antibiotika bei SIBO und IMO?

Ein elementarer Bestandteil der Therapie von SIBO und IMO ist der Einsatz von Antibiotika. Dies sind im engeren Sinne Arzneimittel, die zur Behandlung bakterieller Erkrankungen eingesetzt werden. Sie haben einen hemmenden Einfluss auf Bakterien und bakterienähnliche Mikroben und sollen die unerwünschten Keime dezimieren oder bestenfalls eliminieren. Nun ist eine Fehlbesiedlung keine Infektion, die dich aus dem Nichts ereilt, sondern es befinden sich (oft körpereigene) Mikroben in viel zu hoher Anzahl am falschen Ort. Wie du schon weißt, hat dies eine Ursache. Wird diese nicht behoben, sind Rückfälle programmiert. Anders als bei vielen bakteriellen Infektionen ist der alleinige Einsatz von Antibiotika nicht ausreichend. Sie müssen von Maßnahmen begleitet werden, die die Auslöser, Ursachen und Treiber für ein (Wieder-)Auftreten der Fehlbesiedlung beseitigen. Beim Einsatz von Antibiotika können chemische, »echte« Antibiotika zum Einsatz kommen oder es werden Pflanzenextrakte genutzt, die eine antimikrobielle Wirkung haben. Ich nenne Letztere der Einfachheit halber pflanzliche Antibiotika.

Chemische vs. pflanzliche Antibiotika

Laut der amerikanischen Ärztin und Fehlbesiedlungs-Forscherin Dr. Siebecker sind SIBO-Expert*innen sich einig, dass pflanzliche Antibiotika dieselben Erfolgsraten bei der Beseitigung von Fehlbesiedlungen haben wie chemische Vertreter. Sie spricht von einer Behandlungserfolgsrate von 70–91 % bei beiden Varianten. Als Unterschied benennt sie die Zeiträume, in denen die Präparate typischerweise eingesetzt werden, um diese Raten zu erreichen. Während chemische Präparate nach ihrer Beobachtung bei 2-wöchigem Einsatz eine Reduktion der Atemgas-Werte um 25–35 ppm erreichten, lag die Reduktion bei pflanzlichen Vertretern bei 15– 40 ppm nach 4 Wochen Einsatz.

In meiner Praxis arbeite ich ausschließlich mit pflanzlichen, nicht verschreibungspflichtigen Präparaten und erreiche bei vernünftiger Therapiedurchführung und Mitarbeit der Betroffenen vergleichbare Ergebnisse. Es ist sehr gut möglich (und meist auch schonender), eine Fehlbesiedlung mit frei verkäuflichen Präparaten und Pflanzenwirkstoffen erfolgreich zu behandeln.

Auswahl von Antibiotika

Ich möchte dir in der Folge Hinweise geben, wie du das für dich passende Präparat oder die für dich passende Präparate-Kombination finden kannst. Ich konzentriere mich dabei auf die pflanzlichen Antibiotika. Ich empfehle hier bewusst keine verschreibungspflichtigen Medikamente. Erstens, weil in diesem Buch die Selbstbehandlung im Fokus steht. Zweitens, weil diese chemischen Medikamente aufgrund verschiedener Neben- und Wechselwirkungen sowie möglicher Kontraindikationen nur von Spezialist*innen verordnet werden sollten und ihr Einsatz überwacht werden sollte. Dennoch möchte ich kurz auf typische verschreibungspflichtige Antibiotika eingehen, da sich viele Fragen in der Community darum drehen und viele Ärzt*innen diese Präparate verordnen.

Chemische Antibiotika

Chemische Antibiotika sind verschreibungspflichtig und somit nur im Rahmen einer ärztlich begleiteten Therapie einsetzbar. Sie haben davon abgesehen folgende potenzielle Nachteile: Sie wirken erfahrungsgemäß nicht nur auf die unerwünschten Keime, sondern stören auch das erwünschte Mikrobiom. Sie können eine Besiedlung mit Clostridium difficile begünstigen. Sie können Nebenwirkungen, Unverträglichkeiten sowie Allergien hervorrufen.

Gängige chemische Antibiotika bei SIBO und IMO

Antibiotika werden typischerweise im Rahmen von Infektionen eingesetzt. SIBO und IMO sind **keine Infektionen**, sondern **Fehlbesiedlungen**. Es gibt in Deutschland zum Stand der Recherchen (Frühjahr 2025) kein Antibiotikum, das speziell für den Einsatz bei SIBO oder IMO vorgesehen und zugelassen ist. Eine ärztliche Verschreibung muss darum im Ermessen des Verordners »off label« erfolgen, das heißt außerhalb des eigentlich angegebenen Anwendungszweckes. Das erfordert umfassende Kenntnis der Mechanismen von SIBO und IMO.
Es gibt mehrere Studien zum Einsatz von Antibiotika bei Reizdarm, SIBO und IMO. Sie kommen übereinstimmend zu dem Schluss, dass bestimmte Antibiotika eine Eignung zur Therapie bei Reizdarm, SIBO und IMO aufweisen und das Risiko von Nebenwirkungen und unerwünschten Effekten auf das Mikrobiom vergleichsweise gering ist. Drei Antibiotika kristallisieren sich als besonders geeignet heraus und werden typischerweise einzeln oder in einer Kombination bei Fehlbesiedlungen eingesetzt: Das sind Rifaximin, Neomycin und Metronidazol.

Eigenschaften von Rifaximin, Neomycin und Metronidazol

Das am häufigsten verschriebene Mittel ist Rifaximin, da es im Vergleich der drei möglichen Präparate die beste Gesamtbilanz bei Vor- und Nachteilen aufweist und sich nicht als »typisches« Antibiotikum erweist. Ich möchte hier die Einschätzung von Dr. Allison Siebecker als Ergebnis diverser Studien und Anwendungsbeobachtungen wiedergeben: **Rifaximin** wies in der Metaanalyse diverser Studien eine Eradikationsrate von über 70 % auf. Es wirkt vornehmlich im Dünndarm und wird systemisch nicht so stark aufgenommen. Auch ist die Wirkung auf das erwünschte Mikrobiom weniger stark und ein nachfolgendes Wachstum von Hefepilzen ist wenig wahrscheinlich. Im Unterschied dazu sind bei **Metronidazol** und **Neomycin** bei Einsatzdauern über 2–3 Wochen antibiotikatypische negative Wirkungen auf das Mikrobiom sowie eine Begünstigung von Hefewachstum zu erwarten. Zudem beeinflussen sie den gesamten Organismus und haben hohe Resistenzraten. Für **Rifaximin** wird eine Hemmung der entzündungsfördernden Zytokine beschrieben. Auch nach mehreren Therapierunden zeigte **Rifaximin** in Studien und Anwendungsbeobachtungen noch messbare Erfolge. **Rifaximin** werden positiv regulatorische Effekte auf das Mikrobiom zugeschrieben, weil z. B. eine Erhöhung von Bifidobakterien und Laktobazillen sowie eine Reduktion von LPS-Keimen (S. 78) beobachtbar ist.

Einsatz chemischer Antibiotika

Ich beziehe mich bei der Auflistung typischer Verschreibungen auf die Erkenntnisse von Dr. Allison Siebecker. Die typische Einsatzdauer für eine initiale Antibiotikagabe liegt bei 2–3 Wochen. Nach diesem Zeitraum wird meist ein Kontroll-Atemtest anberaumt, um zu entscheiden, ob und wann eine weitere Behandlungsrunde notwendig ist. Manchmal werden abhängig von der Höhe der Atemgaswerte bei der Diagnose bereits im Vorfeld mehrere Behandlungsrunden anberaumt, zwischen denen typischerweise 2 Wochen Pause liegen.

Folgende Erwägungen gibt es für die Auswahl der Antibiotika:

- **Rifaximin** kann bei Wasserstoff- und auch bei Methan-Fehlbesiedlung zum Einsatz kommen und wird meist dann gewählt, wenn Durchfall vorherrschend ist.
- **Neomycin** oder **Metronidazol** werden typischerweise bei Verstopfung und/oder Methan-Fehlbesiedlung eingesetzt oder mit **Rifaximin** kombiniert.
- Eine **Doppel-Antibiose** findet typischerweise nur bei Methan-Fehlbesiedlung bzw. bei Verstopfung statt oder wenn eine Wasserstoffsulfid-Fehlbesiedlung vorliegt.
- Ist eine Wasserstoffsulfid-Fehlbesiedlung nachgewiesen (in Deutschland ist dies zum Recherchestand im Frühjahr 2025 noch nicht möglich), wird die Kombination von **Rifaximin** mit **Amoxicillin** und **Clavulansäure** oder mit **Trimethoprim** oder **Sulfamethoxazol** diskutiert.

Der Einsatz bei Kindern, Schwangeren und Stillenden muss sehr genau abgewogen werden, u. a., da ein Übertritt in Plazenta und Brustmilch möglich ist.

Pflanzliche Antibiotika

Pflanzliche Antibiotika sind **verschreibungsfrei** und daher die einzige Option für die **Selbstbehandlung**. Auch pflanzliche Antibiotika können das erwünschte Mikrobiom beeinträchtigen. Die negativen Effekte auf das Mikrobiom sind bei pflanzlichen Präparaten jedoch erfahrungsgemäß geringer. Auch pflanzliche Präparate bergen das Risiko einer Unverträglichkeit bzw. unerwünschter Reaktion, jedoch sind bei niedrigen Einstiegsdosierungen diese Effekte meist überschaubar und schnell überwunden. Die Behandlungserfolgsraten sind mit

Meine Praxiserfahrungen mit pflanzlichen Antibiotika

Pflanzenstoff	Bemerkungen
Häufige pflanzliche Antibiotika	
Allicin	• mein Hauptwirkstoff bei Methan-Fehlbesiedlung mit Verstopfung • wirkt gut gegen Methanbildner • ebenfalls wirksam gegen Wasserstoffbildner • bei Verdacht auf Wasserstoffsulfid-Fehlbesiedlung vermeiden • vorsichtig bei HIT, MCAS (kleine Dosierungen testen), da Allicin ein Inhaltsstoff des oft problematischen Knoblauchs ist • Wichtig ist der Einsatz eines stabilisierten Allicin-Extrakts (Allimax®) und nicht von Knoblauch, Knoblauchkapseln oder Knoblauchölkapseln, da Letztere die Fehlbesiedlungssymptome verschlechtern können. • scheint wenig bis keine negativen Auswirkungen auf das erwünschte Mikrobiom zu haben • wirkt antimykotisch, antientzündlich und als Biofilm-Disruptor (S. 191)
Oregano	• häufiges Startpräparat bei allen SIBO-/IMO-Typen, meist eher bei Durchfall oder unauffälligem Stuhlgang eingesetzt • reizt bei vielen Menschen die Schleimhäute, darum in kleinen Dosierungen beginnen und einschleichen • wirkt antimykotisch, antiparasitär, antientzündlich und biofilmlösend
Berberine	• häufiges Startpräparat bei Wasserstoff- oder Wasserstoffsulfid-SIBO mit Durchfall oder unauffälligem Stuhlgang • vor allem, wenn Clostridium diff. vorliegt und/oder pathogene Erreger (z. B. Blastocystus hominis) • unterstützend bei Leaky Gut • wirkt antimykotisch, antientzündlich und antioxidativ • leichte negative Effekte auf das erwünschte Mikrobiom möglich • oft höhere Dosierungen von ca. 3–4 g täglich nötig • kann bei längerem Einsatz und bei Dosierungen ab 900 mg pro Tag die Phase-1-Entgiftung stören und zu Wechselwirkungen mit Medikamenten führen (z. B. Loratadin, Erythromycin)
Neem	• einsetzbar bei allen SIBO-/IMO-Typen • eher bei Durchfall oder unauffälligem Stuhlgang • Öl der Blätter nutzen • wirkt antimykotisch, antientzündlich, antiviral • auch als Zahnpasta gegen Keime im Mundraum hilfreich
Zimt (Ceylon)	• eher bei unspezifischen, leichten Beschwerden als Kombinationspartner • biofilmlösende Eigenschaften • oft hilfreich beim Vorliegen von Parasiten • scheint das erwünschte Mikrobiom sehr negativ zu beeinflussen und v. a. Laktobazillen zu schädigen
Schwarzkümmel	• gutes Basispräparat bei allen SIBO- und IMO-Typen • oft hilfreich beim Vorliegen von Parasiten • leichte biofilmlösende Eigenschaften
Bärentraube	• mein Favorit bei Wasserstoffsulfid-Fehlbesiedlung, ebenfalls gut einsetzbar bei Wasserstoff-SIBO • bei längerem hochdosierten Einsatz Gefahr von Organschäden, darum Einnahme auf 2 Wochen begrenzen

Pflanzenstoff	Bemerkungen
Wermut	• einsetzbar bei allen SIBO- und IMO-Typen • oft hilfreich beim Vorliegen von Parasiten (v. a. Würmern)
Weitere pflanzliche Antibiotika	
Pfefferminze	• hilfreich bei viel Luft im Bauch • wirkt muskelentspannend, kann aber daher die Motilität negativ beeinflussen
Ingwer	• sehr hilfreich zur Steigerung träger Motilität und bei Verstopfung
Propolis	• wird häufig aufgrund der immunmodulierenden Wirkung bei Infektanfälligkeit hinzukombiniert • wirkt antiviral und kann bei Candidabefall unterstützen
Granatapfelextrakt	• kann unterstützend wirken, wenn Clostridium diff. vorliegt

denen chemischer Antibiotika vergleichbar, vorausgesetzt, die Präparate werden gut gewählt. Erfolgskritisch ist somit die sinnvolle Auswahl derjenigen Präparate, die für dich angezeigt sind.

Wichtige pflanzliche Antibiotika bei SIBO und IMO

Die Pflanzenstoffe aus nachfolgender Tabelle nutze ich in unterschiedlicher Kombination und Anwendungsdauer in meinen Praxisfällen als pflanzliche Antibiotika. Pflanzenstoffe haben den großen Charme, dass sie multipotent sind und unterschiedliche Wirkungen entfalten. Das Studium phytotherapeutischer Literatur sowie die Erfahrungsheilkunde zeigt, dass sie gegen Mikroben und pathogene Keime verschiedener Art wirken und antibakterielle, antivirale, antimykotische, antiparasitäre sowie oftmals immunsystemstärkende, antientzündliche und antioxidative Effekte vereinen. Daher ist die Entscheidung für ein oder mehrere Präparat(e) nicht immer einfach.

Beim Vorliegen bestimmter Symptome oder Rahmenbedingungen kombiniere ich häufig die unter »weitere pflanzliche Antibiotika« genannten Mittel dazu. Auch diese können aufgrund ihrer vielfältigen antimikrobiellen Wirkungen als pflanzliche Antibiotika eingestuft werden und entfalten durchaus auch Wirkungen auf die fehlbesiedelten Mikroben. Ab S. 221 sind alle Mittel mit meinen Anwendungs- und Dosierungsempfehlungen aufgeführt.

Ich arbeite in der Praxis ungern mit Kombipräparaten

Kombipräparate kombinieren typischerweise mehrere Pflanzenextrakte, die dafür relativ gering dosiert sind. Die Idee dahinter ist, dass jedes Extrakt unterschiedliche Wirkungen aufweist und unterschiedliche Mikroben dezimieren soll. Meine Erfahrung zeigt im Gegenteil, dass Wirkungen oft ausbleiben, da die einzelnen Dosierungen zu gering sind, dafür aber eher eine Resistenzbildung auftritt und dann »das Pulver schon verschossen ist« und wenig Spielraum für Alternativen bleibt. Eine Ausnahme bildet das Kombipräparat **Atrantil Pro**, das mit Quebracho, Rosskastanie und Pfefferminze nur drei Wirkstoffe kombiniert und ihnen drei probiotisch wirksame Bacillus-Stämme hinzufügt. Die außergewöhnliche Kombination der Pflanzenextrakte zeigt gute Erfolge bei IMO. Das Präparat zeigt erfahrungsgemäß bereits nach wenigen Tagen einen positiven Effekt, muss jedoch meist über mehrere Wochen eingesetzt werden.

Auswahl des richtigen pflanzlichen Antibiotikums

Eines vorweg: Es gibt nicht das beste pflanzliche Antibiotikum für die Behandlung von SIBO/IMO. Wichtig ist, dass du dein Präparat oder deine Präparate-Kombi aus guten und nachvollziehbaren Gründen wählst. Ich gebe dir zwar in obiger Tabelle Hinweise, jedoch auch in meiner Praxis passiert es, dass gut gewählte Präparate nicht gut funktionieren und ich mich durch Versuch und Irrtum an die beste Lösung und Dosierung herantasten muss. Dein **Bauchgefühl** ist wichtig und steht über pauschalen Empfehlungen. Wenn du ein Präparat nicht verträgst, wechsle. Wenn du unsicher bist, setze die Dosierung herunter oder lasse das Präparat weg und beobachte, ob sich etwas verändert. Manchmal braucht es auch eine Dosierungserhöhung, um Wirkungen zu erzielen. Als Ausgangspunkt für deine Überlegungen kann dir vielleicht folgende Einordnung dabei helfen, zu entscheiden, mit welchem Mittel du startest.

Methan-Fehlbesiedlung (IMO): **Allicin** (Allimax®) ist für mich die erste Wahl, es sei denn, es liegt eine Kombination mit Wasserstoffsulfid-Fehlbesiedlung vor, es gibt eine bekannte Knoblauch-Unverträglichkeit oder schlechte Vorerfahrungen mit Allicin. Auch bei HIT und MCAS bin ich vorsichtig und teste erstmal kleine Dosierungen. Generell ist zu beobachten, dass Methanbildner – sie sind keine Bakterien im eigentlichen Sinne, sondern Archaeen – weniger gut auf Antibiotika reagieren. Meist ist der Einsatz eines Duos sinnvoll, zumindest bei stärkerer Fehlbesiedlung. Und meist ist die Behandlung langwieriger und erfordert mehrere Präparate.

Wasserstoff-SIBO: Hier starte ich typischerweise mit **Oregano** oder **Berberine**.

Wasserstoffsulfid-SIBO: Hier ziehe ich immer **Bärentraube** und **Oregano** in Erwägung.

Kombination pflanzlicher Antibiotika

Auch hinsichtlich der Kombination und Rotation von Präparaten gibt es kein allgemeingültiges Schema. Richte dich auch hier nach deiner jeweils aktuellen Symptomatik und – sofern du die Möglichkeit zur Kontrolle hast – nach der Entwicklung deiner Atemgaswerte. Abhängig vom Ausmaß der Fehlbesiedlung (gemessen anhand der ppm-Werte im Atemtest), abhängig von der Schwere der Symptomatik und abhängig von der Empfindsamkeit meiner Patient*innen setze ich ein Solo-Präparat oder mehrere pflanzliche Antibiotika in Kombination ein. Ich starte typischerweise mit einem **Solo-Präparat**, wenn nur eine Form der Fehlbesiedlung vorliegt, also entweder Wasserstoff oder Methan im Atemtest erhöht sind und wenn Wasserstoff unter 40 ppm und Methan unter 20 ppm liegt. Voraussetzung ist, dass die Symptomatik zu dieser Wahrnehmung einer eher leichten Fehlbesiedlung passt. Ich starte dagegen mit **zwei Präparaten**, wenn Wasserstoff und Methan im Atemtest auffällig sind. Und/oder wenn ich eine Wasserstoffsulfid-Fehlbesiedlung vermute. Und/oder wenn Wasserstoff über 40 ppm liegt bzw. Methan über 20 ppm.

Höre auf bei dieser Entscheidung auf dein Bauchgefühl: Wenn du unsicher bist, das Gefühl hast, dir tut etwas nicht gut, oder wenn du weißt, dass du auf Nahrungsergänzungsmittel oft heftig reagierst, starte lieber mit einem Solo-Präparat und taste dich langsam heran. Grundsätzlich kannst du alle hier aufgeführten pflanzlichen Antibiotika miteinander kombinieren. **Manche Kombinationen haben sich besonders bewährt** bzw. kommen in meiner Praxis besonders häufig zum Einsatz, darunter:

- Allicin und Oregano oder Allicin und Berberine (typisch bei starker Methan-Fehlbesiedlung oder kombinierter Methan- und Wasserstoff-Fehlbesiedlung)
- Oregano und Berberine oder Oregano und Neem oder Berberine und Neem (typisch bei starker Wasserstoff-Fehlbesiedlung oder bei kombinierten Fehlbesiedlungen ohne Verstopfung)
- Oregano und Bärentraube (typisch bei Wasserstoffsulfid-Fehlbesiedlung)
- Wermut und Berberine oder Wermut und Oregano (typisch bei parallelem Parasitenbefall)

Wenn komplexe Fälle vorliegen, in denen eine starke, vielleicht auch gemischte Fehlbesiedlung vorliegt, gleichzeitig Parasiten oder pathogene Keime vorhanden sind oder extreme Motilitätsprobleme vorliegen, kann man auch über den parallelen Einsatz von mehr als zwei Pflanzenwirkstoffen nachdenken. Wähle deine Kombinationspartner immer aus guten Gründen anhand der oben aufgeführten Merkmale aus. Taste dich langsam an Kombinationen heran, teste Verträglichkeiten erst einzeln.

Dosierung pflanzlicher Antibiotika

Zur Dosierung gebe ich dir Praxisempfehlungen in ab S. 221. Die Dosierung richtet sich nach individueller Empfindsamkeit, Stärke des Befalls, Begleitsymptomen und individueller Reaktion. Ich starte typischerweise mit kleinstmöglichen Dosierungen zwischen 100 und 500 mg pro Tag und taste mich langsam hoch. Meine Zieldosierung liegt in den meisten Fällen bei 500–1000 mg täglich pro Präparat, wobei ich meist zwei Präparate parallel einsetze und somit auf 1000–2000 mg Pflanzenwirkstoff insgesamt pro Tag komme. Ich liege damit deutlich unter typischen Dosierungen anderer Therapeut*innen, die teilweise mit bis zu 4000–6000 mg täglich arbeiten. Das kann das (erwünschte) Mikrobiom und auch die Schleimhäute ganz schön fordern. Die von mir gewählten niedrigen Dosierungen sind deutlich darmfreundlicher und sind möglich, weil die Gabe der pflanzlichen Antibiotika in das ganzheitliche 6-Säulen-Programm eingebettet ist.

Rotation pflanzlicher Antibiotika

Wie ihre chemischen Pendants können auch pflanzliche Antibiotika zur **Resistenzbildung** führen. Das bedeutet, dass die Bakterien zunächst durch das Antibiotikum ge- oder zerstört werden, sich dann aber verändern und anpassen und das Präparat nicht mehr wirkt. Um eine Resistenzbildung bestmöglich zu verhindern, empfehle ich dir, Präparate nach 2 (spätestens 3) Wochen zu wechseln und nur zwei oder drei Präparate parallel einzusetzen. Ich arbeite in der Praxis typischerweise 2 Wochen mit einem oder

GUT ZU WISSEN: Es gibt keine Standarddosierungen

Lass dich nicht von anderslautenden (meist pauschalen) Empfehlungen verunsichern. Es gibt keine Standarddosierungen. Und die Empfehlungen berücksichtigen höchstwahrscheinlich nicht deinen individuellen Fall bzw. kennen ihn noch nicht einmal. Manchmal ist weniger mehr – **ich empfehle dir, stets mit einer kleinen Dosierung zu starten.** Beobachte dann, wie du reagierst. Subjektiv symptomatisch und – sofern du die Möglichkeit hast – anhand der Entwicklung der Atemgaswerte. **Starte zeitversetzt,** wenn du mehrere pflanzliche Antibiotika kombinierst. So kannst du besser erkennen, ob und wie du reagierst.

Ich empfehle dir die Nutzung von Kapseln. Durch Flüssigzubereitungen bzw. Öle werden zum einen Schleimhäute im oberen Verdauungstrakt durch die ätherischen Öle stark gereizt, was insbesondere bei Schleimhautentzündungen oder -defekten ungünstig und schmerzhaft sein kann. Zum anderen überstehen die Wirkstoffe mithilfe von Kapseln die Magenpassage besser und gelangen zuverlässiger in den Dünndarm, wo sie wirken sollen.

zwei Präparat(en) und wechsle dann. Es sei denn, ein Präparat zeigt durchschlagende positive Wirkung; dann verlängere ich den Einsatz um maximal 1 Woche und bitte die Patient*innen, genau zu beobachten, ob eine Verschlechterung beobachtet wird. In diesem Fall rotieren wir direkt. Standardmäßig rotiere ich so alle 2–3 Wochen, es sei denn es treten Veränderungen auf.

Drei Arten von Veränderung sind typisch:

- Die Symptome werden erst besser und dann wieder schlechter. Diese Verschlechterung besteht im Wiederauftreten von SIBO-Symptomen und hält an. Dies spricht für eine mögliche **Resistenzbildung**. Hier empfiehlt sich, sofort umzustellen.
- Die Symptome werden erst besser und dann tritt ein Unwohlsein, eine leichte Übelkeit auf, vielleicht eine Appetitlosigkeit. Das könnte mit dem Absterben von Bakterien zu tun haben. Möglicherweise ist dein Körper überfordert mit der Masse an absterbenden Bakterien und frei werdenden Toxinen. Man spricht auch vom Die-Off (S. 189). Auch hier empfehle ich eine Rotation oder ein Absetzen.
- Die Symptome werden besser und besser. Das spricht für **erfolgreiche Elimination** und ein Absetzen der Antibiotika ist in Sicht.

Besitzt du ein **Atemtestgerät** für zuhause, kannst du vor allem den Einsatz der Antibiotika hervorragend mit der täglichen Atemgasmessung beobachten und beurteilen. Solange Atemgaswerte sinken, kann ein Präparat (auch über den Dreiwochenzeitraum hinaus) eingesetzt werden. Sobald sich ein Umschwung zeigt, sollte sofort gewechselt werden.

Wie lange nehme ich Antibiotika ein?

Ich bin eine große Verfechterin der **engmaschigen Therapieanpassung**, einschließlich der Antibiotikagabe. Ich rate dir davon ab, standardisierte, vordefinierte Runden mit vorbestimmten Präparaten durchzuführen. Du weißt schließlich jetzt noch nicht, wie du in 2 oder 4 Wochen dastehst. Ich empfehle dir dringend, **Antibiotika immer nach aktueller Symptomlage** und (falls vorhanden) **aktuellem Atemtestbefund** auszuwählen.

Solange du **auffällige Atemgaswerte** und dazu **passende Symptome** hast, würde ich den Einsatz von **Antibiotika** empfehlen. Falls du ein Atemtestgerät für den Heimgebrauch hast, kannst du tagtäglich den Verlauf der Atemgaswerte beobachten und bei Bedarf einen »richtigen« SIBO-Test durchführen. Viele Patient*innen beobachten sehr deutliche Reaktionen beim Wechsel pflanzlicher Antibiotika und können so sehr engmaschig ihre Therapie anpassen.

Eine grobe Abschätzung der Einsatzdauer pflanzlicher Antibiotika erlauben dir die Ausgangswerte deines **Lactulose-Atemtests**, mit dem du in die Behandlung gestartet bist. Wenn du davon ausgehst, dass du durchschnittlich eine **Reduktion** von ca. **20–30 ppm** in **4 Wochen** erreichst, kannst du den höchsten Wasserstoffwert in den ersten 120 Minuten oder den höchsten Methanwert in den gesamten 180 Minuten heraussuchen, ihn durch 20 bzw. 30 teilen und so überschlagen, wie lange du mindestens mit der Einnahme der Antibiotika rechnen solltest. Bitte beachte, dass enorm viele Faktoren Einfluss auf diese grobe Schätzung haben. Neben der Ausgestaltung der Therapie sind insbesondere körperliche und mentale sowie psychische Stressfaktoren eine riesige Therapieblockade, die häufig unterschätzt wird.

Hast du keine Möglichkeit, Atemgaswerte zur Beurteilung heranzuziehen, musst du anhand der **Symptomatik** entscheiden. Beachte dabei bitte, dass merkliche Symptomverbesserungen sich oftmals erst durchschlagend einstellen, wenn die ppm-Werte unterhalb der Grenzwerte liegen. Es kann also sein, dass deine Therapie sehr erfolgreich in der Elimination der Fehlbesiedlung und der Senkung der Atemgaswerte ist, du das ohne Atemtest aber noch nicht merkst, weil immer noch zu viele Fehlbesiedlungskeime im Darm vorhanden sind.

Wenn du deine Symptome beurteilst, ist es wichtig, auf alle Details zu achten. Manchmal sind noch Symptome vorhanden, bei genauer Betrachtung unterscheiden sie sich aber von den Beschwerden, mit denen du gestartet bist. Ich habe schon beschrieben, woran du erkennen kannst, ob deine Fehlbesiedlung verschwunden ist (S. 120). Besonders interessant ist der Übergang von Dünndarm zu Dickdarm bzw. von Fehlbesiedlungssymptomen zu Symptomen, die durch eine Dysbiose des Dickdarms verursacht werden. Wenn du sehr unsicher bist, wie du deine Symptome einordnen sollst, empfehle ich in den meisten Fällen, einen **erneuten Atemtest** durchzuführen.

Besonderheiten bei Methan-Fehlbesiedlung (IMO)

Die Behandlung orientiert sich an den 6 erläuterten Behandlungssäulen und unterscheidet sich nicht maßgeblich von der Behandlung einer Wasserstoff- oder Wasserstoffsulfid-SIBO.

Folgende Punkte kannst du noch einmal besonders in den Fokus nehmen:

- **Allicin (Allimax®)**: Nur wenige pflanzliche Antibiotika zeigen sich durchschlagend wirksam gegen Methanbildner. Allicin ist eines davon und gehört für mich zur ersten Wahl bei IMO.

- **Atrantil Pro**: Die zweite vielversprechende Mischung ist Atrantil Pro, das alternativ oder in Kombination mit Allicin eingesetzt werden kann.
- **Motilität**: Geht deine IMO mit Verstopfung und träger Motilität einher, empfehle ich dir, den Fokus auf alle Maßnahmen zur Ankurbelung der Motilität zu legen, die ich in ab S. 127 beschrieben habe. Motilität ist ein Erfolgsfaktor bei der Beseitigung von IMO.
- **Lactobacillus reuteri DSM 17938 (BiGaia®)**: Dieser spezielle Bakterienstamm zeigte in Studien besondere Wirkung bei IMO.
- **Teilweise hydrolysiertes Guar (PHGG)**: Studien zeigen eine sehr gute Wirkung dieses Ballaststoffs bei IMO, v. a. in Kombination mit passenden Antibiotika.

Besonderheiten bei Schwefelwasserstoff-Fehlbesiedlung

Wie bei der IMO erfolgt die Behandlung gemäß den 6 erläuterten Behandlungssäulen. Achte aber gern besonders auf folgende Punkte.

Bärentraube: Ich starte typischerweise mit Bärentraubenblätter-Kapseln. Ich setze Bärentraube nicht länger als 2 Wochen am Stück und in geringen Dosierungen ein, damit keine Organschäden auftreten.

Oregano-Kapseln: Als Kombinationspartner setze ich typischerweise auf Oregano. Ich kombiniere es oft als Duo.

Ich meide Allicin bei erhöhtem Aufkommen von Sulfatreduzierern im Stuhl.

Silber-Hydrosol: Die antimikrobiellen Eigenschaften eines Silber-Hydrosols können unterstützen. Im Hydrosol sind nur pharmazeutisch reines Wasser und positiv geladene Silber-Ionen enthalten. Die positiv geladene Lösung soll mit der Proteinstruktur von Mikroben reagieren und diese angreifen.

Molybdän: Molybdän ist am Abbau schwefelhaltiger Stoffe beteiligt und sollte darum gemessen an deinem Mikronährstoffbefund ggf. supplementiert werden, wenn es fehlt.

Ernährung: Sulfate und Taurin, das viel in tierischen Produkten (v. a. fettreichem Fleisch) vorkommt, sind schon länger als Schwefelwasserstoffquelle für Bakterien bekannt. Da typische Low-FODMAP-Diäten oft sehr reich an tierischen Eiweißen sind, können diese die Symptomatik verschlechtern. Das gilt auch für Paleo- oder Keto-Diäten.

Neuer ist die Erkenntnis, dass Sulfoquinovose aus Spinat oder Algen sowie gesättigte Fette und Kokosnussöl ebenfalls als Futter für die Gasbildung dienen können. Es wird empfohlen, für die Dauer auf Sulfate in der Ernährung zu verzichten. Ich empfehle dir, hier auf dein Bauchgefühl zu achten und zu schauen, ob deine Symptome sich dadurch verschlechtern. Manche Therapeut*innen empfehlen, bei Wasserstoffsulfid-SIBO auf Eier, Fleisch und Käse vollständig zu verzichten. Wenn du besonders vorsichtig sein möchtest, kannst du dies testen. In der Praxis habe ich selten Fälle erlebt, in denen das notwendig war. Ich empfehle vorsichtshalber auch, auf **Knoblauch**, **Bärlauch**, **Schnittlauch** und **Zwiebeln** zu **verzichten**. Teste hier individuelle Verträglichkeiten.

Sulfate: Meide **Präparate aus organischem Schwefel** bzw. Sulfatverbindungen in Nahrungsergänzungsmitteln (z. B. MSM, Bittersalzbäder). Manche Therapeut*innen empfehlen, auch auf sulfurhaltige Aminosäuren zu verzichten, z. B. NAC, Glutathion, Methionin, Homocystein, Taurin. Ich empfehle dir immer einen Mikronährstoffstatus der Aminosäuren, denn ich habe in der Praxis die Erfahrung gemacht, dass bei einem Mangel der entsprechenden Aminosäuren eine Supplementation sinnvoll war und keine negativen Effekte hervorgerufen hat. Falls du einen Biofilmlöser (S. 192) verwenden willst, solltest du eine Alternative zu NAC verwenden oder es vorsichtig testen.

Saccharomyces cerevisiae: Die Bäckerhefe produziert Schwefel, ich würde sie meiden.

Bismut: Studien beschreiben die Anwendung von Bismut bzw. Bismutsubsalicylat bei Wasserstoffsulfid-SIBO. Die schwefelbindende Wirkung soll bereits innerhalb einer Woche eine massive Reduktion der Gase bewirken. Da die unsachgemäße, zu hoch dosierte und zu lange Einnahme neurotoxische Effekte auslösen kann, empfehle ich dir die Beratung durch Expert*innen, wenn du den Einsatz erwägst.

Die-Off-Prozesse beim Absterben von Bakterien

Ein erwünschter Effekt des Einsatzes von Antibiotika ist das Absterben unerwünschter Mikroben, »Die-Off« genannt. Es kann sein, dass du das Absterben von Bakterien bzw. Mikroben gar nicht bewusst wahrnimmst, sondern einfach feststellst, dass sich deine Symptome verbessern. Vor allem bei Motilitätsproblemen kann es jedoch vorkommen, dass das Mikrobensterben zu unangenehmen Symptomen führt. Das liegt zum einen daran, dass nun jede Menge »Müll« im Darm liegt, der bei unzureichendem Abtransport zu einer Art Völlegefühl oder Unwohlsein führt. Zum anderen sondern manche Bakterien bzw. Mikroben beim Absterben Toxine ab, die durch die Darmwand treten und Symptome verursachen können. Dies gilt insbesondere für Hefepilze, die zum Teil auch Schwermetalle binden, die beim Absterben frei werden. **Jarisch-Herxheimer-Reaktion** nennt man die bis zu mehrere Tage andauernde Reaktion des Körpers auf Bakteriengifte, die durch therapiebedingten Zerfall von Erregern anfallen, Entzündungsbotenstoffe freisetzen und zu grippeähnlichen Symptomen führen können.

Typische Die-Off-Symptome sind Völlegefühl, Appetitlosigkeit, Übelkeit, Bauchschmerzen, Müdigkeit und Antriebslosigkeit, schwere Glieder, Gefühl von »Vergiftung« des Gewebes, Gelenkschmerzen, Foggy Head, grippeähnliche Symptome, Wassereinlagerungen, Verschlechterung von Rosacea und depressive Verstimmung. Meist fühlen sich die Symptome bei einem Die-Off etwas anders an als die dir schon bekannten Fehlbesiedlungssymptome. Manchmal ist die Unterscheidung aber schwierig und Betroffene vermuten zunächst einen Rückfall. Spüre darum bitte genau hin, welche Symptome auftreten und vergleiche mit deinen Notizen. Verfügst du über ein Atemtestgerät für zuhause, kannst du den vermuteten Die-Off mit deinen Atemtestwerten abgleichen. Erwartbar wäre ein besonderer Ausschlag bei den Atemgaswerten.

Die-Offs treten typischerweise **wenige Tage nach dem Einsatz passender Antibiotika**

GUT ZU WISSEN: Wie mache ich Die-Off-Symptome erträglicher?

Bemerkst du Die-Off-Symptome, empfehle ich dir zunächst, die eingesetzten pflanzlichen Antibiotika abzusetzen oder zu wechseln – je nach aktueller Symptomatik und (falls vorhanden) Atemgasbefund. Folgende Maßnahmen können dir helfen, das Absterben der Mikroben erträglicher zu machen, Praxisempfehlungen zu Präparaten, auch zur Dosierung, findest du ab S. 221:

- **Trinkmenge anpassen**: Achte auf ausreichend Flüssigkeitszufuhr für besseren Abtransport.
- **Ausleitung und Entgiftung unterstützen**: Prüfe, ob du Therapiesäule 5 (S. 203) noch einmal anpassen solltest. Toxine absterbender Mikroben können das System übermäßig belasten. In meiner Praxis bewährt sich oft zusätzlich die Unterstützung des lymphatischen Systems über Lymphdrainage, Detox-Massagen oder ausleitungsfördernde Präparate.
- **Huminsäure, Heilerde**: Die bindenden Eigenschaften von Huminsäure oder Heilerde können unterstützen.
- **Aktivkohle**: Die bindenden Eigenschaften von Aktivkohle können unterstützen.
- **Antioxidanzien**: Manche Betroffene reagieren positiv auf Antioxidanzien wie natürliches Vitamin C, OPC, Quercetin, Rutin, Resveratrol, Curcumin oder Astaxanthin.
- **Motilität unterstützen**: Gerade jetzt ist vernünftige Motilität wichtig, um den Abtransport sicherzustellen. Prüfe bei trägem Stoffwechsel, ob du Maßnahmen zur Steigerung der Motilität (S. 166) einbauen kannst.
- **Sauna**. Die ausleitenden Effekte von Saunagängen mit anschließender Abkühlung können Symptome abschwächen.
- **Bittersalzbäder**: Ein warmes Vollbad mit Bittersalz (Magnesiumsulfat) kann dich bei der Ausleitung unterstützen. Gib für ein Vollbad 2 Tassen Bittersalz in das einlaufende Wasser, damit es sich gut lösen kann. Bleib mindestens 15 Minuten im angenehm warmen (nicht zu heißen) Wasser. Wenn du Hautverletzungen hast, dir das Bad unangenehm ist sowie bei Wasserstoffsulfid-SIBO lass die Finger davon.

auf. Ich habe allerdings auch schon Fälle erlebt, bei denen das Absterben direkt am ersten Tag der Einnahme begann. Achtung: Sofern **Methanbildner** oder **Wasserstoffsulfid-Bildner** absterben, wird Wasserstoff frei. Nun wird er nämlich nicht mehr von den Methan- oder Wasserstoffsulfid-Bildnern »gefressen«. Ein **Abfall von Methanwerten** im Atemtest, gefolgt von einem **Anstieg von Wasserstoff**, ist ein gutes Zeichen. Der nun frei werdende Wasserstoff verursacht meist Wasserstoff-SIBO-Symptome, sodass ein Die-Off auch mit verstärktem Blähbauch einhergehen und sich wie ein Rückfall anfühlen kann.

Biofilmbildung

Manchmal ist es nötig, einen sogenannten Biofilm aufzulösen, durch den sich manche Mikroben gegen Angriffe schützen und der

Therapie entziehen. Ein Biofilm bildet sich, wenn Mikroben sich an feuchte Oberflächen (wie unsere Darmschleimhaut) heften und beginnen, eine schleimig-klebrige Substanz abzusondern, die auf dieser Oberfläche haften bleibt. Innerhalb dieses Biofilms bilden sich Mikroben-Cluster, die sich so vor Angriffen (und auch Behandlungsmaßnahmen, z. B. durch Antibiotika) schützen. Biofilme können von verschiedenen Bakterien, Archaeen, Pilzen und Parasiten gebildet werden.

In einen Biofilm eingebettete Mikroben sind um ein Vielfaches resistenter gegen Antibiotika als frei bewegliche Bakterien. Das macht es sehr schwierig, »eingeschleimte« Bakterien zu behandeln. Biofilme sind u. a. verantwortlich für viele chronische und schwer behandelbare Erkrankungen wie z. B. Legionärskrankheit, Cystische Fibrose, Staphylococcus aureus und Lyme-Borreliose. Auch Antibiotikaresistenzen entstehen häufig durch extreme Biofilmbildung. Der Biofilm ist ein **Schutzmechanismus**, den auch manche **Fehlbesiedlungsmikroben** nutzen. Geraten die Mikroben unter Stress, z. B. durch eine Antibiotikabehandlung, wird häufig sogar noch mehr Biofilm gebildet.

Je stärker Keime in einen Biofilm eingebettet sind, desto schwieriger sind sie durch **Labordiagnostik** zu erkennen. Das bedeutet auch, dass bei der Behandlung von Fehlbesiedlungen typischerweise keine labordiagnostische Bestätigung dafür vorliegt, dass ein Biofilm als Therapieblockade wirkt und behandelt werden muss. Die Behandlung des Biofilms basiert also meist auf einer **Vermutung**. Darüber hinaus »verstecken« sich nicht nur unerwünschte Keime in einem Biofilm. Auch manche erwünschten Darmbakterien nutzen den Biofilm als Schutzmechanismus. Greifst du über Präparate diesen Biofilm pauschal und übermäßig an, (zer)störst du auch dein **erwünschtes Mikrobiom**. Aus diesem Grund bin ich in der Praxis zurückhaltend mit dem hochdosierten Einsatz sogenannter **Biofilmlöser**, wenngleich das National Institute of Health und die University of Berkeley davon sprechen, dass ca. 80 % aller Infektionen des Menschen auf Biofilmbildung zurückzuführen sind.

Folgende Umstände können ein Hinweis auf Biofilmprobleme sein: Du hast eine **hartnäckige Fehlbesiedlung**, hast buchstäblich alles, was ich dir in diesem Ratgeber vorstelle, sorgfältig und parallel durchgeführt und es zeigt sich keinerlei Behandlungserfolg. Wichtig: Ich meine wirklich keinerlei Verbesserung. Schau bitte genau hin und dokumentiere, wie sich Symptome entwickeln. Oder du hast eine **Fehlbesiedlung** und **gleichzeitig** einen **Befall** mit **Candida** bzw. eine SIFO. Oder du hast eine **langjährige chronische Infektion**, die ständig wiederkehrt oder gar nicht auf Behandlung reagiert, z. B. im Atmungssystem, im Harntrakt (v. a. Blasenentzündung) oder bakterielle Vaginosen, Magenschleimhautentzündungen, Helicobacter pylori oder Borreliose.

Einsatz von Biofilmlösern

Ich ziehe Biofilmlöser vor allem bei hartnäckigen Fehlbesiedlungen in Erwägung, wenn gut gewählte Maßnahmen keinerlei Verbesserung hervorrufen, wenn wiederkehrende chronische Infektionen oder Candida vorliegen. Wichtig ist mir dabei, dass bereits alle 6 Behandlungssäulen sorgfältig berücksichtigt und über repräsentative Zeiträume erfolglos durchgeführt wurden, bevor die Entscheidung für einen hochdosierten Biofilmlöser fällt. Achte darauf, den **Biofilmlöser zwi-**

schen den Mahlzeiten auf nüchternen Magen einzunehmen. Pflanzliche Antibiotika sollten ca. **30–60 Minuten später** eingenommen werden. Einige Behandelnde weisen darauf hin, während des Einsatzes von Biofilmlösern auf die Einnahme von Mineralstoffen (v. a. Eisen, Calcium, Zink, Magnesium) zu verzichten, da diese Mikronährstoffe auch den Bakterien als Rohstoff für den Biofilm dienen. Meiner Erfahrung nach muss man hier abwägen, wenn starke Mikronährstoffdefizite vorliegen. Eine Variante könnte sein, die Mikronährstoffpräparate für 2 Wochen auszusetzen, um während dieses Zeitraums intensiv mit Biofilmlösern und pflanzlichen Antibiotika zu arbeiten.

Wichtige Biofilmlöser

Folgende Stoffe bzw. Präparate können die Auflösung des Biofilms unterstützen (ab S. 221):

NAC (N-Acetyl-Cystein): Der Abkömmling der Aminosäure Cystein spielt eine Rolle im Glutathion-Entgiftungsmechanismus, als Antioxidans bzw. Radikalenfänger. NAC hat darüber hinaus schleimlösende Eigenschaften, was mich dazu veranlasst, v. a. an diesen Stoff zu denken, wenn gleichzeitig schleimbildende Prozesse (z. B. chronische Bronchitis, chronische Nebenhöhlenentzündung) vorliegen, bei denen Schleim schlecht ausgeworfen werden kann.

Grapefruit-Extrakt: Die essenziellen Öle aus Kaltpressung zeigen besonders gute biofilmlösende Eigenschaften.

Caprylsäure: Diese Fettsäure kommt u. a. in Kokosöl vor. Speziell in Kombination mit **Pektinsäure** hat sie sich als schnell und gut wirksam gegen den Biofilm von Candida gezeigt.

Nattokinase: Das Enzym Nattokinase entsteht durch die Fermentation von Sojabohnen durch das Bakterium Bacillus subtilis natto. Nattokinase hat fibrinolytische Eigenschaften, wirkt dadurch antithrombotisch und wird vorbeugend gegen Herz-Kreislauf-Erkrankungen eingesetzt. Seine stärke- und peptidspaltenden Eigenschaften machen es ebenfalls wirksam bei der Aufspaltung der Hauptbestandteile des Biofilms (u. a. Proteine und Mehrfachzucker).

Okra und Ölpalmfaser: Das stark quellende Okrapulver soll mithilfe von Ölpalmfaserpulver im Biofilm aufgenommen werden, dort quellen und durch seine Quellkraft die Adhäsionskraft des Biofilms sprengen. Ausreichende Flüssigkeitszufuhr ist essenziell, auch sollte während der mehrtätigen Anwendung keine feste Nahrung zugeführt werden, um die Quellvorgänge nicht zu stören.

Viele Pflanzenstoffe haben über ihre generelle antimikrobielle Wirkung hinaus auch biofilmlösende Eigenschaften. Dazu gehören z. B. Allicin (v. a. in Kombination mit Quercetin), Oregano, Kurkuma, Schwarzkümmel und Zimt.

Auch ungesättigte Fettsäuren (z. B. Omega 3) weisen biofilmlösende Eigenschaften in Richtung unerwünschter Mikroben auf. Da du im Rahmen des in diesem Ratgeber beschriebenen 6-Säulen-Programms eine umfangreiche Mikronährstoffdiagnostik durchführst und auf Basis dessen supplementierst, kommen dir diese Eigenschaften ohnehin zugute. Das kann ein Grund dafür sein, dass die konsequente Durchführung des in diesem Ratgeber beschriebenen 6-Säulen-Programms den expliziten Einsatz von Biofilmlösern oft überflüssig machen kann.

Behandlung von Helicobacter pylori

Viele kennen die **Süßholzwurzel** in Form von Lakritze und somit als Süßigkeit. Die Süßholzwurzel (Glycyrrhiza glabra) hat jedoch u. a. großartige darmschützende Eigenschaften: Sie wirkt antientzündlich, beugt Geschwürbildung vor und kurbelt die Schleimbildung an, was säureregulierend, magenschützend und verdauungsfördernd ist. Süßholzwurzel kann die Beseitigung von Helicobacter pylori unterstützen. Nicht ohne Grund steckt Süßholzwurzel auch als einer von mehreren Bestandteilen im Prokinetikum Iberogast® Advance. Geht deine Helicobacter-pylori-Infektion mit Magenschleimhautbeschwerden oder gar einer Gastritis (Magenschleimhautentzündung) einher, können dir antientzündliche Maßnahmen (S. 194) helfen.

Behandlung von Candida, Parasiten und Clostridium diff.

Nicht selten liegt parallel zur Fehlbesiedlung eine Candida- bzw. Hefepilzbesiedlung im Dick- und/oder Dünndarm vor. **Darmpilze** können sich nur in einem **Darmmilieu entwickeln, das gestört ist,** dessen pH-Wert nicht im Optimalbereich liegt und bei dem typischerweise die Leitkeime fehlen. Pilztherapie ist immer regulative Darmtherapie und mit zunehmender Regulation durch das 6-Säulen-Programm machst du es auch den Pilzen ungemütlicher. Es gilt, den Darm wieder wehrhaft zu machen und sein Mikrobiom zu optimieren, u. a. über Prä-, Pro- und Postbiotika.

Die SIBO- bzw. IMO-konforme Ernährung ist gleichzeitig eine Anti-Pilz-Diät. Hefen lieben kurzkettige und stärkereiche Kohlenhydrate (z. B. Getreide, Pseudogetreide, Kartoffeln, Süßkram, Obst); diese solltest du während der Therapie reduzieren bzw. erstmal eliminieren. Das gilt auch für viele Parasiten, z. B. Würmer oder Blastocystus hominis. Manchmal dauert es einfach eine Weile, bis Pilze und pathogene Mikroben in der 6-Säulen-Therapie ganz nebenbei mit verschwinden. Du behandelst mit den pflanzlichen Antibiotika, die alle ein breites Wirkspektrum gegenüber jeglichen Mikroben haben, auch Pilze, Parasiten und andere Mikroben mit. Manchmal reicht die Dosierung der pflanzlichen Antibiotika nicht aus, um Pilzen oder Parasiten den Garaus zu machen.

Dann kannst du mit folgenden Präparaten bei Bedarf unterstützen:

- **Kolorex (Polygodial)**: Die Blätter des Horopito werden traditionell bei Candidabefall eingesetzt.
- **Pau d'Arco**: Die Rinde des Lapachobaumes wird häufig bei Candidabefall eingesetzt.
- **Caprylsäure**: Speziell in Kombination mit **Pektinsäure** hat sie sich als schnell und effektiv wirksam gegen den Biofilm von Candida gezeigt.
- **Myrrhe**: Myrrhe kann ergänzend bei Candidabefall zum Einsatz kommen.
- **Schwarznuss**: Die Schwarznuss kann ergänzend bei Parasitenbefall verwendet werden.
- **Granatapfelextrakt**: Bei Befall mit Clostridium diff. zeigt Granatapfelextrakt oft gute Wirkungen.
- **Schwarzkümmel**: Auch Schwarzkümmel wird traditionell als Mittel gegen Parasiten und Fremdkeime jeglicher Art eingesetzt und ist ein guter Kombinationspartner.

- **Wermut (Artemisia absinthium)**: Der englische Name »wormwood« deutet schon darauf hin, dass das auch als pflanzliches Antibiotikum vorgestellte Mittel eine lange Tradition als Anti-Wurm-Mittel hat.
- **Berberine, Oregano, Neem, Zimt, Propolis**: Die hier als pflanzliches Antibiotikum vorgestellten Mittel zeigen auch gute Erfolge bei der Pilztherapie. Berberine erweist sich zudem bei einem Befall mit Clostridium diff. oftmals als hilfreich.

Auch beim Absterben von Pilzen und Parasiten können Die-Off-Prozesse (S. 189) auftreten.

Antientzündliche Therapie bei Leaky Gut und CED

Antientzündliche Therapie betrifft zum einen die **Ernährung**, über die wir im vorigen Kapitel schon gesprochen haben. Die wichtigsten Punkte, die du beachten solltest:

- **Killerfoods** und Reizstoffe eliminieren.
- **Scharfe Gewürze meiden**, wie Pfeffer (Piperin, auch in Nahrungsergänzungsmitteln) und Chili (Capsaicin, auch in Nahrungsergänzungsmitteln).
- **Mahlzeitenpausen** von 4–6 Stunden entlasten den Darm und das Immunsystem und können helfen, Entzündungen abklingen zu lassen.
- **Intervallfasten** kann ein sehr hilfreicher Impuls sein, um Regeneration und Entzündungshemmung zu unterstützen.
- **Gutes Kauen** entlastet den Darm und führt zu verbesserter Aufspaltung, Verdauung und Resorption von Nährstoffen.
- Ein Blick auf die **Telleraufteilung** und **ausreichende Protein- und Fettzufuhr** lohnt, um dem Körper ausreichend Bau-, Funktions- und Reparaturstoffe zur Verfügung zu stellen.

Zum anderen geht es um **entzündungshemmende und antioxidative Wirkstoffe**, die sich in Lebensmitteln, Gewürzen und Nahrungsergänzungsmitteln finden. Im letzten Kapitel (ab S. 221) findest du eine Übersicht, in der ich Dosierungshinweise und Empfehlungen aus der Praxis gebe:

- **L-Glutamin**: Die Aminosäure Glutamin stellt einen Hauptbestandteil der freien Aminosäuren im Blut dar. Speziell für die Funktion der Schleimhautzellen des Verdauungstraktes sowie der Leber ist Glutamin wichtig.
- **Omega 3**: Die Fettsäuren wirken stark antientzündlich.
- **Kurkuma**: Seine entzündungshemmende Kraft bewährt sich sehr bei entzündlichen Prozessen im Darm.
- **Huminsäure**: In Trinkmoor enthaltene Huminsäuren sollen Schleimhäute schützen, gereizte Nervenenden beruhigen und Schadstoffe im Darm binden.
- **Heilerde:** Wie eine schützende Schicht können sich Pulver oder Granulat nach Einnahme mit Wasser über Schleimhäute legen und gleichzeitig Säuren und Toxine binden.
- **Antioxidanzien** wie z. B. **OPC**, **Resveratrol**, **Quercetin**, **Rutin**, **Astaxanthin**, **Vitamin C**: Sie wirken entzündungshemmend.
- **Grüne Kräuter:** 1–2 EL gehackte Gartenkräuter täglich können dir ein reichhaltiges Arsenal an Antioxidanzien und sekundären Pflanzenstoffen liefern. Letzteren werden eine Fülle gesundheitsfördernder Eigenschaften zugeschrieben, u. a. entzündungshemmende Wirkungen. Du kannst mischen, was dein Garten an essbaren Kräutern hergibt (z. B. Löwenzahnblätter,

Giersch, Rucola, Minze, Melisse) oder dir frische oder tiefgefrorene Kräuter aus dem Supermarkt holen.
- **Enzyme** wie **Bromelain** und **Papain** wirken entzündungshemmend.
- **Ingwer** hat antientzündliches Potenzial.
- **Zimt** kann antientzündliche Wirkung entfalten.

Schädigungen des Darm-Nervensystems behandeln

Schädigungen des Darm-Nervensystems liegen häufig infolge von Infektionen (Lebensmittelvergiftungen oder andere Magen-Darm-Infekte) in der Vergangenheit vor. Ab S. 125 habe ich dazu einige Behandlungsideen aufgeführt. Ist dein Darm-Nervensystem durch Verletzungen oder erblich bedingt geschädigt, sind »Reparaturen« oft nur eingeschränkt (ggf. durch Operationen) möglich. Dennoch möchte ich dich ermutigen, auch die genannten Vorschläge auszutesten, um die Gesamtregulation zu optimieren.

Dickdarmtherapie

Die Therapie zur Regulation des Dickdarms erfolgt typischerweise nach Beseitigung der Fehlbesiedlung (S. 120). Zur Dickdarmtherapie gehören Probiotika und Präbiotika.

Einsatz breiterer Probiotika: Zur Regulation des Dickdarms bei Mangeldysbiose arbeite ich typischerweise zunächst mit histaminfreundlichen Probiotika, die Laktobazillen und Bifidobakterien enthalten. Ich setze dazu den von mir selbst konzipierten **Bakterienmix** von Maxxprosion ein (ab S. 221), den ich extra in Pulverform entwickelt habe, um kleinteilige Dosierung und Verträglichkeitsanpassung zu gewährleisten. Ich führe den Bakterienmix parallel zu den Bacillus-Stämmen und zum Lactobacillus reuteri ein. Erst, wenn der »neue« Bakterienmix problemlos eingeführt ist, setze ich nach ca. 2–4 Wochen die anderen Stämme ab. Sollte dein Darm sehr empfindlich sein, kann der Zwischenschritt über Postbiotika (S. 178) noch eine Weile notwendig sein.

Stärkere Zufuhr von Präbiotika: Über die Ausweitung der Ernährung werden ohnehin mehr Ballaststoffe zugeführt. Je nach Bedarf können spezifische Ballaststoffe hinzukombiniert werden. Vor allem bei träger Motilität empfehle ich den Einsatz zusätzlicher Ballaststoffe in Form von Leinsamenschrot, Flohsamenschalenpulver oder Chiasamen oder auch PHGG, Inulin, Pektin, resistenter Stärke oder des Präparats Praelasan. So werden die erwünschten Leitkeime in deinem Dickdarm weiter aufgepäppelt und können sich von selbst sortieren. Führe ein Mehr an Ballaststoffen gemächlich ein, teste unterschiedliche Varianten und achte auf dein Bauchgefühl dazu, wie viel du für eine gute Motilität brauchst und verträgst.

Verbleiben Symptome oder vermutest du größeres Durcheinander, veranlasse einen **Mikrobiomtest** mit einer Aussage zur Diversität deines Mikrobioms (meist heißen diese Tests »Mikrobiomanalyse«). So erhältst du genaueren Aufschluss über die »Sortierung« deiner Bakterienbesiedlung.

THERAPIESÄULE 4

Mikronährstofftherapie

Du hast bereits erfahren, welche Mikronährstoffe ich in der Praxis erhebe. Hier erfährst du mehr darüber, wann du an welche Mikronährstoffe besonders denken kannst und wie du Präparate auswählst.

Der Körper kann nur bei Vorhandensein aller Bau-, Funktions- und Reparaturstoffe seinen Job richtig machen. Nährstoffe werden u. a. für die störungsfreie Verdauung, optimale Stoffwechselprozesse, vernünftige Entgiftung sowie für Reparatur und Heilung benötigt. Bei chronischen Erkrankungen, Toxinbelastungen, Medikamenteneinnahme, Stress und Heilungsprozessen verbrauchst du noch mehr Nährstoffe als im »normalen Leben«. Vor allem bei Leaky Gut, CED, Schleimhautschäden, Fehlbesiedlung, Verdauungssaftstörungen oder anderen Darmbeeinträchtigungen treten Nährstoffmängel verstärkt auf, weil ihre Aufnahme über den Darm behindert ist. Daher ist zielgerichtete Mikronährstofftherapie die unverzichtbare Basis für das »Funktionieren« aller anderen Therapiesäulen.

Welche Mikronährstoffe sind wichtig für mich?

Die Antwort ist kurz: Im Grunde alle. Jedes Vitamin, jeder Mineralstoff (Mengen- und Spurenelemente), jedes Vitaminoid, jede Aminosäure, jede Fettsäure wird in deinem Körper benötigt, mal in größeren, mal in kleineren Mengen, damit alle Funktionen und Prozesse ordnungsgemäß ablaufen können. Nährstoffmängel zeigen sich lange nicht über Symptome, da dein Körper über viele Notfallstrategien verfügt, wenn ihm Nährstoffe fehlen. Zeigen sich Symptome, sind Mängel meist schon sehr ausgeprägt.

Daher ist die Erhebung der Mikronährstoffe im Blut essenziell, denn ohne diesen Überblick kannst du nicht entscheiden, ob Mängel vorliegen und wie groß diese sind. Und das ist entscheidend dafür, welche Stoffe du über geeignete Präparate ergänzen (supplementieren) solltest. Wichtig ist, dass du nicht blind und pauschal supplementierst, weil irgendjemand dir empfiehlt, dass dieser oder jener Stoff sinnvoll bei dieser oder jener Erkrankung ist. Du solltest dir vor der Auswahl von Nahrungsergänzungsmitteln deine Laborbefunde anschauen und fundiert über Supplementation entscheiden.

Folgende Hinweise zur Interpretation deiner Laborbefunde möchte ich dir mitgeben:

- **Interpretiere im Kontext**: Der Laborbefund sollte immer zusammen mit deiner Fallgeschichte und deinen Symptomen interpretiert werden. Gerade bei grenzwertigen Befunden ist es wichtig zu schauen, wie deine Symptome zu den ermittelten Werten passen.
- **Je stärker der Mangel, desto wahrscheinlicher solltest du supplementieren**: Zeigen sich deutliche Mikronährstoffmängel, ist meistens eine Supplementation angezeigt.
- **Starte mit kleinen Dosierungen**: Insbesondere fettlösliche Vitamine und auch Mineralstoffe werden im Körper gespeichert und können sich toxisch anreichern. Taste dich darum mit kleinen Dosierungen und Nachtestungen an deine Optimaldosierung heran.
- **Verlaufskontrolle**: Gerade zu Beginn der Beschäftigung mit Mikronährstoffdiagnostik empfehle ich, mit bewährten Dosierungen bei der Supplementation zu starten und nach 3–4 Monaten Kontrollbefunde für auffällige Werte anzuberaumen. So bekommst du ein gutes Gefühl dafür, wie deine Ergänzung auf Werte einwirkt und wie du deine Zufuhr (besser) anpassen kannst. Für manche Stoffe kann sogar eine lebenslange Einnahme angezeigt sein.
- **Beschäftige dich mit Laborbefunden und Referenzwerten**: Die statistische deutsche Norm ist etwas anderes als ein therapeutischer Zielwert eines Nährstoffs, um gesund und vital zu sein. Es lohnt sich, sich mit Spezialliteratur zur Nährstofftherapie zu beschäftigen, wenn du Mängel ausgleichen, Beschwerden lindern und gesund werden und bleiben möchtest.
- **Im Zweifel Beratung suchen**: Manchmal brauchst du zur Supplementierung 20.000-fache Überdosierungen, bestimmte Mikronährstoffe können sich im Körper toxisch anreichern und natürlich liegt wie immer der Teufel im Detail und die Interpretation von Werten kann unterschiedlichste Faktoren berücksichtigen, um das Maximum an Informationen herauszuholen. Nicht umsonst ist orthomolekulare Medizin ein eigener Spezialbereich. Ich empfehle dir darum, dich zunächst auf offensichtliche Mängel zu konzentrieren und Zweifelsfälle sowie Spezialthemen mit Spezialist*innen abzuklären.

Falls du dich fragst, warum ich die Supplementation über Nahrungsergänzungsmittel empfehle und nicht allein auf das Nährstoffpotenzial gesunder Ernährung setze: Verglichen mit heutigen Nahrungsmitteln war die Steinzeiternährung deutlich nährstoffreicher und konnte laut dem Mikronährstoffexperten Uwe Gröber durchschnittlich mit deutlich mehr entzündungshemmenden Omega-3-Fettsäuren, dreimal so vielen Vitaminen und mindestens doppelt so vielen Mineralstoffen aufwarten. Das war nicht nur günstiger für unseren Säure-Basen-Haushalt, sondern auch für unsere Nährstoffversorgung, Zellalterung, generelle Gesundheit, Vitalität und Leistungsfähigkeit.

Eine artgerechte, vollwertige, gesunde Ernährung (S. 149) kann erfahrungsgemäß gute Nährstofflevels einigermaßen halten, wenn Betroffene keine chronischen Erkrankungen haben, einen achtsamen stressreduzierenden Lebensstil pflegen und gute Selbstfürsorge betreiben. Ein Ausgleich von Nährstoffmängeln über Nahrungsmittel ist praktisch fast unmöglich. Die Mikronährstoffexpertin Dr. Helena Orfanos-Boeckel beschreibt in ihren beiden TRIAS-Büchern ausführlich, wie Lebendigkeit und Gehalte bzw. Inhalte unserer Nahrung sich im Lauf der Zeit und Industrialisierung negativ verändern und wie du mit Nährstofftherapie sinnvoll gegensteuern kannst.

Funktion verschiedener Nährstoffe

Ich empfehle dir ausdrücklich eine umfassende Untersuchung deiner Mikronährstoffe. Nicht jeder Mangel ruft bereits Symptome hervor und dennoch können Mängel Heilung verhindern. Falls die komplette Mikronährstoffdiagnostik dein Budget übersteigt oder du dich fragst, wozu die von mir vorgeschlagenen Werte dienen, möchte ich dir gerne ein paar Hinweise zu den von mir erhobenen Nährstoffen geben, damit du besser entscheiden kannst, auf welche Nährstoffe du deinen Fokus im Zweifelsfall legen möchtest. Bitte beachte, dass ich hier nur auf ausgewählte, ganz spezifische Funktionen der Nährstoffe eingehe, die im konkreten Zusammenhang mit Reizdarmsymptomen stehen; Mineralstoffe, Vitamine, Vitaminoide, Amino- und Fettsäuren haben immer multiple Funktionen in deinem Körper und stehen mit ganz unterschiedlichen Körperfunktionen und Organsystemen in Verbindung. Es reicht darum auch nicht, einen einzigen Stoff zu supplementieren, sondern man muss alle Nährstoffe absolut und relativ zueinander vernünftig einstellen.

Mineralstoffe

Ich empfehle dir, die Mineralstoffe immer im **Blutserum** und im **Vollblut** ermitteln zu lassen: Einige Mineralstoffe finden sich nämlich eher im Blutserum, andere innerhalb der Zelle (intrazellulär). Eine Vollblutdiagnostik erlaubt eine deutlich genauere Aussage darüber, ob Mängel vorliegen und ob eher die Zufuhr oder eher der Zellstoffwechsel im Argen liegt.

Eisen, Calcium, Kalium, Natrium, Magnesium: Die genannten Mineralstoffe sind an diversen Stoffwechsel(kern)funktionen (z. B. Blutbildung, Flüssigkeitshaushalt, Zellstoffwechsel, Reizweiterleitung, Nerventätigkeit, Muskelfunktion) des Körpers beteiligt und sollten darum auf jeden Fall erhoben werden.

Zink: Vor allem beim Vorliegen von HPU/KPU, HIT oder MCAS empfehle ich dir, ein Augenmerk auf Zink zu legen. Bei HPU/KPU erfolgt häufig eine übermäßige Ausscheidung. Beim Histaminabbau spielt Zink eine wichtige Rolle, auch in vielen anderen Entgiftungs- und Ausscheidungsprozessen. Da Zink an über 300 enzymatischen Reaktionen in deinem Körper beteiligt ist, steht es für mich ohnehin auf der Hitliste ganz oben. Vor allem bei Entzündungsneigung, Leaky Gut, Infektanfälligkeit, Wundheilungsstörungen, häufigem Herpes oder Aphthen, Anfälligkeit für Pilzinfektionen, Haarausfall, weißfleckigen Nägeln solltest du besonders an Zink denken.

Selen: Selen spielt eine große Rolle bei der Immunregulation und der Regulation der antioxidativen Kapazität der Zellen. Es ist somit im Bereich Ausleitung und Entgiftung nicht wegzudenken. Beispielsweise ist es auch im Glutathionstoffwechsel beteiligt, regeneriert andere Antioxidanzien (z. B. Vitamin C oder Coenzym Q_{10}) oder ermöglicht Schwermetallbindung und -entgiftung. Hast du den Verdacht auf Störungen im Ausleitungs- und Entgiftungsapparat, solltest du u. a. Selen untersuchen lassen. Auch im Schilddrüsenstoffwechsel spielt Selen (wie übrigens auch **Jod**, das allerdings besser über Urintests greifbar ist) eine Schlüsselrolle, sodass du auch bei Schilddrüsenproblemen jeglicher Art an diesen Wert denken solltest.

Kupfer: Vor allem durch sein antientzündliches Potenzial, seine antioxidative Schutzfunktion, seine Beteiligung an der Zellatmung und der Eisenverwertung kommt Kupfer in meinen Fokus. Als Bestandteil des histaminabbauenden Enzyms DAO spielt es auch eine wichtige Rolle bei HIT und MCAS. Vor allem bei Histaminproblemen, Leaky Gut, Ausleitungs- und Entgiftungsstörungen, Infektanfälligkeit, Weißfleckenkrankheit (Vitiligo), Anämien solltest du den Kupferspiegel untersuchen lassen.

Mangan: Auch Mangan ist u. a. an Entgiftungsprozessen beteiligt sowie am Histaminabbau. Speziell bei Problemen in diesen Bereichen sowie hohem Stresslevel und KPU/HPU solltest du es untersuchen lassen.

Molybdän: Das Spurenelement ist u. a. am Abbau schwefelhaltiger Aminosäuren beteiligt und darum empfehle ich dir die Bestimmung bei Verdacht auf Wasserstoffsulfid-SIBO. Auch bei CED oder fehlenden Darmanteilen würde ich den Status untersuchen lassen.

Vitamine

Vitamine A, E, D: Ich empfehle dir, die fettlöslichen Vitamine generell bestimmen zu lassen, sie sind höchst individuell und pauschale Zufuhrempfehlungen sind sinnlos. Da sie nur bei ausreichender Zufuhr von Fettsäuren aufgenommen werden können, solltest du insbesondere bei Fettstoffwechselstörungen aufmerksam werden. Umgekehrt solltest du einem Mangel an den fettlöslichen Vitaminen einen Fettsäurestatus vornehmen lassen, um sicherzustellen, dass ausreichend Fettsäuren zur Verfügung stehen. Darum sollten fettlösliche Vitamine auch immer zu (fettreichen) Mahlzeiten eingenommen werden. Speziell Vitamin D benötigt eine ausreichende Calciumzufuhr für optimale Wirksamkeit, lasse also insbesondere bei Dysbalancen eines der beiden Stoffe den jeweils anderen mit untersuchen. Bei dauerhaft niedrigen Vitamin-D-Spiegeln empfehle ich dir die Bestimmung der Vitamin-D-Ratio sowie von **Bor** zwecks Ursachenforschung.

B-Vitamine: Die B-Vitamine bilden eine ganze Familie – von B_1 bis B_{12}. Allen ist gemein, dass sie eine wichtige Rolle bei der Funktion des Nervensystems und der Reizweiterleitung spielen, in allen Energiestoffwechseln sowie in Ausleitungs- und Entgiftungsprozessen. Wenn deine Resilienz (Stressresistenz) zu wünschen überlässt, du ein hohes Stresslevel hast, du Missempfindungen oder Kribbeln in Körperteilen verspürst oder nervöse Tics oder Zungenbrennen hast, empfehle ich dir, die B-Vitamine genauer unter die Lupe zu nehmen. Ebenso, wenn du Symptome hast, die bei Stress zunehmen (oft z. B. bei Neurodermitis, Schuppenflechte, Rosacea) oder wenn du unter extremer Erschöpfung oder Fatigue leidest. Speziell Vitamin B_6 spielt eine Rolle beim Histaminabbau, und du solltest bei HIT oder MCAS sowie bei bestehender HPU/KPU den Wert kontrollieren lassen. Achte darauf, bei der Laborbestimmung die bioaktiven Varianten bestimmen zu lassen (vor allem bei B_6 das P5P und bei B_{12} das HTC).

Weitere wichtige Nährstoffe

Fettsäuren: Ein Fettsäureprofil (S. 107) würde ich generell erstellen lassen. Im

Fettsäureprofil geht der erste Blick meist zu den lebenswichtigen essenziellen Fettsäuren, speziell in Richtung der ungesättigten Omega-3-Fettsäuren, da diese bei vielen Menschen unterrepräsentiert sind. Die Omega-3-Fettsäuren sind (wie auch die Omega-6-Fettsäuren) Bestandteil der Zellmembran und Ausgangssubstanzen für Gewebshormone. Auch sind sie Mitspieler eines ausgeglichenen Fettstoffwechsels und normaler Nervenfunktion. Die antientzündlich wirkenden Omega-3- und die eher entzündungsfördernden Omega-6-Fettsäuren müssen in einem bestimmten Verhältnis vorliegen. Die absoluten und relativen Werte im Omega-3-Index sowie im Omega-6-Omega-3-Quotienten zeigen dir an, ob und wo Mängel bestehen. Die Einnahme von Fettsäuren erfordert Verdauungsenzymaktivität und sollte zu den Mahlzeiten erfolgen.

Aminosäuren: Ich empfehle, die ab S. 107 aufgeführten Aminosäuren grundsätzlich bestimmen zu lassen, um einen Überblick über den Status der Versorgung mit den lebenswichtigen essenziellen sowie nicht essenziellen Aminosäuren zu erhalten. Viele Menschen leiden erfahrungsgemäß unter mangelhafter Eiweißversorgung und ihnen fehlen diese wichtigen Bau- und Funktionsstoffe. Insbesondere bei geringer Proteinzufuhr (z. B. durch vegetarische oder vegane Ernährung), Infektanfälligkeit, hormonellen Problemen, Regenerations- oder Heilungsschwierigkeiten solltest du dringend untersuchen lassen, wie es um deinen Aminosäurestatus bestellt ist. Besonders herausgreifen möchte ich L-Glutamin. Als mengenmäßig größter Vertreter der freien proteinogenen Aminosäuren spielt **Glutamin** eine Schlüsselrolle für eine funktionierende Darmschleimhaut und im darmassoziierten Immunsystem. Speziell bei Leaky Gut oder anderen Schleimhautbeeinträchtigungen (z. B. durch CED) solltest du Glutamin untersuchen lassen. Auch bei Glutathionmangel lohnt ein Blick, da Glutaminsäure ein wichtiger Vorläufer von Glutathion ist.

Achtung: Eine Supplementierung von Aminosäuren sollte nicht auf eigene Faust durchgeführt werden bei psychischen Erkrankungen, Stoffwechselerkrankungen oder angeborenen Enzymdefekten sowie der Einnahme von Psychopharmaka.

L-Glutathion (auch: GSH): Das wichtigste intrazelluläre Antioxidans L-Glutathion ist vor allem an der Phase-2-Entgiftung (ab S. 203) beteiligt. Glutathion ist u. a. beteiligt an der Entgiftung von Xenobiotika, freien Radikalen, verschiedenen Arzneimitteln, Aflatoxinen, Schwermetallen (z. B. Quecksilber) sowie am Fettstoffwechsel und an der Umwandlung der schwefelhaltigen Aminosäuren Methionin und Cystein in Taurin. Darum spielt Glutathion auch eine wichtige Rolle im Leberzellschutz. Ich habe es vor allem im Blick, wenn Ausleitungs- und Entgiftungsstörungen vorliegen, bei häufigem Wasserlassen, vermehrten Wassereinlagerungen sowie bei Cysteinmangel. Du kannst dir Glutathion wie ein kleines »Entgiftungstaxi« vorstellen. Das oxidierte Glutathion ist in diesem Bild ein volles Taxi, das reduzierte ein leeres Taxi. Wenn supplementiert wird, dann immer mit dem reduzierten L-Glutathion. Die »Mitarbeiter« beim Befüllen und Leeren der Taxis sind u. a. Vitamin C, Coenzym Q_{10}, Zink, Selen, bestimmte B-Vitamine und andere Antioxidanzien. Daher sollten diese Werte immer im Zusammenhang betrachtet werden.

Coenzym Q_{10} bezeichne ich oft als »Raketentreibstoff« für die Zelle, denn es ist im

Energiestoffwechsel deiner Zellen extrem wichtig. Als Antioxidans spielt es eine Rolle bei Ausleitung und Entgiftung und beim Umgang mit oxidativem und nitrosativem Stress. Auch ist es wichtig für einen ausgeglichenen Cholesterinspiegel. Hohe Stresslevel, Energiemangel, große Erschöpfung/Fatigue, Ausleitungs- und Entgiftungsstörungen, bekannte Toxinbelastungen und Ungleichgewichte im Cholesterinstoffwechsel sind für mich besondere Hinweise darauf, den Wert kontrollieren zu lassen.

Auswahl und Einnahme von Präparaten

Die Auswahl und Einnahme von Präparaten sollte sich immer am **Laborbefund** orientieren. Ich arbeite in der Praxis meist mit **Einzelpräparaten**, um wirklich zielführend supplementieren zu können und dem Körper genau diejenigen Stoffe anzubieten, die er auch benötigt. Kombipräparate wähle ich sorgfältig aus, um sicherzustellen, dass die einzelnen Wirkstoffe auch angemessen enthalten und sinnvoll dosiert sind. Gerade bei massiven Mängeln empfehle ich dir die Konsultation von Mikronährstoffspezialisti*nnen, damit du auch wirklich zielführend und gesund sowie deinen Bedarfen entsprechend versorgt wirst. Vor allem, wenn du an Darmbarrierestörungen (z. B. Leaky Gut, CED) leidest oder dir Darmteile fehlen, kann deine Resorption von Nährstoffen beeinträchtigt sein. In diesem Fall kann es sinnvoll sein, Nährstoffe nicht **oral** zuzuführen, sondern per **Infusion** oder **Spritze**. Das ist nicht bei allen Nährstoffen möglich und sollte von Expert*innen durchgeführt werden. Lasse dich im Zweifelsfall dazu beraten. Für den Fall, dass du eigenständig Nahrungsergänzungsmittel auswählst, möchte ich dir folgende Hinweise mitgeben, die im Übrigen analog auch für alle anderen Präparate gelten, die du einnimmst:

Orientiere dich an deinem Laborbefund: Viel hilft nicht automatisch viel und weniger ist manchmal mehr. Es bringt nichts, nach dem Schrotschussverfahren von allem ein Bisschen zuzuführen. Konzentriere dich auf diejenigen Nährstoffe, die wirklich im Defizit sind, und gleiche diese aus. Konzentriere dich auf die offensichtlichen Mängel, um erstmal ein Gefühl für Dosierung und Wirkung zu bekommen. Kontrolluntersuchungen sind sinnvoll.

Dosiere angemessen: Deine Dosierung sollte sich zunächst an den Herstellerangaben orientieren, sofern du nicht therapeutisch begleitet bist. Die Deutsche Gesellschaft für Ernährung (DGE) stellt online Zufuhrempfehlungen zur Verfügung, die sich auf die empfohlene tägliche Zufuhrmenge von Nährstoffen bezieht (NRV = nutrition reference values). Therapeut*innen dosieren häufig deutlich höher, da die Zufuhrempfehlungen sich auf den Erhalt »normaler Nährstofflevel« beziehen, um nicht zu sterben. Für Gesundheit, Vitalität und bei ausgeprägten Mängeln ist meist eine höhere Dosierung notwendig. Lasse dich hier bitte im Zweifel von Mikronährstoff-Expert*innen beraten, denn insbesondere bei fettlöslichen Vitaminen oder bei Mineralstoffen können zu hohe Dosierungen negative Symptome oder Erkrankungen hervorrufen. Bei wasserlöslichen Vitaminen (z. B. Vitamin C, B-Vitamine) ist die Gefahr geringer, jedoch können trotzdem unangenehme Effekte auftreten.

Kenne deine Grenzen: Wenn du unter Stoffwechselerkrankungen oder angeborenen Enzymabbau- oder Entgiftungsstörungen leidest, psychische Probleme hast, Psychopharmaka oder andere verschreibungspflichtige Medikamente einnimmst oder wenn du unsicher bist und ein schlechtes Bauchgefühl hast, lasse dich bitte von Ärzt*innen, Therapeut*innen oder auch in der Apotheke beraten, bevor du Nahrungsergänzungsmittel einnimmst.

Wähle Solo-Präparate oder nimm Kombipräparate unter die Lupe: Kombipräparate enthalten häufig (für dich) unnötige Wirkstoffe und dosieren dafür jeden Wirkstoff verhältnismäßig gering, damit es nicht zu Überdosierungen kommt. Das kann dazu führen, dass deine Mängel nach wie vor bestehen bleiben, ausreichende Nährstofflevel jedoch immer höher werden.

Achte auf schlanke Zusammenstellung: Kapseln sollten nur den bzw. die benötigten Wirkstoffe enthalten und eine vegane Kapselhülle, mehr nicht. Pulver sollten nur die benötigten Wirkstoffe enthalten, ggf. ein natürliches Aroma, ggf. Stevia aus Steviolglycosiden als Süßungsmittel und sonst nichts.

Je natürlicher, desto besser: Ich achte darauf, dass Vitamine aus natürlichen Quellen stammen (z. B. Vitamin D aus Flechten oder Vitamin C aus Camu Camu oder Acerola). Auch Aromen sowie Farbstoffe sollten als natürlich deklariert sein. Speziell bei Vitamin C kann die synthetisch hergestellte Ascorbinsäure (die v. a. in gepufferten Präparaten enthalten ist) bei HIT und MCAS zu Symptomverschlechterungen führen.

Vermeide unnötige Zusatzstoffe: Achte darauf, Produktionshilfsstoffe, Trennmittel, Stabilisatoren, Füllstoffe, künstliche Farbstoffe sowie zugesetzte Zucker (sofern nicht als Funktionsstoff verwendet) oder Zuckeraustauschstoffe oder Süßstoffe (z. B. Sorbit, Acesulfam-K, Aspartam, Fructose, Sucralose, Saccharin, Saccharose) zu vermeiden. Ich achte darauf, dass Präparate keine Fructose (und auch keine zu Fructose abgebaute Saccharose) enthalten sowie keine Magnesiumstearate/Stearate aus den Magnesiumfettsäuren, Siliciumdioxid oder Titanoxid. Letztere führen bei HIT- und MCAS-Patient*innen häufig zu Symptomverschlechterungen. Meide bei HIT und MCAS auch Zitronensäure, Carrageen, Gelatine oder Gummi arabicum. Ebenso kann Ascorbinsäure Probleme bereiten, sodass du auf natürliches Vitamin C setzen solltest. Wählst du Probiotika während der Fehlbesiedlungstherapie aus, achte darauf, dass diese keine Ballaststoffe (z. B. Akazienfaser, Inulin) enthalten.

Hochwertige Präparate zahlen sich aus: Günstige Multivitamintabletten aus dem Supermarkt stecken meistens voller unnötiger und oft auch ungesunder Zusatzstoffe. Greife auf Nahrungsergänzungsmittel zurück, die von Expert*innen konzipiert wurden, deren Herkunft und Ursprung dir bestenfalls bekannt sind, die nach deutschen Qualitätsstandards produziert werden und deren Zusammensetzung in Deutschland verkehrsfähig und zugelassen ist.

Kontrolliere deine Werte: Ich empfehle dir einen Kontrollbefund auffälliger Werte nach ca. 3–4 Monaten. So kannst du beurteilen, welche Veränderungen durch die Einnahme eingetreten sind, und ob eine weitere Einnahme von Nahrungsergänzungsmitteln nötig und sinnvoll ist.

Ich habe dir ab S. 221 Beispiele für Nahrungsergänzungsmittel und typische Dosierungen im Überblick aufgeführt, mit denen ich in der Praxis erfolgreich arbeite.

THERAPIESÄULE 5

Ausleitung & Entgiftung

In diesem Kapitel lernst du die drei Phasen der Entgiftung und Ausleitung kennen, erfährst mehr über Toxine und die Rolle von Stress und darüber, wie du deinen Körper bei der »Müllabfuhr« unterstützen kannst.

Die Wichtigkeit des Ausleitungs- und Entgiftungssystems wurde an verschiedenen Stellen schon angesprochen. Unnötige und zum Teil belastende oder sogar giftige Stoffe müssen ordnungsgemäß entgiftet und ausgeleitet werden, damit es nicht zu unangenehmen oder sogar tödlichen Symptomen kommt. SIBO oder IMO machen das Thema umso wichtiger. Denn manche Bakterien und andere Mikroben sondern Toxine oder schädliche Stoffe ab, die den Körper zusätzlich belasten. Auch beim Absterben unerwünschter Mikroben kommt es häufig zu vermehrtem Toxinanfall. Geht Candida zugrunde, werden manchmal Schwermetalle frei. Darüber hinaus kann es natürlich sein, dass du aus unterschiedlichen Gründen ohnehin mit Schwermetallen, Säurelasten oder anderen Toxinen belastet bist oder angeborene Enzymabbau- oder Entgiftungsstörungen hast, was deine Symptomatik verstärken kann. Einige wichtige Cofaktoren im Zusammenhang mit Entgiftungs- und Ausleitungsprozessen hast du schon im vorigen Kapitel kennengelernt.

Arten von Giftstoffen (Toxinen)

Ich benutze den Begriff »Toxin« als Oberbegriff. Ich verstehe darunter Stoffe, die den Körper belasten. Entweder weil er sie nicht benötigt und nicht produktiv verwerten kann und sie darum wieder loswerden muss, oder weil sie ihn sogar schädigen können.

Toxine können **körperfremd** sein, dann nennt man sie **Xenobiotika**. Du nimmst sie über die Luft, durch Nahrung oder Trinkwasser, durch Zahnmaterialien oder Prothesen sowie über die Haut auf. Zu den heutigen Toxinen gehören z. B. Schwermetalle, Nahrungszusätze, Konservierungsstoffe, Duftstoffe, Chemikalien aus Putzmitteln, Farben, Lacken oder anderen Mittelchen, Pestizide, Fungizide, Herbizide, Weichmacher, Formaldehyd, Farbstoffe, Abgase, Feinstaub, Asbest, Nanopartikel. Auch Medikamente, die wir ungewollt über das Trinkwasser oder die Nahrungskette aufnehmen oder gewollt einnehmen (das gilt auch für Drogen und Alkohol), müssen über unser Entgiftungssystem verstoffwechselt werden. Auch elektromagnetische Strahlung, z. B. durch Mobiltelefone, gehört zu den Xenobiotika.

Neben den Xenobiotika gibt es vom **Körper selbst produzierte Stoffwechselabfallprodukte**. Im Rahmen von Stoffwechselprozessen können Umbauprodukte anfallen, die nicht direkt ausscheidungsfähig sind. Sie müssen erst durch chemische Prozesse umgewandelt (= entgiftet) werden, damit unser Körper sie ausscheiden kann. Dazu kommen Stoffe aus Über- oder Fehlernährung (z. B. Harnsäure oder Oxalsäure) sowie durch pathogene oder überwucherte Keime produzierte Stoffe (z. B. Endotoxine).

Alles, was unseren Körper »betritt«, muss verarbeitet werden.

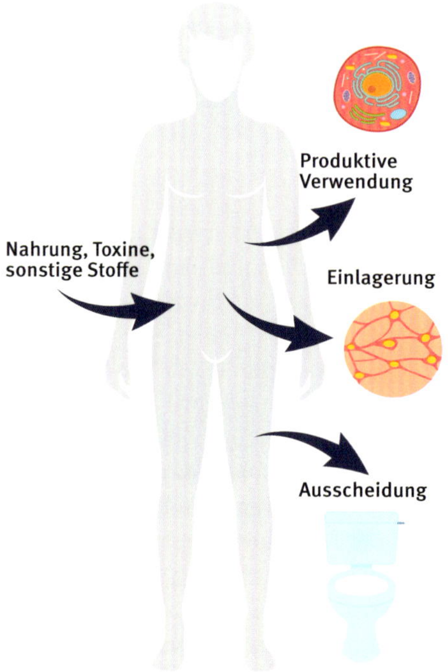

Auswirkungen von Toxinen auf den Organismus

Toxine können toxische und immunologische Effekte haben: **Immunologische Effekte** entstehen, weil die Toxine entweder selbst entzündungsauslösend sind oder weil sie individuelle Allergien oder Autoimmunreaktionen auslösen. Das kann direkt das Immunsystem stören und seine Toleranz herabsetzen. **Toxische Effekte** entstehen vor allem durch Schwermetalle, da sie Zellwände zerstören oder essenzielle Spurenelemente aus ihren Bindungsstellen in Enzymen oder Proteinen verdrängen. Dadurch können dann Enzyme fehlen, die wiederum selbst an der Entgiftung beteiligt sind (z. B. Zink, Kupfer oder Selen).

Toxine können zudem zur Entstehung verschiedener Erkrankungen beitragen: Immunologische und toxische Effekte führen zu **Schäden an Mitochondrien** (den »Kraftwerken« der Zellen), die in ihrer Funktion beeinträchtigt werden. Energiedefizite sind häufige Folge. Mitochondrienschäden wiederum führen zur vermehrten **Bildung freier Radikale**, das sind hochreaktive chemische Verbindungen, die Zellschäden verursachen können. Dies wiederum führt zu **oxidativem** und **nitrosativem Stress** sowie Schäden an Strukturproteinen und der DNA. In extremen Fällen wird der Zelltod, die **Apoptose**, gefördert. Werden viele Zellen irreparabel geschädigt, kann das **Multisystemerkrankungen** (z. B. chronisches Fatiguesyndrom, CFS) begünstigen. Die durch Toxine geschwächte Immuntoleranz macht den Organismus anfälliger für andere Triggerfaktoren. **Ein Teufelskreis entsteht.**

Vieles kann unseren Körper also belasten, daher ist es wichtig, dass er Toxine gut ver-

Überblick über die 3 Phasen der Entgiftung und Ausleitung

	Phase 1: Zerlegung	Phase 2: Kopplung	Phase 3: Ausscheidung
Was passiert?	Fremdstoffe werden durch Enzyme zerlegt und für Phase 2 vorbereitet.	Die Umbauprodukte der Phase 1 werden mit körpereigenen Stoffen verbunden, wodurch die Stoffe ausscheidungsfähig werden.	Die ausscheidungsfähigen Stoffe aus Phase 2 werden über den Blutkreislauf, das Lymphsystem und Transportproteine transportiert.
Wer ist hauptsächlich beteiligt?	Die Enzyme der Phase 1 heißen Cytochrome. Toxische Substanzen werden mithilfe verschiedener Cytochrom-P450-Enzyme (CYP-Enzyme) umgebaut.	Vor allem das Glutathion spielt eine Schlüsselrolle; da es v. a. in der Leber gebildet wird, ist Lebergesundheit Voraussetzung für optimale Funktion. Typische Bindungspartner sind Glutathion, Cystein, Glycin oder Sulfat.	Die Ausscheidung der fettlöslichen Stoffe erfolgt über die Galle, die Ausscheidung der wasserlöslichen Stoffe über die Nieren. Hauptausgang für die Ausscheidung ist die Toilette (Leber → Galle → Darm → Stuhl/Leber → Blut → Nieren → Urin).
Was kann Probleme bereiten und woran erkennt man diese?	Die CYP-Enzyme können genetisch gestört sein, was sich durch molekulargenetische Tests ärztlich feststellen lässt; Hinweise sind oft Arzneimittelreaktionen und -allergien sowie Allergien gegen chemische Stoffe und Metalle.	Beteiligt am Glutathionstoffwechsel sind u. a. Selen, L-Carnitin (aus Lysin und Methionin), Vitamin B_2, Vitamin B_6, Vitamin C, Glutaminsäure, Cystein, Glycin, Taurin, Alpha-Liponsäure – Mängel behindern die Phase 2.	Sind die Ausscheidungsorgane oder -wege gestört, werden »Notausgänge« verwendet, z. B. reagieren Haut, Schleimhäute, Lunge.

arbeiten und loswerden kann. Auch Stress kann wie ein Toxin wirken und damit ein echter Krankheitsverursacher und Heilungsblockierer sein, was die Therapiesäule 6 (S. 208) umso wichtiger macht.

Die 3 Phasen der Entgiftung und Ausleitung

Der Körper verfügt über clevere Strategien, um mit Toxinen jeglicher Art umzugehen: Entweder wird ein Stoff produktiv verwendet und eingebaut oder er muss ausgeschieden oder eingelagert werden. Das Zwischenlager ist meist unser Bindegewebe. Die Begriffe »Entgiftung« und »Ausleitung« verwende ich im naturheilkundlichen Sinne der Entgiftungsphasen im Körper: Entgiftung bezieht sich auf die eigentliche **Zerlegung** von Giftstoffen (Phase 1) und ihre **Kopplung** an Bindungspartner (Phase 2), um sie ausscheidungsfähig zu machen. **Ausscheidung** (Phase 3) bedeutet das Herausbefördern der Stoffe.

Ist dein Entgiftungs- und Ausleitungssystems gestört?

Ist unser körpereigenes Entgiftungs- und Ausleitungssystem überfordert, spricht man auch von einer Entgiftungs- oder Ausleitungsschwäche. Das kann passieren, wenn

Toxine in zu hoher Konzentration oder zu lange im Körper verweilen und/oder auch, weil die beteiligten Organe und Strukturen funktionseingeschränkt und geschwächt sind. Es geht also immer um ein Missverhältnis zwischen der Toxinmenge im Zeitablauf und der Fähigkeit des Individuums, diese Toxine wieder loszuwerden. Das erklärt auch, warum nicht jeder Mensch gleich reagiert, warum es keine Standardtherapie geben kann und warum ich gar nichts von pauschalen Detox-Kuren halte.

Mögliche Symptome für ein gestörtes Entgiftungs- und Ausleitungssystem sind: Müdigkeit & Erschöpfung, Kopfschmerzen, Schwindel, Gleichgewichtsstörungen, Foggy Head, Benommenheit, Stimmungsschwankungen, depressive Verstimmungen, Verstopfung, seltenes oder übermäßig häufiges Wasserlassen, Wassereinlagerungen (Ödeme), Tränensäcke, unreine Haut, Cellulite, Vorliegen von HIT, MCAS, HPU/KPU, eine auffällige klinische Untersuchung oder Laborwerte von Leber, Niere und/oder Darm, Mängel in den beteiligten Mikronährstoffen (v. a. reduziertes Glutathion), B-Vitamine, Zink, Kupfer, Selen, Mangan, Molybdän, Coenzym Q_{10}, Cystein, Methionin) sowie Störungen der Cytochrom-P450-Enzyme.

Ausleitung und Entgiftung unterstützen

Das Wichtigste vorab: Es gibt nicht die eine Detox-Kur. Der Körper muss individuell bei seiner Entgiftungs- und Ausleitungstätigkeit unterstützt werden, damit a) genau die Hilfestellung erfolgt, die benötigt wird, und b) der Organismus nicht überfordert und von Toxinen überflutet wird. Immer wieder wird behauptet, man könne eine Leberentgiftung, eine Darmkur oder eine Detox-Kur einlegen, um den Körper zu entlasten. Das geht nicht, denn ohne Kenntnis deines Organ- und Mikronährstoffstatus sowie deiner Fallgeschichte, deiner Symptome und der Befundlage kann nicht sinnvoll und zielgerichtet in das Entgiftungs- und Ausleitungssystem eingegriffen werden. Gerade Darmkuren aus dem Internet warten oft mit einem wilden Mix aus pflanzlichen Antibiotika und Biofilmlösern auf, die bei vielen Anwender*innen die Schleimhaut reizen und das Gleichgewicht des Darms stören. Insbesondere ist das fatal, wenn der Darm eigentlich in einem guten Gleichgewicht war und gar keine Unterstützung brauchte.

Entgiftungs- und Detoxkuren können Symptome auch verschlechtern. Dir muss klar sein, wo dein System überhaupt Unterstützung benötigt, was du mit welcher Maßnahme verursachst und ob du Organe bei ihrer Tätigkeit sanft unterstützt oder massiv eine Toxinfreisetzung triggerst und dadurch Organe überforderst oder z. B. durch Überdosierung von Biofilmlösern deinen Darm schädigst. Ich zäume das Pferd in der Therapie bezogen auf die 3 Phasen von hinten auf und gehe bei der Unterstützung der Entgiftungs- und Ausleitungssystems in folgender Reihenfolge vor.

1. Vermeidung von Reizstoffen und Toxinen: Vor allem bei bekannter angeborener Enzymabbau- bzw. Entgiftungsstörung solltest du Reizstoffe meiden und Ernährung sowie Lebensführung entsprechend anpassen.

2. Sicherstellung der Entgiftungs- und Ausleitungsfähigkeit: Durch Mikronährstoff- und Organdiagnostik solltest du zunächst sicherstellen, dass die Organe gut aufgestellt sind und alle Funktionsstoffe und Cofaktoren für die Entgiftungsphasen vorliegen. Lass ggf. das Cytochromsystem untersuchen.

- **Präparate für die Phase 3**: Ich setze oft Phytopräparate für die Unterstützung von Leber oder Niere ein, beispielsweise Goldrute (Solidago) für die Niere oder Löwenzahn (Taraxacum) oder Mariendistel (Carduus marianus) für die Leber. Eine Übersicht mit Dosierungsempfehlungen findest du ab S. 221.
- **Präparate für die Phase 2**: Häufige Präparate sind reduziertes L-Glutathion, Vitamin C, Q_{10}, Mineralstoffe wie Zink, Selen oder Kupfer, Antioxidanzien wie Quercetin, Rutin oder OPC (ab S. 221).
- **Trinkmenge anpassen**: Ausscheidung erfordert Flüssigkeit. Mindestens 35 ml pro kg Körpergewicht.

3. Bindung freier Toxine: Bevor neue Toxine mobilisiert werden, gilt es, bereits kursierende Stoffe aus dem Organismus zu entfernen. Dazu werden häufig sogenannte Bindemittel eingesetzt. In der Praxis verwende ich gerne folgende, die du ebenfalls in ab S. 221 findest:

- **Heilerde** und **Huminsäure**: Sie binden Toxine, Säuren, freies Cholesterin.
- **Aktivkohle**: Sie adsorbiert Toxine.
- **Chlorella**: Die nährstoffreiche Alge bindet auch Schwermetalle.
- Kein Fan bin ich von **Zeolith** oder **Bentonit**, da diese häufig schwermetallbelastet sind.

4. Mobilisierung von Toxinen: Frühestens nachdem du ca. 2 Wochen die Bindung und Ausscheidung von Toxinen unterstützt hast, würde ich zur Mobilisierung übergehen. Du solltest jedoch nur dann die Entgiftung zusätzlich anregen, wenn dein Organismus gut versorgt, stabil und nicht von anderen Prozessen und Symptomen belastet ist. Während der SIBO- und IMO-Behandlung ist dies meist nicht der Fall. In der Praxis verschiebe ich folgende Präparate meist ans Ende der Behandlung:

- Mobilisierung aus dem Bindegewebe mit Bärlauch, 2 Wochen nach Start der Binder, parallel zu den Bindungs-Präparaten.
- Mobilisierung aus dem Nervengewebe mit Koriander, 2 Wochen nach dem Start von Bärlauch, parallel zu Binder und Bärlauch. Nach spätestens 2 Wochen stoppe ich die Mobilisierung und bewerte Fortschritt und weiteren Fortgang neu.

Du kannst das gesamte Entgiftungs- und Ausleitungssystem ansonsten über Präparate und allgemeine Maßnahmen unterstützen, die die beteiligten Organe unterstützen und/oder das Bindegewebe entlasten und den lymphatischen Abfluss anregen. Hier gibt es eine Vielzahl von Präparaten und Komplexmitteln, die diesen Rahmen sprengen würden.

Denke auch an Folgendes: **Detoxmassagen** und leichte **Lymphdrainage** verbessern den lymphatischen Abfluss. Die Lunge ist ein wichtiges Ausleitungsorgan für Säuren und Gase. Richtiges Atmen ist Teil der Entgiftung. **Atemübungen** findest du ab S. 208. **Basenbäder mit Natron** entlasten über die Haut.

Vor allem Entgiftungsphase 2 basiert auf einem ausgeglichenen Schwefelhaushalt, da an den Entgiftungsprozessen schwefelhaltige Aminosäuren beteiligt sind. Vor allem bei Wasserstoffsulfid-SIBO ist der Schwefelhaushalt im Körper typischerweise beeinträchtigt. Ich empfehle dir, während einer **bestehenden Schwefelwasserstoff-SIBO keine weitere Entgiftung zu triggern.**

THERAPIESÄULE 6

Entstressung

Wie kannst du das vegetative Nervensystem wieder in Balance bringen, dein Stresslevel senken, deine Resilienz erhöhen, deine Nebenniere stärken und ein heilungsförderndes Mindset entwickeln? Darum geht es jetzt und du lernst Übungen kennen.

Du weißt bereits, dass es unzählige potenzielle Stressfaktoren gibt, die Körper, Geist und Seele belasten können. Du weißt auch, dass Stress vielfältige Auswirkungen auf deinen Körper haben kann. Dazu gehören lahmgelegte Motilität, eingeschränkte Verdauung, Verstoffwechselung, Nährstoffaufnahme sowie -verwertung, Störungen der Darm-Hirn-Achse und viszerale Hypersensitivität. Weiterhin Zell- und Zellorganellschäden durch oxidativen und nitrosativen Stress, Erschöpfung der Nebenniere bei längerfristiger Stresshormon-Ausschüttung, was in einen Teufelskreis mündet, da Psyche, Geist und Körper wiederum auf die Folgen des Stresses mit weiterem Stress reagieren.

Stress kann ein Auslöser von **Reizdarm** und **Fehlbesiedlungen** sein und zugleich ein riesengroßer **Heilungs-Blockierer.** Dr. Neil Nathan hat in diesem Zusammenhang treffend formuliert: Chronische Patient*innen fühlen sich durch ihre jahrelange erfolglose Odyssee häufig betrogen und nicht ernst genommen – von ihrem Körper, ihrer Familie, ihren Ärzt*innen und Therapeut*innen. Sie haben kein Vertrauen mehr, fühlen sich nicht sicher. Aufgrund von Antwortmechanismen deiner Zellen auf Gefahr und Stress kann dein Organismus nicht heilen, wenn er sich nicht sicher fühlt.

Stressmanagement und vegetative Regulation

Stress lässt sich häufig nicht vermeiden. Die komplette Elimination ist darum auch nicht Ziel einer »Stressregulationstherapie«. Vielmehr geht es um die Balance von zwei Faktoren: Erstens gibt das Vermeiden oder Reduzieren von Stressfaktoren Raum für Entspannung und erhöht die Regulationsfähigkeit deines Körpers. Nicht alle Stressfaktoren können eliminiert werden, jedoch gibt es oft Möglichkeiten, sie zu reduzieren. Zunächst musst du dafür deine Stressfaktoren identifizieren, um sie dann zu reduzieren, ohne in ein neues Stressmanagement-Dilemma zu geraten. Und zweitens ist der Umgang mit den Stressfaktoren ein entscheidender Schlüssel zu mehr Gelassenheit und dadurch auch zu vegetativer Entspannung. Indem du dich vorbeugend vor potenziell stressigen Situationen schützt, schaffst du eine gute innere Balance und emotionale Stabilität. Stressmanagement kann und muss geübt werden. Und mit der Zeit wirst du immer besser darin. Ich stelle dir nun diejenigen Methoden bzw. Übungen vor, mit denen ich in meiner Praxis die besten Erfolge erziele.

Schnelle Hilfe zur sofortigen Stressreduktion

Womit du sofort beginnen kannst, sind einfache Übungen, um dein vegetatives Nervensystem zu entspannen und den Parasympathikus zu aktivieren. Sind wir im Stress, ist unser Gehirn in einem uralten steinzeitlichen Programm gefangen, bei dem es um Kampf, Flucht und Überleben geht. Alles, was du tun kannst, um dein Gehirn aus diesem Modus herauszureißen, hilft, Stress zu reduzieren. Wichtig: Übung macht den Meister - integriere die Übungen in deinen Alltag!

So knipst du deinen Vagusnerv an:

- **Atme länger aus als ein**: Die verlängerte Ausatmung aktiviert direkt deinen Vagusnerv.
- **Atme laut**: Im Stressmodus tendierst du dazu, flach zu atmen – schließlich soll der Säbelzahntiger dich nicht hören. Lautes, tiefes Atmen reißt dein Gehirn aus dem Überlebensmodus.
- **Lachen ist die beste Medizin**: In dieselbe Richtung zielt lautes Lachen, denn auch das ist mit Verstecken und Überleben nicht vereinbar. Darüber hinaus stärkt Lachen das Immunsystem.
- **Dance it out**: Schütteln hilft dabei, Stresshormone zu reduzieren – das kannst du dir von Tieren abgucken. Dreh deinen Lieblingssong auf und tanze 3–5 Minuten ausgelassen dazu.

Im Grunde hilft dir ansonsten alles bei der spontanen Entstressung, was dich entspannt, vom Hundespaziergang über Hörbuch oder autogenes Training bis hin zu Yoga oder Massage. **Bewegung** ist ein großartiges Ventil für den Stressabbau, insbesondere, wenn sie in der freien Natur stattfindet. **Waldbaden** hat nicht grundlos in den letzten Jahren eine große Popularität erfahren. Das Herz schlägt ruhiger, der Blutdruck sinkt, Stresshormone sinken und Muskeln entspannen sich. Bereits nach einem Tag im Wald steigen die natürlichen Killerzellen in unserem Blut um ca. 40 %.

Achtsamkeitsübungen

Achtsamkeit ist ein vielbemühter Begriff und vielleicht für dich darum negativ besetzt. Es geht darum, präsent und bewusst zu sein und seine Aufmerksamkeit auf das zu richten, was gerade im Hier und Jetzt stattfindet. Achtsamkeitsübungen können helfen, den Überlebens- und Stressmodus deines Körpers zu beenden. Hier einige Beispiele.

Achtsames Essen: Nimm dir so oft wie möglich Zeit für eine genussvolle Mahlzeit. Konzentriere dich auf den Geschmack, die Textur und den Geruch deiner Speisen. Iss langsam und bewusst. Vermeide Ablenkungen wie Fernsehen oder Handy. Wenn du die Übung intensivieren möchtest, dann decke dir den Tisch noch schön ein. So, als würdest du Besuch empfangen. Diese Übung hilft dir auch, ordentlich zu kauen, was deinem Darm die Verdauung erleichtert.

Achtsames Trinken: Sei achtsam beim Trinken. Und achte natürlich auch darauf, möglichst ausschließlich gesunde Getränke wie Wasser oder Tee zu dir zu nehmen. Spüre die Temperatur der Flüssigkeit in deinem Mund. Spüre auch den Flüssigkeitsfluss in deinem Mund und Rachen, sei dir des Geschmacks bewusst. Wenn du magst, schließe dabei für einen Moment die Augen.

Bewusstes Gehen: Beim Gehen nimm dir Zeit, um bewusst jeden Schritt zu spüren. Achte auf den Kontakt deiner Füße mit dem Boden, spüre die Bewegung in deinen Beinen und dem ganzen Körper. Gehe auch bewusst langsam. Konzentriere deine Aufmerksamkeit auf den Akt des Gehens.

Achtsamkeitstagebuch: Nimm dir am Ende des Tages einige Minuten Zeit, um aufzuschreiben, wofür du dankbar bist. Dies verändert schnell deinen Fokus.

Atemübungen

Atem ist Leben. Wir atmen täglich bis zu 20.000-mal – an 365 Tagen im Jahr. Wie viele Atemzüge davon hast du bewusst genommen? »Vernünftige« Atmung hat vor allem folgende Effekte: Sie massiert über das Zwerchfell deine Bauchorgane und verbessert darüber die Darmtätigkeit und Darmpassage. Als Stoffwechselorgan hilft die Lunge bei der Abatmung überschüssiger Säurelast und dient somit als Ausleitungsorgan. Optimierte Atmung verbessert diese Prozesse. Eine tiefe, ruhige Bauchatmung aktiviert auch den Vagusnerv und unterstützt die Entstressung.

Es gibt eine Reihe spezieller Vagusnerv-Übungen, die gezielt deinen Vagusnerv stimulieren und aktivieren. Sie sind mehr als »nur« Entspannungstechniken. Sie sind der Schlüssel zur Förderung deiner Stressbewältigung, zur Steigerung deiner emotionalen Resilienz und zur Unterstützung von Verdauung und Darmgesundheit. Du findest auf meiner Webseite ein eigenes Buch mit Vagusnerv-Übungen. In der Folge stelle ich dir auszugsweise einige hilfreiche Atemübungen vor.

Meeresatmung

Setze dich aufrecht hin und atme tief ein und aus. – Lasse deinen Bauch dabei ganz entspannt hängen und versuche, ihn locker zu lassen. – Lasse die Schultern locker hängen. – Lasse deine Ein- und Ausatmung ganz von selbst fließen und verlängere dabei die Ausatmung ein bisschen. – Während du ausatmest, weite deinen Rachenraum ein wenig – so, als würdest du einen Spiegel oder eine Scheibe anhauchen. Du darfst dabei gerne ein Geräusch machen, das in etwa wie ein kehliges »Haaaaaaach« klingt. Oder wie ein Meeresrauschen. – Wiederhole die Meeresatmung 5–10-mal. Vor allem zum Einschlafen – dann natürlich im Liegen – eine tolle Übung.

Tiefenatmung oder Zwerchfellatmung

Basis einer »artgerechten« und gesundheitsfördernden Atmung ist die Zwerchfellatmung (auch Tiefenatmung genannt) in den Bauch hinein. Zwerchfellatmung ist eine »Vollatmung«, bei der dein kompletter Brust- und Bauchbereich beteiligt ist und das gesamte Lungenvolumen genutzt wird. Durch sie werden Bauchorgane massiert und besser durchblutet sowie das Herz entlastet. Gleichzeitig wird die Sauerstoffsättigung maximiert und der Parasympathikus aktiviert und damit Stress reduziert. Du kannst deine Zwerchfellatmung mit der folgenden Übung trainieren.

Setze dich aufrecht hin und atme tief ein und aus. – Lasse deinen Bauch dabei entspannt hängen, ziehe ihn auf keinen Fall ein, sondern versuche, ihn locker zu lassen. Lasse die Schultern locker hängen. Achte auf deinen Atemablauf: Bei einer Vollatmung füllt sich zunächst dein Brustkorb, dann dehnt sich die seitliche Rippengegend und letztlich wölbt sich auch dein Bauch. Lege eine Hand auf den Unterbauch, die andere auf die Brust. Spüre, wie Brust und Bauch sich beim Einatmen vorwölben und beim Ausatmen wieder flach werden. Interessant ist vor allem die Ausatmung: Sie entspannt, lockert, entsäuert und leitet Giftstoffe aus. Mache mindestens 5 ruhige Atemzüge.

Variation Bienensummen: Du kannst diese Tiefenatmung ergänzen, um den entspannenden Effekt noch zu verstärken, indem du bei der Ausatmung einen Summton machst. Lege deine Hände an die Ohren und lasse deine Daumen die Ohren verschließen – die restlichen Finger können sich sanft um den Kopf legen. – Atme ruhig und tief ein und aus. – Lasse deine Lippen beim Ausatmen vibrieren, indem du sie locker aufeinander liegen lässt und die Luft hinauspresst – summ also wie eine Biene. Mache mindestens 5 ruhige Atemzüge.

Was tun bei abdominophrenischer Dyssynergie?

Viele SIBO- und IMO-Betroffene haben durch die gasbedingte Ausdehnung des Bauches eine paradoxe Reaktion des Zwerchfells und der Bauchmuskeln, die man abdominophrenische Dyssynergie nennt. Leidest du darunter, zieht sich dein Zwerchfell zusammen und zieht nach unten, während die Bauchmuskeln entspannen, was zu einem extrem vorgewölbten Bauch führt. Die erwartete Reaktion auf erhöhte Darmgase wäre jedoch ein entspanntes Zwerchfell und angespannte Bauchmuskeln, um eine Ausdehnung des Bauches zu verhindern.

Biofeedbacktherapie hat sich als sehr effektiv zur Regulation dieser paradoxen Reaktion erwiesen. Eine ebenfalls sehr effektive Technik, die du direkt im Heimgebrauch anwenden kannst, ist die **Tiefenatmung**, die ich dir bereits vorgestellt habe. Ganz speziell wirken Übungen zur **Dehnung des Zwerchfells**. Sie zeigen sehr gute Erfolge bei abdominophrenischer Dyssynergie mit Luftaufstoßen und Oberbauchmeteorismen. Wende die Übung regelmäßig an.

Atemübung zur Zwerchfelldehnung 1

Setze oder lege dich bequem hin. Atme ein paarmal bewusst und ruhig ein und aus. – Entspanne deine Bauchmuskeln und achte darauf, dass sich bei der Einatmung der Unterbauch vorwölbt und bei der Ausatmung wieder abflacht. – Atme nun einmal komplett aus und lasse sämtliche Luft aus der Lunge entweichen. – Halte dann deine Nase zu und den Mund geschlossen und tue so, als würdest du durch die Nase einatmen. Du solltest nun spüren, wie sich dein Zwerchfell im Bauch bewegt und sich nach oben zieht. Achte unbedingt darauf, dass deine Schultern entspannt unten hängen bleiben. – Wenn du merkst, dass du nicht mehr weiter die Luft anhalten und einatmen kannst, lasse die Nase los, atme wieder ein und lasse die Luft dann vollständig entweichen. – Mache

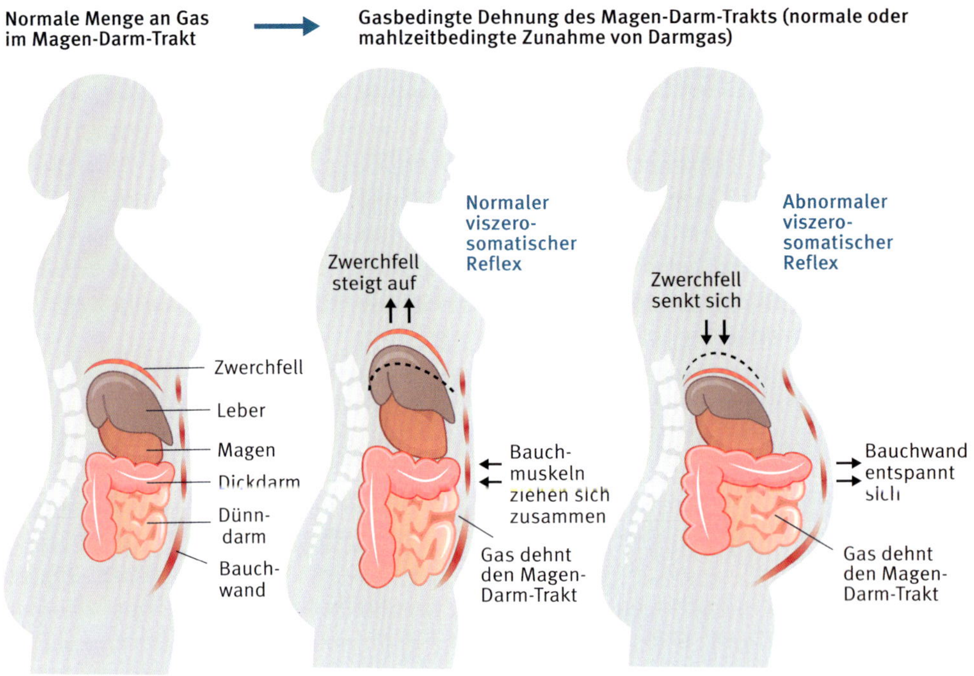

Abdominophrenische Dyssynergie – eine paradoxe Zwerchfellreaktion.

ein paar entspannte Tiefenatmungszüge und wiederhole die Übung 4- bis 5-mal.

Atemübung zur Zwerchfelldehnung 2

Lege dich mit angezogenen Beinen entspannt auf den Rücken. – Lasse die Schultern bewusst unten und achte darauf, dass sie sich bei der Übung nicht hochziehen. – Lege deine Hände auf den Unterbauch und atme ein paarmal ruhig und tief in den Unterbauch, sodass dieser sich merklich bei der Einatmung vorwölbt und bei der Ausatmung abflacht. – Nun atme noch einmal bewusst in den Unterbauch ein, lasse ihn sich dabei vorwölben und atme dann ruhig und langsam aus, bis sich bei flacher werdendem Unterbauch alle Luft entleert. – Halte dann kurz den Atem an. – Während dieser Atempause ziehst du den Bauch nach innen und oben ein, als würdest du ihn unter Rippen und Brustbein nach oben ziehen. Achte unbedingt darauf, dass deine Schultern sich dabei nicht mit hochziehen, sondern entspannt unten bleiben. – Halte den Atem einige Sekunden an und atme dann ganz oben in den Brustkorb ein (nicht in den Unterbauch), sodass dieser sich ausdehnt. – Lasse dann die Luft in deinem Tempo entweichen und atme wieder einige Atemzüge tief in den Unterbauch. – Wiederhole diese Übung 3- bis 4-mal.

Behandlung viszeraler Hypersensitivität

Stress ist neben Mikrobiomverschiebungen einer der wesentlichen Auslöser für viszerale Hypersensitivität bzw. Hypersensibilität. Bist du von viszeraler Überempfindlichkeit betroffen, empfehle ich dir Übungen zur Regulation des Vegetativums, zur Stärkung des Vagusnervs sowie zur Entwicklung eines positiven Mindsets. Verhaltenstherapie sowie Hypnosetherapie kann dich dabei unterstützen, schneller und nachhaltiger zum Erfolg zu gelangen.

Einige Präparate zeigen neben regulierenden Probiotika positive Effekte im Zusammenhang mit viszeraler Überempfindlichkeit (Dosierungsempfehlungen, siehe ab S. 221).

- **Kurkuma** kann helfen, die Empfindlichkeit für Schmerzreize zu vermindern.
- **Ginseng** kann helfen, die Intensität viszeraler Schmerzreize zu mindern.
- **Triphala** kann eine schmerzreduzierende Wirkung haben.
- **Corydalis**: Diese in der Traditionellen Chinesischen Medizin (TCM) eingesetzte Pflanze zeigte in Studien eine deutliche Schmerzreduktion bei viszeraler Hypersensitivität. Sie ist Bestandteil der Kräutermischung JCM-16021. Lasse dich zum Einsatz bitte von TCM-Spezialist*innen beraten, da die Pflanze bei unsachgemäßem Einsatz giftig ist.

Meditation und Hypnose

Meditation und Hypnose sind großartige Methoden, dein vegetatives Nervensystem schnell und nachhaltig positiv zu beeinflussen. Ich möchte dich dazu ermutigen, dich damit zu beschäftigen, denn in meiner Praxis führt der Einsatz zu einer deutlich besseren, schnelleren und nachhaltigeren Heilung. Oftmals platzt in der Hypnose der sprichwörliche Knoten schnell.

Meditation zielt darauf ab, den Geist zu beruhigen, um in einen Zustand der inneren Ruhe und Klarheit zu gelangen. Heutzutage findest du bei vielen Streaminganbietern sowie im Fachhandel geführte Meditationen, mit denen du für dich ausprobieren kannst, was dir besonders liegt. Darüber hinaus gibt es spezielle Apps wie Headspace, Omvana und viele andere mehr, die dich sogar durch gezielte Meditationsprogramme führen. **Hypnose** ist ein Zustand der tiefen Entspannung und Konzentration, bei dem die Aufmerksamkeit auf einen spezifischen Gedanken, eine Empfindung oder ein Bild gelenkt wird. In diesem tranceähnlichen Zustand sind Menschen offener für Suggestionen und können leichter auf positive Veränderungen reagieren. Hypnose sollte nur von geschulten Fachleuten durchgeführt werden, um Veränderungen im Verhalten, in der Wahrnehmung oder im Gefühlszustand einer Person herbeizuführen.

Hypnose hat nachweislich eine beruhigende Wirkung auf das vegetative Nervensystem. Viele Studien zeigen die positiven Auswirkungen von Hypnosetherapie bei Reizdarmbeschwerden jeglicher Art, bei viszeraler Hypersensitivität oder bei Schmerzen. **Spezielle Reizdarm-Hypnosen** zielen darauf ab, die Symptome von Reizdarm, SIBO und IMO zu lindern. Der Körper wird durch die Hypnose mithilfe des Unterbewusstseins bei der Heilung unterstützt. Auf meiner Webseite findest du eine Reizdarm-Hypnose zum Download.

Selbsthypnose: Es gibt Techniken, mit denen du dich selbst in einen hypnotischen Zustand versetzen kannst, um dein Unterbewusstsein positiv zu beeinflussen und positive Veränderungen in Bezug auf dein Denken, Fühlen oder Verhalten herbeizuführen. Du setzt dabei typischerweise einen sogenannten **Anker** (beispielsweise das Zusammendrücken zweier Finger), mit dem du bestimmte Assoziationen oder Suggestionen verknüpfst. Diesen Anker kannst du dann im Alltag immer wieder aktivieren. Selbsthypnose hat ihre Grenzen und insbesondere tiefgehende Themen solltest du Spezialist*innen überlassen. Die Selbsthypnose kann dich im Zusammenhang mit SIBO und IMO bei folgenden Punkten gut unterstützen: Symptomreduktion und Schmerzlinderung, Stressbewältigung, Schlafverbesserung, Reduktion von Ängsten, mentales Training zum Durchhalten und zum Fokussieren des gewünschten Zieles. Auf meiner Webseite findest du Hinweise zum Erlernen von Selbsthypnosetechniken.

Guter Schlaf

Ausreichender und erholsamer Schlaf ist essenziell für den nächtlichen Durchlauf des MMC, für Heilung und für Regeneration.

Was hilft, gut zu schlafen:

- Schaffe eine gemütliche, ergonomische, ruhige Zone für deine Nachtruhe, einschließlich Matratze, Kissen, Decke, Kleidung und Schlaftemperatur. Das Schlafzimmer ist zum Schlafen da, verbanne unliebsames Arbeitsmaterial, Unordnung oder To-do-Listen.
- Sorge für vernünftige und regelmäßige Bettzeiten, die dir bestenfalls 1–2 Stunden Schlaf vor Mitternacht und insgesamt 7–9 Stunden Schlaf erlauben.
- Vermeide Handynutzung und Bildschirmzeiten sowie Hörspiele, Podcasts und andere Ablenkungen in den letzten 2–3 Stunden vor dem Schlafengehen, da Blaulicht und Strahlung dein Nervensystem stören. Verwende ggf. Blaulichtfilterbrillen.
- Nimm die letzte Mahlzeit mindestens 3 Stunden vor dem Schlafengehen zu dir.
- Wenn du unter Gedankenandrang und Kopfkino leidest, nimm dir vor dem Schlafengehen einen Zettel zur Hand (oder platziere ihn neben dem Bett, solltest du aufwachen) und notiere dir alle offenen Gedanken und Aufgaben, damit du beruhigt einschlafen kannst.
- Leichtes Yoga, Entspannungsrituale oder ein Spaziergang erleichtern den Übergang zur Bettruhe.

Leidest du unter ungeklärter Schlaflosigkeit, kann dies verschiedene Gründe haben. Von Mikronährstoffmängeln (v. a. Aminosäuren, B-Vitamine, Mineralstoffe) über hormonelle Dysbalancen bis hin zu psychischen Themen solltest du eine Abklärung anstreben.

Präparate zur Stressregulation und Nebennierenstärkung

Viele Patient*innen wünschen sich spezielle Präparate zur Stressregulation oder zur Stärkung der Nebennieren, damit sie endlich zur Ruhe kommen. Sie sind dann oft sehr enttäuscht, wenn ich ihnen erkläre, dass es in den seltensten Fällen um eine Therapie oder »Reparatur« der Nebenniere geht, sondern um eine gute Versorgung und eine Änderung der eigenen Lebensführung. Dabei sind im Grunde zwei Dinge essenziell: Erstens die **fehlende Mikronährstoffe gemäß Laborbefund auszugleichen**, wie in diesem Buch beschrieben. Vor allem B-Vitamine, Mineralstoffe, Omega-3-Fettsäuren, Aminosäuren und insbesondere Antioxidanzien sind essenziell für das Stressregulationssystem. Und zweitens auf die **Telleraufteilung** und **ausreichende Proteinzufuhr** zu achten, denn Proteine und Fette sind Kernbausteine der Stresshormone. Es gibt eine Reihe pflanzlicher Präparate wie Ashwaganda oder Rhodiola Rosea, die zusätzlich das Nervensystem beruhigen sollen. Auch die »Heiße 7« (ab S. 221) hilft beim »Runterkommen«. Viel wichtiger finde ich allerdings die Hinweise zur Lebensführung, die ich dir in diesem Kapitel gegeben habe – damit kommst du zuverlässiger ans Ziel. Denn kein Präparat kann eine ungünstige Lebensweise ausgleichen.

SIBO, IMO & die Psyche

Geist und Psyche können ganz schön im Weg stehen, wenn es um erfolgreiche Therapie geht. Allerdings können auf der mentalen und psychischen Ebene auch enorm viele Knoten platzen, sodass es extra diesen eigenen Abschnitt gibt, in den meine Kollegin Melanie Dehnbostel (Hypnosespezialistin und Heilpraktikerin für Psychotherapie) ihre Gedanken, ihre Sichtweise und ihre Ansätze mit einfließen lässt. Denn mittlerweile haben wir in unserer intensiven Zusammenarbeit in der Praxis eine Reihe spannender Erkenntnisse über die Themen Reizdarm-, SIBO- und IMO-Betroffener sammeln dürfen.

Viele Darmpatient*innen sind echte »Kopffüßler«: Damit meine ich, dass sie ständig über ihre Krankheit und ihre Symptome sowie das Thema Essen nachdenken, jegliche körperliche Reaktion bemerken, kritisch beäugen und genau erklären wollen – und dabei meistens geistig (und körperlich) total verspannt sind. Verständlicherweise. Denn wenn dich deine Symptome schon länger plagen, bist du wahrscheinlich ziemlich gebeutelt, frustriert oder sogar verzweifelt. Mit hoher Wahrscheinlichkeit hast du schon einige Ärzt*innen bzw. Therapeut*innen aufgesucht, einiges an Therapien und Präparaten ausprobiert und vermutlich hast du dennoch mit Problemen zu tun – sonst würdest du vermutlich gerade nicht dieses Buch lesen.

Mindset matters most

In der Behandlung streben wir stets danach, den Betroffenen die Bedeutung der Therapiesäule 6 nahezubringen und ihnen zu vermitteln, wie wichtig ihre Einstellung ist. Wie bedeutsam es ist, welche Geschichte sie sich tagtäglich über ihre Symptome, ihre Erkrankung, ihren Körper erzählen. Insbesondere, wenn Betroffene sich mit aller Macht auf körperliche Symptome und körper- bzw. organbezogene Therapiemaßnahmen in Form von Präparaten konzentrieren wollen und nahezu verbissen bei der korrekten Ausführung dieser Maßnahmen sind. Erfahrungsgemäß verläuft Heilung umso schlechter, je verbissener man die Symptome bekämpft. Studien zeigen deutlich verschlechternde Einflüsse von negativen Erwartungen, Furcht, selektiver Aufmerksamkeit und Wahrnehmung sowie »Katastrophisierung« auf Symptome und Krankheitsentwicklung. Kein Wunder – schließlich ist dein kompletter Fokus aufs Negative gerichtet!

Die gute Nachricht dabei: Du bist Autor*in deiner inneren Geschichten. Du bist Meister*in deiner Gedanken und hast alle Hebel in der Hand. Du kannst noch in dieser Sekunde entscheiden, was und wie du denken möchtest. Du bist nur eine Entscheidung davon entfernt. Ich sage nicht, dass es einfach ist. Aber ich sage, dass es möglich ist. Auch für dich.

Kämpfst du gegen die Beschwerden oder für die Gesundheit?

Viele Patient*innen sind regelrecht im Kampfmodus. Sie kämpfen gegen ihre Symptome oder ihre Erkrankung an. Sie verbeißen sich stark in die rationale Ebene und in den Kampf, der so viel Energie kostet und so stark frustriert. Manchmal geht das so weit, dass sie ihren Körper dafür hassen, dass er Probleme verursacht oder »nicht richtig funktioniert«. Gerade, wenn du deinen Bauch (oder andere Körperteile) hasst, solltest du aufmerksam werden. Es gibt Betroffene, die können noch nicht einmal in ihren Bauch hineinatmen oder ihn berühren – nicht wegen der Schmerzen oder des unangenehmen Gefühls, sondern weil sie ihren Bauch überhaupt gar nicht annehmen können. Kein Wunder, dass der Bauch dann aufmuckt. Dabei geht es wie so oft ums Annehmen, Einlassen – und nur dann kann man auch loslassen.

Vielleicht gelingt es dir, Ja zu sagen? Ja zur SIBO bzw. IMO? Bescheuerte Idee? Na ja, zumindest ist deine Fehlbesiedlung augenscheinlich aktuell Realität und sie zu verfluchen und zu bekämpfen, kostet enorm viel Energie. Ich möchte dir einen Impuls mitgeben: Verändere mal den Blickwinkel und kämpfe nicht mehr gegen die SIBO oder IMO, sondern für Gesundheit. Ich erinnere meine Patient*innen immer wieder daran, dass ihr Körper ihr bester Teampartner ist. Arbeite mit ihm, nicht gegen ihn oder etwas. Und das kannst du am besten, wenn du Ja zur aktuellen Situation mit all ihren ätzenden Begleiterscheinungen sagst. Wenn dir die Akzeptanz am Anfang noch schwerfällt, kann es im ersten Schritt auch hilfreich sein, Symptome erstmal anzuerkennen, wie sie sind, weil du jetzt anfängst oder anfangen möchtest, etwas positiv zu verändern. Beende den Kampf, damit Energie frei wird für konstruktive Veränderungsprozesse. Das kann auch viel Druck und Stress rausnehmen. Ich habe auf meiner Webseite eine Meditation zu diesem Thema bereitgestellt.

Übernimmt dein Darm zu viele Aufgaben?

So, wie dein Darm Nahrung verdaut und verarbeitet, verdauen dein Geist und deine Seele Erlebnisse und Emotionen. Die »geistige und seelische Verdauung« all dieser Fragen und Themen fällt oft schwer – denn manchmal (meistens?) geht es ja um mehr als eine klare Ursache-Wirkungs-Beziehung. Wenn der Kopf mit den Themen nicht (mehr) klarkommt, springen oft andere Körperregionen ein. Wir schlucken die Themen und Emotionen im wahrsten Sinne des Wortes herunter. Und dein Darm ist natürlich prädestiniert für die Übernahme dieser Verdauungsprozesse. Ich bemerke in der Praxis, dass viele Themen im wahrsten Sinne des Wortes in meinen Patient*innen gären. Dass es unverarbeitete Themen gibt. »Den Elefanten im Raum«, wie die Amerikaner oft sagen – ein riesiges, aufgeblasenes Thema, das deutlich im Raum steht, aber geflissentlich ignoriert wird.

Vielleicht gibt es sowas auch bei dir und es hilft dir, dir einmal folgende Fragen zu stellen:

- Was gärt in mir?
- Woran knabbere ich gerade herum?
- Was kaue ich immer wieder?
- Was kann ich nicht verdauen?

Oft hängen solche Themen damit zusammen, dass man ein offensichtliches Thema ignoriert und eine Entscheidung herauszögert, die dringend getroffen werden müsste.

Ehrlich hinzuschauen, diese Themen wahrzunehmen, zu erkennen und auf anderer Ebene zu bearbeiten, kann im wahrsten Sinne des Wortes die Luft rauslassen aus dem Thema.

Symptome und ihre Auflösung: In der ganzheitlichen Praxis legen wir ein großes Augenmerk auf übertragene Themen und die »versteckten Botschaften«, die häufig in einer Erkrankung liegen. Im Downloadbereich (S. 247) findest du daher eine Liste mit typischen Symptomen und deren Botschaft sowie Ideen für Lösungsansätze.

Psychische Themen bei Reizdarm, SIBO und IMO

Man kann eine Erkrankung nicht pauschal und eindeutig mit bestimmten psychischen Themen in Zusammenhang bringen. Was in meiner Praxis auffällig ist, ist jedoch eine deutliche Häufung folgender psychischer Themen bei SIBO und IMO: Schwierigkeiten mit dem Loslassen der Vergangenheit, von Menschen oder Situationen (häufig Entscheidungsschwäche, ob eine Beziehung oder ein Job verlassen werden sollen), Missbrauch auf körperlicher oder emotionaler Ebene, emotionaler Missbrauch oder Gaslighting in narzisstischen Beziehungen, wobei Gaslighting die psychische Manipulation meint, um das Opfer zu verunsichern und kleinzumachen. Zudem Angst vor Kontrollverlust, Abgrenzungsschwierigkeiten sowie mangelndes Selbstwertgefühl und mangelhafte Selbstfürsorge.

GUT ZU WISSEN: Psychotherapeutische Verfahren

In der Praxis stellen wir fest, dass der Großteil der SIBO- und IMO-Patient*innen mit tieferliegenden Themen zu tun hat. Häufig bessern sich Symptome erst dann dauerhaft, wenn die zugrundeliegenden Blockaden und Themen gelöst sind. Hier ist Unterstützung von Spezialist*innen gefragt. Insbesondere, wenn es um Lebensthemen, Traumata, Angststörungen oder andere tiefgreifende psychische Dysbalancen geht. Begib dich bitte in die Hände psychotherapeutisch ausgebildeter Therapeut*innen, sofern du tieferliegende Störungen vermutest.

SIBO & Angststörungen

Jeder Mensch hat ab und zu Angst – das ist für das Überleben unserer Spezies essenziell. Bei einer Angststörung treten Ängste so übermäßig häufig und beeindruckend auf, dass Betroffene darunter leiden und ihrem Alltag nicht mehr nachgehen können. Es fällt auf, dass Reizdarm und Angststörung häufig miteinander einhergehen. Expert*innen sprechen davon, dass bis zu 50 % aller Angststörungsbetroffenen auch Reizdarm-Patient*innen sind. Typische Ängste sind diejenigen vor Symptomen, vor Schmerzen, vor Übelkeit oder Durchfall bei Unternehmungen oder auch davor, nicht wieder gesund zu werden. Solche Ängste führen dazu, dass den Symptomen im Verdauungstrakt oft noch mehr Aufmerksamkeit geschenkt wird. Die Wahrnehmung unangenehmer Reize wird gestärkt und der Stressnerv wird durch Angst aktiviert, ebenso die Ausschüttung von Stresshormonen. Die Auswirkungen auf deinen Verdauungstrakt kennst du bereits. Solltest du von einer Angststörung betroffen sein, empfehle ich dir, Kontakt zu Expert*innen aufzunehmen, die beispielsweise mit kognitiver Verhaltenstherapie oder psychodynamischer Psychotherapie arbeiten.

Lebensthemen & Traumata

Interessant ist, dass Stress und Angst sich vor allem auf der Ebene der Hormonachse von Hypothalamus-Hypophyse-Nebenniere (unsere Stresshormon-Achse) »einzubrennen« scheint. Forscher*innen vermuten Zusammenhänge zwischen belastenden Lebensereignissen und Traumata im Kindesalter, der lebenslangen Überaktivierung dieser Hormonachse und der Entstehung von Reizdarmbeschwerden. Studien zeigten, dass der Stress nach einem Trauma das Risiko für ein Reizdarmsyndrom um das Fünffache erhöht.

Deine **kindliche Prägung** ist wesentlich an heutigen Entscheidungen beteiligt. Dein Kopf trifft Entscheidungen immer aus früheren (negativen und positiven) Erlebnissen heraus und nicht unbedingt aufgrund deiner aktuellen Lebenswirklichkeit. Solche Prägungen begleiten uns ständig. Wissenschaftler*innen haben herausgefunden, dass das »Lebensskript« unserer Prägungen in den ersten sieben Lebensjahren geschrieben wird. Also stammen das meiste Erlernte, unsere Muster und Glaubenssätze, unsere Verhaltensoptionen in bestimmten Situationen aus dieser Lebensphase und sind beeinflusst von den Vorbildern, die wir damals hatten.

Je stärker du dich in deinem Leben von der damaligen Lebenswirklichkeit entfernst und je stärker sich dein Lebensskript verändert, desto mehr inneren Spannungen bist du ausgesetzt. Und das verursacht Symptome. Symptome können aus kindlich erlernter Vermeidung entstehen: Wenn ein Kind Situationen ausgesetzt ist, die es in dem Moment nicht bewältigen oder lösen kann, dann fängt es an zu verdrängen. Mit unterschiedlichen Strategien dafür; beispielsweise kann man Situationen aushalten, sich in sich selbst zurückziehen, sich in eine Fantasiewelt versetzen oder auch körperliche Beschwerden entwickeln.

Die Abgrenzung zwischen Lebensthema und Trauma ist nicht immer ganz eindeutig: Ein Trauma bezeichnet eine tiefe (in diesem Fall seelische) Wunde, die durch ein lebensveränderndes Ereignis ausgelöst wurde. Das muss nicht immer ein objektiv schreckliches Ereignis sein; wie stark ein Ereignis als lebensbeeinflussend und traumatisch empfunden wird, ist sehr subjektiv. Ein Trauma muss auch nicht immer psychische Störungen hinterlassen – häufig beeinflusst es uns aber zumindest unterschwellig, wenn wir es nicht aktiv aufgelöst haben. Im schlimmsten Fall kann sich sogar eine posttraumatische Belastungsstörung (PTBS) entwickeln, die nicht immer als solche erkannt wird. Traumata äußern sich unterschiedlich: Von Angststörungen über Reizbarkeit bis hin zu Überempfindlichkeit oder körperlichen Symptomen können vielfältige Beschwerden auftreten. Solltest du unsicher sein, ob du betroffen bist, empfehle ich dir ein orientierendes Gespräch mit Spezialist*innen.

Essstörungen

Eine Essstörung ist eine ernstzunehmende und zum Teil lebensbedrohliche Erkrankung. In der Praxis beobachte ich, dass viele Betroffene in ihrer Jugend eine Essstörung hatten oder diese immer noch haben. Damit sind auch »chronische« Essstörungen gemeint, die nicht in den lebensbedrohlichen Bereich abrutschen. Eine Essstörung fordert den Körper übermäßig – durch einen extremen Hungermodus oder durch Essens-Exzesse, Erbrechen oder andere Prozesse. Das bringt Hormonsystem, Nährstoffspeicher, Verdauungsprozesse, Motilität und Stoffwechsel durcheinander. Damit kommen verschiedene Risikofaktoren für eine Fehlbesiedlung zusammen. Hinzu treten seelische Ursachen. Menschen, die an Essstörungen leiden, verwenden oft ihre Beziehung zum Essen und zum eigenen Körper, um ungelöste emotionale Konflikte, Ängste oder Unsicherheiten zu bewältigen oder auszudrücken. Oft steckt auch ein Wunsch dahinter, umsorgt zu werden. Oder die Kontrolle über wenigstens einen Lebensbereich zu haben.

Essen (zu viel oder zu wenig) wird häufig als Mittel genutzt, um Emotionen zu unterdrücken oder zu betäuben, und bietet auch eine Möglichkeit, innere Konflikte oder unausgesprochene Gefühle auszudrücken. Ein häufiger Gedanke ist: Ich bin nicht gut genug. Selbsthass und Selbstbestrafung (z.B. aufgrund von Schuldgefühlen, einem negativen Selbstbild, fehlender Selbstliebe und Selbstakzeptanz oder aufgrund ungelöster traumatischer Erfahrungen) spielen eine Rolle und es kann zum »schleichenden Suizid« durch diese chronische Selbstverletzung und Unterversorgung kommen. Auffällig viele Fehlbesiedlungsbetroffene haben eine Essstörung in der Geschichte. Es ist essenziell, dass eine Essstörung sofort (mit) behandelt wird. Nicht nur, um deine Fehlbesiedlung in den Griff zu bekommen, sondern damit deine Seele wieder gesunden kann. Suche dir bitte eine psychotherapeutische Begleitung, wenn du betroffen bist. Insbesondere, wenn dein Gewicht eine kritische Untergrenze erreicht.

Ist meine SIBO/IMO psychosomatisch?

Ich habe diese Frage bewusst ans Ende des Abschnitts über Reizdarm und Psyche gestellt. Denn falls du dir diese Frage stellst, hast du in den vorhergehenden Ausführungen vielleicht schon Hinweise auf die Beantwortung gefunden. Ich greife die Frage bewusst auf, weil der Großteil meiner Praxis-Patient*innen mit dem Stempel »somatoform« oder »psychosomatisch« (und oft sogar mit einem Rezept für Psychopharmaka und/oder einer Überweisung zum Psychiater) bei mir landet. Typischerweise sind diese Menschen begleitet von einem tiefen Bauchgefühl, dass diese Diagnose nicht richtig sein kann, sondern dass da körperlich irgendwas nicht stimmt. Und dennoch sind sie zutiefst verunsichert, denn zumeist haben eine Reihe von Ärzt*innen und anderen Therapeut*innen sich die Lage angeschaut und befunden, dass organisch alles in Ordnung ist. Der Glaube an die Unfehlbarkeit dieser Spezialist*innen betäubt häufig die Stimme des Bauchgefühls – doch die Beschwerden sind ja dennoch da und nicht zu leugnen. Wenn du dieses Buch bis hierhin aufmerksam gelesen und deine Erfahrungen und Befunde damit abgeglichen hast, ist die Wahrscheinlichkeit sehr groß, dass du die Aussage, dass körperlich alles in Ordnung ist, schon entkräften konntest. Vermutlich hast du mindestens eine oder sogar mehrere Erklärung(en) für deine Beschwerden gefunden. Und hast somit schon den Gegenbeweis geführt.

Aus meiner ganzheitlich regulationsmedizinischen Sicht kann man Körper, Geist und Seele nicht trennen und isoliert betrachten. Sie haben Einfluss aufeinander. Ganz profan und körperlich sieht man das an der Darm-Hirn-Achse. Und jede*r von uns kennt Situationen, in denen Aufregung, eine schlechte Nachricht oder ein Schreck sich in körperlichen Reaktionen geäußert hat – in Zittern, Durchfall, Erbrechen oder Schweißausbrüchen. Der Gedanke daran, herzhaft in eine Zitrone zu beißen, löst bei den meisten Menschen direkt eine Speichelreaktion aus. Und das sind nur ganz alltägliche Beispiele.

Symptome entstehen durch eine komplexe Interaktion von biologischen, psychologischen, sozialen und Umweltfaktoren. Symptome sind nicht nur äußere Anzeichen von Krankheiten, sondern reflektieren oft auch ein tieferliegendes Ungleichgewicht zwischen Körper, Geist und Seele. Manchmal ist es wie mit der Henne und dem Ei – man kann nicht mehr so richtig aufdröseln, was zuerst da war, was Ursache und was Folge ist. Dass du bei lange bestehenden Symptomen frustriert wirst und dass sich das wiederum negativ auf deine Heilung auswirkt, ist vermutlich einleuchtend. Dass man demotiviert wird, wenn man über lange Zeit auf Termine wartet, erfolglose Maßnahmen durchführt oder keine zielführende Diagnose erhält, auch. Daher möchte ich dich ermutigen, dranzubleiben und dich nicht abwimmeln zu lassen, wenn dein Bauchgefühl sagt, es steckt mehr hinter Symptomen. Niemand ist so interessiert an deinem Wohlergehen wie du selbst, und du darfst alles daransetzen, alle Untersuchungen durchführen zu lassen, die zur Ursachenforschung nötig sind. In diesem Sinne wünsche ich dir auf allen Ebenen das Beste, gute Erkenntnisprozesse und viel Motivation und ein gutes Bauchgefühl bei der dauerhaften Beseitigung deiner Fehlbesiedlung mit dem 6-Säulen-Programm.

Übersicht über Präparate und Mittel

Hier stelle ich dir die in den Therapiesäulen genannten Mittel mit typischer Dosierung aus meiner Praxis in alphabetischer Reihenfolge vor, damit du sie auf einen Blick parat hast.

Die Übersicht dient ausdrücklich nur der Orientierung und Information, damit du nicht lange suchen und recherchieren musst, wenn du deinen Behandlungsplan mit Leben füllst. Die Auflistung erhebt keinen Anspruch auf Vollständigkeit, sondern basiert auf meinen persönlichen Praxiserfahrungen. Wenn ich konkrete Präparate empfehle, habe ich diese sorgfältig nach Zusammenstellung, Nutzen, Qualität, Reinheit und Preis-Leistungs-Verhältnis ausgewählt und in der Praxis erfolgreich getestet. Bitte kontrolliere Präparate sicherheitshalber auf ihre Eignung und Qualität, da sich manchmal Zusammensetzungen ändern. Du findest eine aktuelle Übersicht über Mittel, mit denen ich in der Praxis arbeite, immer auf meiner Webseite (Menüpunkt »Meine Empfehlungen«).

Es gibt natürlich auch andere Produkte, die diese Ansprüche ebenfalls erfüllen. Orientiere dich für die Auswahl hochwertiger Präparate an meinen Anmerkungen auf S. 201 und für Zutaten und Dosierungen an den Zutatenlisten und Nährwerttabellen der von mir empfohlenen Präparate. Ich empfehle hier bewusst keine verschreibungspflichtigen Medikamente wie z. B. Antibiotika, Abführmittel (Laxanzien) oder Prokinetika. Erstens, weil es in diesem Buch um die Selbstbehandlung geht. Zweitens, weil diese chemischen Medikamente aufgrund verschiedener Neben- und Wechselwirkungen sowie möglicher Kontraindikationen nur von Spezialist*innen verordnet werden sollten und ihr Einsatz überwacht werden sollte.

Diese Übersicht stellt keine Einnahmeempfehlung dar und ersetzt keinen ärztlichen oder therapeutischen Rat. Bitte lasse dich im Zweifelsfall vor der Einnahme von Präparaten von Spezialist*innen beraten. **Bitte beachte, dass du nicht alle hier genannten Präparate benötigst oder einnehmen solltest!** Die Auswahl und Kombination der Präparate sowie die Dosierungen müssen immer individuell getroffen und hinterfragt werden. Insbesondere, wenn du ärztlich verordnete Medikamente einnimmst, lasse dich bitte vorher von den verschreibenden Ärzt*innen zu Kontraindikationen, Neben- und Wechselwirkungen beraten.

GUT ZU WISSEN: Hinweis zu pflanzlichen Antibiotika

Pflanzliche Antibiotika sollten mit Abstand zu Probiotika eingenommen werden, ich empfehle, sie meist zwischen den Mahlzeiten einzunehmen und – je nach Dosierung – auf 2–3 Portionen täglich aufzuteilen. Liegen sie dir schwer im Magen, nimm sie zum Essen. Taste dich an Einnahmemengen langsam heran und teste Kombinationen einzeln.

Acetyl-L-Carnitin (ALCAR) mit Citicolin (GDP-Cholin): In der Praxis arbeite ich typischerweise mit ca. 500 mg ALCAR sowie ca. 250 mg Citicolin täglich morgens nach dem Aufstehen auf nüchternen Magen.

Aktivkohle: Ich empfehle meistens Dosierungen um die 1000 mg vor einer Mahlzeit und weitere 1000 mg 2 Stunden nach der Mahlzeit. Mehr als 4000 mg täglich sollten nicht eingenommen werden. Da einige Nährstoffe sowie Medikamente durch Aktivkohle gebunden werden, immer auf einen Einnahmeabstand von mindestens 2–3 Stunden achten. Aktivkohle kann verstopfend wirken, im Zweifelsfall also lieber mit kleinen Dosierungen anfangen.

Allicin (pflanzliches Antibiotikum): Ich arbeite in der Praxis mit dem Präparat Allimax®, das Kapseln mit je 180 mg des speziell aufbereiteten Wirkstoffs Allisure® enthält. Leider sind geringe Mengen Maltodextrin und Gummi arabicum enthalten, allerdings mangelt es aktuell an einem vergleichbaren Präparat. Ich starte mit 1 Kapsel täglich und erhöhe in manchen Fällen bis auf 3 × 2 Kapseln.

Alpha-Liponsäure: Typische Dosierungen liegen bei 200 bis 400 mg täglich, eingenommen mit ca. 30 Minuten Abstand zum Essen. Ich arbeite gerne mit dem Produkt von Sunday Naturals.

Aminosäuren: Die Einnahme von Aminosäuren sollte für verbesserte Resorption zu den Mahlzeiten erfolgen. Eine Supplementierung von Aminosäuren sollte nicht auf eigene Faust durchgeführt werden bei psychischen Erkrankungen, Stoffwechselerkrankungen oder angeborenen Enzymdefekten sowie der Einnahme von Psychopharmaka. Du kannst Aminosäuren zum Teil als Einzelpräparate kaufen, manchmal ist es sinnvoll, Kombipräparate zu verwenden. Amino Balance von NewLife nutrition kombiniert 8 essenzielle Aminosäuren. Im Mineralstoffmix von Maxxprosion habe ich die BCAAs mit Taurin, L-Arginin und L-Glutamin kombiniert. Meistens reicht es aus, den Proteinanteil auf ein sinnvolles Maß anzuheben, um Mängel auszugleichen. Dazu eignet sich ein veganes Proteinpulver.

Antioxidanzien: Antioxidanzien wie z. B. OPC, Resveratrol, Quercetin, Rutin, Astaxanthin, Vitamin C gibt es einzeln oder als Antioxidanzien-Mix. Ich habe im von mir entwickelten Immun sowie im Glutamin von Maxxprosion (siehe dort) einen Schwerpunkt auf Antioxidanzien im Zusammenhang mit anderen Stoffen gelegt. Ich arbeite auch gerne mit OxiBalance von NewLife nutrition.

Atrantil® Pro: Das pflanzliche Kombi-Antibiotikum enthält neben Quebracho, Rosskastanie und Pfefferminze zusätzlich die 3 Bacillus-Stämme, die ich empfehle. Achte darauf, diese nicht noch zusätzlich zuzuführen, wenn du Atrantil® Pro verwendest.

Verwende Atrantil® Pro und nicht Atrantil®, da es ungünstige Zusatzstoffe enthält, die v. a. bei HIT problematisch sein können. Ich arbeite meist mit 2 Kapseln täglich.

Bacillus-Stämme: Drei sporenbasierte Probiotika kommen in meiner Praxis zum Einsatz. Ich kombiniere ca. 3 Mrd. KBE Bacillus coagulans, 3 Mrd. KBE Bacillus subtilis und 1 Mrd. KBE Bacillus clausii. Ich empfehle dir, mit insgesamt ca. 7 Mrd. (= 10^9) KBE pro Tag zu arbeiten und auf beigefügte Ballaststoffe zu verzichten. Ich habe dafür ein spezielles veganes Kapselpräparat entwickelt. Der Bakterienmix Select von Maxxprosion kommt ohne zusätzliche Ballaststoffe aus und kombiniert die 3 Bacillus-Stämme mit Schwarzkümmelextrakt in einer veganen Kapsel. Probiotika sollten ca. 15–30 Min. vor einer Mahlzeit auf nüchternen Magen eingenommen werden.

Bärentraube (Uva ursi, pflanzliches Antibiotikum): Ich arbeite bei Bärentraubenblätter-Kapseln meist mit 300–800 mg täglich. Ich empfehle dir, Bärentraube nicht länger als 2 Wochen am Stück einzusetzen, damit keine Organschäden auftreten.

Bärlauch: Bärlauch zur Mobilisierung von Toxinen wird parallel zu einem »Bindungsmittel« eingesetzt (S. 203). Ich starte 2 Wochen nach Einsatz des Binders mit 500–1000 ml Bärlauch-Tinktur täglich auf 2–3 Portionen aufgeteilt für zunächst 4 Wochen. Ich verwende die Bärlauch Tinktur von Sunday Naturals. Taste dich langsam an die Dosierung heran. Nicht bei bestehender Wasserstoffsulfid-Fehlbesiedlung und Entgiftungsstörungen anwenden.

Bakterienmix von Maxxprosion: Die 8 aufeinander abgestimmten Lactobacillus- und Bifidobakterienstämme sind bei histaminarmer Ernährung geeignet und kommen meistens gegen Ende der Behandlung zum Einsatz. Das von mir speziell entwickelte Präparat kombiniert die Stämme Bifidobacterium longum, Bifidobakterium infantis, Lactobacillus gasseri, Lactobacillus rhamnosus, Bifidobacterium breve, Lactobacillus salivarius, Bifidobacterium lactis und Bifidobacterium bifidum mit präbiotischen Ballaststoffen aus Flohsamenschalen. Es gibt zwei verschiedene Darreichungsformen: Das Pulver dient der filigranen Dosierung sowie dem kleinteiligen Einschleichen zwecks Testung von Verträglichkeit und Dosierung – die Zieldosis liegt bei 2 g Pulver täglich und ist individuell anpassbar. Die veganen Kapseln enthalten deutlich weniger Präbiotik und ihre Zieldosierung liegt bei 2 Kapseln täglich. Probiotika sollten ca. 15–30 Minuten vor einer Mahlzeit auf nüchternen Magen eingenommen werden.

Bakterienmix Select von Maxxprosion: Siehe Bacillus-Stämme.

Berberine (pflanzliches Antibiotikum): Ich arbeite bei Berberine meist mit täglich 2000–4000 mg und starte mit Dosierungen um die 500 mg, um Verträglichkeiten zu testen. Bitte beachte, dass bei Dosierungen über 900 mg täglich die Phase-1-Entgiftung gestört werden kann und dadurch Wechselwirkungen mit bestimmten Medikamenten (z. B. Loratadin, Erythromycin) auftreten können.

Betain HCL (Betain Hydrochlorid): Teste zunächst 1 Kapsel Betain HCL (meist zwischen 300 und 650 mg) zu einer Mahlzeit. Viele Betroffene weiten dann je nach Bedarf auf bis zu 3 Kapseln zu jedem Essen aus. Reagierst du auf die Einnahme mit Sodbrennen, bitte absetzen. Bei bekannten Schleimhautschäden und -entzündungen sowie Geschwüren darf Betain HCL nicht eingenommen werden.

BiGaia®: Das Probiotikum enthält den Stamm Lactobacillus reuteri DSM 17938. Es liegt in Tropfenform vor und kann kleinteilig eingeschlichen werden. Meine Zieldosierung liegt meist bei 3 × 5 Tropfen täglich. Probiotika sollten ca. 15–30 Minuten vor einer Mahlzeit auf nüchternen Magen eingenommen werden.

Bitterstoffe: Ich arbeite in der Praxis mit dem praktischen Bitterkraft Spray nach Hildegard von Bingen, das sich auch super für unterwegs eignet. Ansonsten eignet sich Heidelberger's 7 Kräuter Stern, ein Pulver zum Einrühren in Wasser.

Calcium: Typische Dosierungen zum Ausgleich eines Mangels liegen bei 1000 mg täglich. Orientiere die Dosierung am Mikronährstoffbefund.

Caprylsäure: Diese Fettsäure kommt in Kokosöl vor und ist auch isoliert erhältlich. Beim Einsatz gegen Candidabefall arbeite ich in der Praxis typischerweise mit 500–1000 mg pro Tag, aufgeteilt auf 2 Portionen. Ich empfehle die Einnahme zwischen den Mahlzeiten. In Kombination mit Grapefruitextrakt, Oregano und Pau D'Arco gibt es Caprylsäure im Präparat Ezyleaf Candizer.

Chlorella: Ich arbeite meist mit ca. 1,5 g täglich und verwende Neprorella® von Nestmann. Verwende hochwertige Zuchtalgen und keine Meeresalgen, die bereits schadstoffbelastet sind. Bei Histaminproblemen teste vorsichtig die Verträglichkeit. Bei Schilddrüsenthemen solltest du wegen des Jodgehalts mit Algen vorsichtig sein. Bei Wasserstoffsulfid-SIBO würde ich die Verträglichkeit ebenfalls vorsichtig testen.

Citicolin (GDP-Cholin): Siehe Acetyl-L-Carnitin (ALCAR).

Eisen: Typische Dosierungen für Eisenbisglycinate liegen bei ca. 20 mg täglich; das reicht häufig allerdings nicht, um einen Mangel auszugleichen. Orientiere die Dosierung am Mikronährstoffbefund. Sinnvoll ist die Einnahme in Kombination mit Vitamin C mit einem Abstand von 1–2 Stunden zum Essen und zu anderen Mineralstoffen. Beachte, dass Eisen stark verstopfend wirken und auch Übelkeit hervorrufen kann. Sprich in diesem Fall mit einem Therapeuten oder einer Therapeutin über die Möglichkeit von Eiseninfusionen.

Enzyme: Siehe Verdauungsenzyme.

Fitotal™: 10 ml des flüssigen Postbiotikums werden ca. 2 Monate 2 × täglich in einem Glas Wasser auf nüchternen Magen verzehrt.

Ginseng: Ich arbeite meistens mit 250 mg täglich in Kapselform und verwende Panax Ginseng von Pure Encapsulations®.

Glutamin (L-Glutamin): Ich verschreibe je nach Laborbefund meist um die 4 g täglich. Orientiere die Dosierung am Mikronährstoffbefund. Ich habe es im Glutamin von Maxxprosion in veganen Kapseln mit Quercetin, Rutin und OPC sowie etwas Zink und Kupfer kombiniert.

Glutathion: Ich arbeite typischerweise mit 250 mg S-Acetyl-Glutathion täglich. Orientiere die Dosierung am Mikronährstoffbefund. Achte darauf, dass du reduziertes

Glutathion kaufst. Es ist sinnvoll, 500 mg Vitamin C damit zu kombinieren.

Goldrute (Solidago): Ich arbeite in der Praxis gerne mit 3x täglich 5 Tropfen Ceres Goldruten Kombination, das ich einschleiche und kurweise über 4 Wochen verwende.

Granatapfelextrakt (pflanzliches Antibiotikum): Ich arbeite meist mit 500–1000 mg täglich.

Grapefruitkernextrakt: Ich empfehle meist 500 mg täglich für 1 Woche, eingenommen morgens und zeitlich mindestens 2 Stunden vor den pflanzlichen Antibiotika. Du kannst es solo verwenden oder in Kombination mit Caprylsäure, Oregano und Pau D'Arco als Ezyleaf Candizer.

Heilerde: Nutze Pulver oder Granulat, keine Kapseln. Bei vielen Menschen wirkt Heilerde förderlich auf die Peristaltik – manchmal allerdings auch verstopfend. Teste das vorsichtig. Ich setze bei Bedarf 1–3 Portionen täglich ein, das Pulver bzw. Granulat wird mit Wasser eingenommen. Achte bei Verstopfungsneigung auf ausreichende Trinkmenge.

»Heiße 7« (Schüßlersalz Nr. 7, Magnesium phosphoricum D6): 10 Tabletten in heißem Wasser auflösen und schluckweise trinken – so mache ich es. Schüßlersalze sind Mineralsalze in homöopathischer Dosierung und darum gut zur Selbstanwendung geeignet. Sie werden häufig als »Türöffner« oder »Verteiler« für Mineralstoffe im Körper verwendet, führen selbst aber die namensgebenden Stoffe nicht zu. Achte auf die richtige Potenz sowie stärke- und lactosefreie Tabletten oder verwende die Tropfen von Pflüger. Löse ansonsten die Tabletten in Wasser auf und lass den Bodensatz in der Tasse.

Huminsäure: In der Praxis arbeite ich typischerweise mit ca. 2 × 10 ml Trinkmoor täglich. Wenn es weniger um Schleimhautschutz, sondern eher um Schadstoffbindung geht, kannst du statt der Trinkvariante auch 3 × 2 Kapseln Activomin® verwenden. Wichtig: Huminsäure kann Nährstoffe, Wirkstoffe oder Medikamente binden und sollte darum immer mit 2–3 Stunden Abstand zu Medikamenten, Nahrungsergänzungsmitteln und Mahlzeiten eingenommen werden.

Hypericum (Johanniskraut): Homöopathische Mittel sollten immer auf Basis einer Anamnese und Repertorisation (das ist die sorgfältige Auswahl des passenden Mittels nach Sichtung und Gewichtung aller Symptome) verschrieben werden und nicht pauschal. Mit Potenzen zwischen D6 und D30 kannst du, wenn das Mittel deutlich angezeigt ist, einige Tage 3- bis 5-mal täglich 3 Globuli lutschen.

Iberogast® Advance: Ich bevorzuge bei Reizdarmbetroffenen Iberogast® Advance gegenüber Iberogast Classic®. Iberogast® Advance enthält 6 Heilpflanzenextrakte mit einem höheren Anteil schleimhautschützender, beruhigender und antientzündlicher Stoffe. Es eignet sich zur generellen Unterstützung des Verdauungstraktes und der Darmtätigkeit sowohl von Dünn- als auch Dickdarm. Iberogast® Classic enthält 9 Pflanzenextrakte mit mehr Fokus auf der Motilitätssteigerung. Es wird eher zur Behandlung akuter Beschwerden eingesetzt. Allerdings ist u. a. Schöllkraut enthalten, das bei Überlastung der Leber, beginnenden akuten oder chronischen Lebererkrankungen sowie Schwangerschaft und Stillzeit nicht zum Einsatz kommen sollte. Ich arbeite meist mit ca. 20 Tropfen zur Mahlzeit und 40 Tropfen zur Nacht.

Ingwer (auch pflanzliches Antibiotikum): Ingwer wirkt eher im oberen Verdauungstrakt und ist auch bei Gastroparese eine gute Unterstützung zur Magensaftbildung. Als therapeutisches Präparat zur Motilitätsförderung oder als pflanzliches Antibiotikum kommen Ingwerkapseln zum Einsatz. In der Praxis arbeite ich typischerweise mit ca. 500–1000 mg Ingwer täglich. Pflanzliche Antibiotika sollten mit Abstand zu Probiotika eingenommen werden, ich empfehle, sie meist zwischen den Mahlzeiten einzunehmen und – je nach Dosierung – auf 2–3 Portionen täglich aufzuteilen. Achtung: Ingwer kann zum »Ingwer-Burn« führen, einer Art Sodbrennen. Wird er zum Essen eingenommen kann sich dieser Effekt abschwächen.

Immun: Im Immun von Maxxprosion habe ich natürliches Vitamin A, D, E und C mit Q_{10}, Selen und Zink sowie Quercetin, OPC und Schwarzkümmel kombiniert. Eine tolle Kombination, die ich bei vielen Betroffenen bei HIT, MCAS, Leaky Gut und Fehlbesiedlungen einsetze. Ich arbeite meist mit 5 Kapseln täglich, aufgeteilt auf 2 Portionen zum Essen.

Kalium: Typische Dosierungen zur Anhebung eines Mangels liegen bei 400–1000 mg Kalium täglich. Orientiere die Dosierung am Mikronährstoffbefund. Allerdings solltest du Kaliummangel genauer unter die Lupe nehmen lassen (z. B. Herz, Niere, Hormone, Medikamente), denn er taucht in der Regel als Folge komplexer Stoffwechselstörungen auf.

Kolorex aus Polygodial (Kolorex Horopito Pseudowintera colorata): Ich arbeite in der Praxis mit 250 mg täglich, eingenommen zwischen den Mahlzeiten.

Koriander: Zur Entgiftung setze ich ihn 4 Wochen nach Start der Binder (S. 203) und 2 Wochen nach Bärlauch meist für 2 Wochen als Korianderkrautessenz mit ca. 500–1000 mg täglich parallel zu Bärlauch und einem oder mehreren Bindemittel(n) ein. Ich verwende die Koriander-Extrakt-Kapseln von Sunday Naturals. Taste dich langsam an die Dosierung heran.

Kupfer: Typische Dosierungen zum Ausgleich eines Mangels liegen bei 2 mg täglich, am besten zum Essen, weil bei empfindlichem Magen Übelkeit entstehen kann. Orientiere die Dosierung am Mikronährstoffbefund.

Kurkuma: Für eine therapeutische Dosierung arbeite ich typischerweise mit ca. 150 mg Kurkumaextrakt pro Tag in Kapselform und achte darauf, dass dieses ohne Piperin verkapselt wurde. Mit dem Kurkumammix von Maxxprosion habe ich eine vegane Variante entwickelt, die mit Weihrauch, natürlichem Vitamin C und Ashwaganda eine spezielle Kombination aufweist.

L-Glutamin: Siehe Glutamin.

Lion's Mane (Igelstachelbart, Hericium erinaceus): Ich arbeite in der Praxis typischerweise mit ca. 500 mg täglich.

Löwenzahn (Taraxacum): Seine Bitterstoffe regen die Verdauungsaktivität an, er wirkt stoffwechselanregend und harntreibend und kann die Leber und ihre Ausleitungsfunktion unterstützen. Für therapeutische Dosierungen arbeite ich in der Praxis oft mit der Ceres-Taraxacum-Urtinktur als 4-wöchiger Kur, bei der 3 x täglich 5 Tropfen eingenommen werden, die langsam eingeschlichen werden.

Magnesium: Typische Dosierungen zur Anhebung eines Mangels liegen bei 375 mg täglich, sollten aber am Laborbefund orientiert werden. Magnesium wirkt entspannend – nicht nur aufs Nervensystem, sondern auch auf den Verdauungstrakt und den Stuhl. Somit kann es wie ein leichtes Abführmittel wirken. Menschen mit Verstopfung hilft oft die (verstärkte) Zufuhr von Magnesium. Ich empfehle dann eine testweise Erhöhung um ca. 150–200 mg täglich, um zu sehen, wie die Verstopfung reagiert. Achte hierbei bitte auf Herstellerangaben zu maximalen Zufuhrmengen. Achte beim Einsatz von Magnesium auf organische Verbindungen (v. a. Citrat, Malat, Bisglycinat) und darauf, dass dein Präparat außer Magnesium und einer veganen Kapselhülle keine weiteren ungünstigen Zusatzstoffe wie z. B. Sorbit enthält. Mit den veganen Magnesiumkapseln von Maxxprosion habe ich ein Produkt entwickelt, das diesen Ansprüchen genügt und pro Kapsel schrittweise dosierbare 187,5 mg Magnesium enthält.

Magnesiumoxid: Wenn die organischen Magnesium-Verbindungen auch bei 800–1000 mg täglich keine Veränderung bei Verstopfung und träger Motilität bewirken, kann der Einsatz eines anorganischen, schlechter resorbierbaren Magnesiumoxids sinnvoll sein, das durch osmotische Effekte Wasser in den Darm zieht und den Stuhl dadurch weicher macht und die Ausscheidung anregt. Achte darauf, das Magnesiumoxid zur Stuhlanregung nicht zum Essen einzunehmen, damit es nicht zu schnell aufgenommen wird, sondern ca. 1–2 Stunden danach. Ich arbeite meist mit 500–1000 mg täglich und beginne mit kleinen Dosierungen von 300–400 mg, die langsam gesteigert werden. Ozovit® MP von Pascoe ist mein Mittel der Wahl in der Praxis.

Mangan: Eine typische Dosierung zum Ausgleich von Mängeln startet bei ca. 5 mg täglich, muss häufig aber auch unter Kontrolle angehoben werden.

Mariendistel (Carduus marianus): Sie gilt als große Heilpflanze für die Leber und ich verwende sie oft zum »Leberschutz« bei stark be- oder überlasteter Leber in Form von Ceres Carduus marianus Urtinktur. Ich setze die Tropfen als Kur für 4 Wochen ein und schleiche die 3 × 5 Tropfen täglich langsam ein.

Mineralstoffmix: Den Mineralstoffmix von Maxxprosion habe ich als Mix aus organischen Mineralstoffen (v. a. Calcium, Kalium, Natrium, Magnesium, Zink) in Verbindung mit wichtigen Aminosäuren (BCAAs, L-Glutamin, Taurin, L-Arginin), OPC und aktivierten B-Vitaminen konzipiert. Er enthält Antioxidanzien und eignet sich auch bei histaminarmer Ernährung.

Molybdän: Übliche Dosierungen zur Anhebung eines Mangels bewegen sich zwischen 50–200 µg täglich. Orientiere die Dosierung unbedingt am Mikronährstoffbefund.

Myrrhe: Ich arbeite mit 350–700 mg täglich und setze das Kombipräparat Myrrhe Aktiv von Natugena ein, das zusätzlich Schwarzkümmel, Weihrauch und Kamille enthält.

NAC (N-Acetyl-Cystein): In der Praxis setze ich NAC bei Mängeln an der Aminosäure Cystein ein, als Biofilmlöser und Schleimlöser. Eine typische Dosierung liegt bei 800 mg in Kapselform für ca. 2 Wochen, eingenommen 30 Minuten vor einer Mahlzeit. Bei empfindlichem Magen kannst du die Kapseln zum Essen nehmen. Bei Wasserstoffsulfid-Fehlbesiedlung bitte vorsichtig testen.

Natron: Natriumhydrogencarbonat kann chemisch mit Säuren reagieren und sie in

Kohlenstoffdioxid (CO_2) und Wasser umwandeln. ½–1 TL Kaiser Natron® oder Bullrich Salz® in einem Glas Wasser kann überschüssige Magensäure binden helfen. Im Akutfall kannst du es bis zu 3 x täglich einnehmen. Es ist aber nicht für den Dauergebrauch gedacht.

Nattokinase: Im Einsatz gegen Candidabefall arbeite ich meist mit 100–200 mg täglich, aufgeteilt auf 2 Portionen und eingenommen zwischen den Mahlzeiten. Da Nattokinase blutverdünnend wirkt, sollte sie nicht eingenommen werden, wenn du schwanger bist oder stillst oder Blutverdünner, Gerinnungshemmer bzw. Anti-Thrombose-Medikamente einnimmst. 1 Woche vor Operationen solltest du Nattokinase absetzen.

Neem (pflanzliches Antibiotikum): Ich setze typischerweise 500–1000 mg täglich ein.

Okra: Eine Möglichkeit, Okra mit Ölpalmenfaserpulver in einer Trinkkur zu kombinieren, bietet Karstädt's Darm-Detox. Ein Einsatz über 3–7 Tage ist sinnvoll.

Omega 3: In der Praxis arbeite ich bei Mängeln je nach Befund mit 2–4 g Omega 3 täglich und verwende die hochwertigen und ergiebigen Öle (diese enthalten zusätzlich Vitamin D) oder Kapseln von Norsan. Achte darauf, dass du bei der Errechnung der Zufuhrdosis EPA und DHA addierst, denn das sind die Omega-3-Fettsäuren – nicht das oft angegebene Algen- oder Fischöl. Nutzt du Kapseln, stell dich darauf ein, dass du für die Menge von 2 TL Algenöl (= 4 g Omega 3) um die 10 Kapseln benötigst. Nimm Omega 3 immer zu einer Mahlzeit ein und achte auf hochwertige Präparate.

OPC (Oligomere Proanthocyanidine): Diese zu den Polyphenolen zählenden Pflanzenstoffe werden aus Traubenkernextrakt gewonnen, wirken antioxidativ, können darüber hinaus bei der Reduktion von Durchfall und Bauchschmerzen helfen und sind ein Gegenspieler von Klebsiella- und Citrobacter-Bakterien. 150–400 mg täglich ist eine typische Dosierung. Du kannst OPC solo einnehmen (z. B. das OPC 400 Forte Traubenkernextrakt von Sunday Naturals) oder du findest es in Kombipräparaten. OPC ist aufgrund seines breiten Wirkspektrums auch Bestandteil fast aller meiner entwickelten Produkten von Maxxprosion, sodass du es nicht separat einnehmen musst.

Oregano (pflanzliches Antibiotikum): Ich arbeite meist mit täglich 500–1000 mg und beginne mit ganz kleinen Dosierungen von ca. 125 mg, die ich Tag für Tag hochsetze. Vor allem solltest du Oregano langsam einschleichen, wenn du einen empfindlichen Magen oder empfindliche Schleimhäute hast. Ruft die Einnahme unangenehme Symptome hervor, wechsle auf ein anderes Extrakt.

Pau d'Arco: Solo arbeite ich meist mit 500 mg täglich. In Kombination mit Caprylsäure, Oregano und Grapefruitextrakt gibt es Pau d'Arco als Ezyleaf Candizer.

Pepsin: Bei einem Mangel am eiweißspaltenden Enzym Pepsin kann eine Gabe von Pepsin angezeigt sein. Meist reicht jedoch der Einsatz von Betain HCL (siehe dort), um das mageneigene Pepsin zu aktivieren. Pepsin wird meist entweder in Form von Pepsinwein zugeführt oder als Kombipräparat mit Betain HCL und evtl. auch Verdauungsenzymen. Dann liegt die Dosis bei ca. 20–30 mg pro Mahlzeit.

Pfefferminze (auch als pflanzliches Antibiotikum einsetzbar): In Form eines frisch aufgebrühten Tees oder Öls kann sie Probleme im oberen Verdauungstrakt lindern. Als Kapsel, die den Extrakt erst im Dünndarm freisetzt, kann sie bei tieferliegenden Beschwerden helfen. Bei empfindlichem Magen oder gereizten Schleimhäuten empfehle ich die Nutzung von Kapseln, da Pfefferminze Reflux begünstigen oder zu Übelkeit führen kann. Achtung: Der entspannende Effekt kann sich evtl. negativ auf die Motilität auswirken – beginne bei träger Motilität mit niedrigen Dosierungen. Ich starte meist mit ca. 100 mg täglich und gehe bis zu 500 mg hoch. Pfefferminze ist auch als pflanzliches Antibiotikum einsetzbar. Auch zu diesem Einsatzzweck arbeite ich mit ca. 500–1000 mg täglich.

PHGG (Partially Hydrolyzed Guar Gum): Der SIBO- und IMO-konforme lösliche Ballaststoff PHGG ist nicht dasselbe wie Guarkernmehl, achte beim Kauf unbedingt darauf. PHGG wird durch Hydrolyse aus Guarkernmehl gewonnen. Ich setze in der Praxis das Produkt EASYibs der deutschen Firma Mibiota ein und arbeite mit 3 × 5 g täglich, die langsam eingeschlichen werden. Bitte denke immer daran, deine Ballaststoffzufuhr durch ausreichend Flüssigkeit zu ergänzen, damit der Darm nicht »verkleistert« und verstopft.

Praelasan: Der Ballaststoffmix MyBIOTIK® Praelasan kann deine Stuhlkonsistenz, Motilität und Darmentleerung positiv beeinflussen. Der glutenfreie Mix aus Flohsamenschalen, resistentem Dextrin und Baobab wird vor oder zum Essen in einem Glas Wasser eingenommen. 3 Messlöffel täglich, aufgeteilt auf 3 Portionen, sind eine gute Richtgröße. Achte auf ausreichende Flüssigkeitszufuhr, wenn du quellende Ballaststoffe zuführst.

Prokinetika: Als Kombipräparat mit verschiedenen prokinetischen Kräutern ist Iberogast® Advance (siehe dort) ein guter Unterstützer für Magen, Dünn- und Dickdarm und kann auch bei Gastroparese unterstützen. Ingwer in Kapselform wirkt eher im Bereich Magen und Dünndarm und kann auch bei Übelkeit hilfreich sein. Die prokinetische Wirkung von Triphala wird eher dem Dickdarm zugeordnet. Da sie den MMC stimulieren, können Prokinetika übrigens auch bei Durchfall angezeigt sein, da häufig zwar die Dickdarmpassage normal oder schnell abläuft, jedoch die Dünndarmmotilität zu wünschen übriglässt.

Propolis (pflanzliches Antibiotikum): Ich arbeite typischerweise mit 500–1000 mg täglich.

Proteinpulver: Veganes Proteinpulver ist eine tolle Möglichkeit zur einfachen Anhebung deiner Eiweißzufuhr (S. 127). Das vegane Proteinpulver von Maxxprosion habe ich auf Basis eines Erbsenproteinisolats konzipiert. Es enthält extra viele BCAAs und OPC, hat einen hohen Proteinanteil, ist nur mit Stevia gesüßt, kommt ohne Zusatzstoffe aus und kommt in verschiedenen Geschmacksrichtungen daher. Bei HIT und MCAS würde ich vorsichtshalber auf Schokolade und Erdbeere verzichten.

Coenzym Q_{10}: Typische Dosierungen zur Anhebung eines Mangels liegen bei 100–300 mg Ubiquinol täglich. Orientiere die Dosierung am Mikronährstoffbefund.

Quercetin: Typische Dosierungen für dieses wichtige Antioxidans, das auch mastzellenstabilisierende Wirkung hat, liegen bei ca. 500 mg täglich. Du kannst es solo einsetzen oder findest es in Kombiprodukten wie

z. B. meinem Immun oder dem Glutamin von Maxxprosion als Teil einer speziellen Wirkstoffmischung, die ich bei meinen Reizdarm- und Unverträglichkeitspatient*innen einsetze.

Resveratrol: Das Antioxidans kann antientzündlich wirken. Darüber hinaus wirkt es positiv auf die Stimmung und unterstützt das Gleichgewicht des Mikrobioms, da es Darmbakterien zur Produktion kurzkettiger Fettsäuren angeregt. Typische Dosierungen bewegen sich um die 500 mg täglich.

Rutin: Das Antioxidans kann antientzündliche und mastzellenstabilisierende Eigenschaften entfalten. Typische Dosierungen bewegen sich um die 500 mg täglich.

Schwarzkümmel (pflanzliches Antibiotikum): Ich arbeite in der Praxis meist mit Dosierungen zwischen 500–1000 mg täglich. Du findest Schwarzkümmel auch in meinem Immun von Maxxprosion und im Bakterienmix Select von Maxxprosion.

Schwarznuss: 500 mg täglich sind eine typische Dosierung. Kapseln sind in Deutschland schwierig zu bekommen; ich kenne aktuell nur den Hersteller Nature's Way.

Selen: Achte bei der Auswahl darauf, das wasserlösliche Natriumselenit zuzuführen (das siehst du in der Zutatenliste). Typische Dosierungen, um einen Mangel auszugleichen, bewegen sich zwischen 100 und 200 µg täglich. Orientiere die Dosierung am Mikronährstoffbefund.

Silber-Hydrosol: Ein Silber-Hydrosol ist etwas anderes als einfaches kolloidales Silber. Bitte achte auf den Unterschied, solltest du erwägen, mit dem Präparat zu arbeiten. Zur Dosierung empfehle ich eine Orientierung an den Herstellerangaben.

Sportgetränk: Der fructosefreie Kohlenhydrat-Elektrolyt-Mix, das Sportgetränk von Maxxprosion, enthält 4 verschiedene Zucker und ist darum »eigentlich« kontraindiziert bei Fehlbesiedlungen. Es gibt eine Ausnahme: Das von mir konzipierte Pulver ist Teil meines Semi-ED-Shakes, denn die enthaltenen Zucker werden relativ schnell (weit oben) im Darm resorbiert.

Süßholzwurzel (Glycyrrhiza glabra): 1000–1800 mg täglich, aufgeteilt auf 2–3 Portionen, sind eine übliche Dosierung. Die Einnahme sollte zwischen den Mahlzeiten erfolgen. Der Einsatz von Süßholzwurzel wird nicht bei Bluthochdruck empfohlen, da die Wurzel den Blutdruck erhöhen kann. Hier kann der Einsatz deglycyrrhizinierten (DGL) Süßholz-Extrakts sinnvoll sein. Sprich den Einsatz höherer Dosierungen von Süßholzwurzel vorsichtshalber mit deinem Therapeuten, deiner Therapeutin bzw. Arzt oder Ärztin ab, insbesondere bei Herz-Kreislauf-Erkrankungen, Kaliummangel, Lebererkrankungen oder unzureichender Nierenaktivität. Ebenfalls, wenn du Diuretika oder Herz- und Blutdruckmedikamente einnimmst.

Teilweise hydrolysiertes Guar (PHGG): siehe PHGG.

Triphala: In der ayurvedischen Medizin wird die 3-Frucht-Mischung Triphala gegen verschiedene Darmbeschwerden und als Abführmittel eingesetzt. Auch eine antientzündliche und blutzuckerregulierende Wirkung kann es entfalten und positiv auf viszerale Hypersensitivität wirken. Als Prokinetikum spricht es v. a. die Dickdarm-Motilität an. 500 mg zu jeder Mahlzeit sind eine typische Dosierung, die ich langsam einschleichen würde.

Verdauungsenzyme: Ich empfehle, immer erst den Einsatz von Betain HCL solo zu testen. Wenn ich Enzyme einsetze, arbeite ich mit veganen Mischungen aus Protease, Amylase, Cellulase, Galactosidase, Lipase, Bromelain und Papain mit ca. 200–300 mg Enzymmischung, die jeweils zur Mahlzeit eingenommen werden. Bromelain und Papain wirken übrigens auch gerinnungs- und entzündungshemmend und werden darum häufig bei Entzündungen eingesetzt. Wenn du schwanger bist, stillst, Blutgerinnungsstörungen hast oder Blutgerinnungs- oder Anti-Thrombose-Mittel einnimmst, solltest du keine Enzyme verwenden.

Vitamin A: Typische Dosierungen zur Anhebung eines Mangels starten bei 5000 I.E., müssen aber häufig deutlich höher gewählt werden.

Vitamin B: Sofern du die B-Vitamine und deinen Bedarf daran nicht einzeln bestimmt hast, würde ich in der Praxis auf einen hochdosierten Vitamin-B-Komplex setzen, der die Mitglieder der B-Vitamin-Familie in einer sinnvollen Kombination, in hohen Dosierungen, in möglichst aktivierter Form und ohne unnötige Zusatzstoffe enthält. Mit dem Vitamin B von Maxxprosion habe ich eine solche kleine, gut schluckbare Kapsel entwickelt. Bei Mangel an Intrinsic Factor (z. B. bei atrophischer Gastritis) und bei Schleimhautschäden im hinteren Dünndarm (z. B. bei CED) kann es sinnvoll sein, B-Vitamine zu spritzen, da die Aufnahme über den Darm gestört ist. Beachte, das Vitamin B_6 in zu hohen Dosierungen schädlich sein kann.

GUT ZU WISSEN: Hinweise zu Vitaminen

Orientiere die Dosierung am Mikronährstoffbefund. Bei Vitamin B_6 und den fettlöslichen Vitaminen (A, D, E, K) sind eine regelmäßige Laborkontrolle und die Einnahme zu einer fettreichen Mahlzeit wichtig. Die Abkürzung I. E. steht für internationale Einheiten.

Vitamin C: Typische Dosierungen zur Anhebung eines Mangels und zur Versorgung des Körpers mit diesem wichtigen Cofaktor und Antioxidans starten bei 500 mg täglich. In der Praxis arbeite ich häufig mit deutlich höheren Dosierungen bis zu mehren Gramm täglich, die langsam angehoben werden. Ich achte darauf, mit natürlichem Vitamin C aus Camu Camu, Holunder, Acerola oder anderen Quellen zu arbeiten anstatt mit Ascorbinsäure. Diese steckt u. a. in gepufferten Präparaten und wird insbesondere bei HIT und MCAS häufig schlecht vertragen. Teile die Gesamtdosierung auf mehrere Portionen täglich auf, da dein Körper Vitamin C nicht lange speichern kann. Vitamin C steckt manchmal auch in Kombi-Präparaten, sodass du es (wie z. B. in meinem Immun von Maxxprosion) nicht separat zuführen musst.

Vitamin D: Die tägliche empfohlene Zufuhrempfehlung liegt bei 800 I. E. – das ist typischerweise viel zu wenig, um einen Mangel auszugleichen. Starte mit niedrigen Dosierungen und teste alle 3 Monate nach, um deine Zieldosierung herauszufinden. Mehr als 4000 I. E. täglich scheint der Körper schlecht zu verstoffwechseln; tägliche Gaben sind sinnvoller als Hochdosierungen von 20.000 I. E. alle paar Tage. Vitamin D braucht

u. a. Calcium, Magnesium, Vitamin K_2 und Bor, um verstoffwechselt zu werden. Häufig ist eine gleichzeitige Einnahme sinnvoll.

Vitamin E: Typische Dosierungen zur Anhebung eines Mangels starten bei 400 I. E., müssen aber häufig höher gewählt werden. Vitamin E sollte mit Vitamin C kombiniert werden.

Vitamin K_2: Typische Dosierungen zur Anhebung eines Mangels oder als Cofaktor des Vitamin-D-Stoffwechsels liegen bei 100–200 µg.

Wermut (Artemisia absinthium, pflanzliches Antibiotikum): Ich arbeite typischerweise mit 500–1000 mg täglich in Kapselform.

Zimt (pflanzliches Antibiotikum): Hier arbeite ich in der Praxis typischerweise mit 500–1000 mg täglich in Kapselform. Nimm Zimt nicht zu lange hochdosiert, er stört das Mikrobiom stark.

Zink: Typische Dosierungen zum Ausgleich eines Zinkmangels liegen bei ca. 15–20 mg Zink täglich. Orientiere die Dosierung am Mikronährstoffbefund. Bei größeren Mängeln ist oft die Kombination verschiedener Verbindungen wie Zinkpicolinat, Zinkbisglycinat oder Zinkgluconat sinnvoll. Ich habe unterschiedliche Zinkverbindungen und -dosierungen in meinen Mineralstoffmix (Zinkgluconat), mein Glutamin (Zinkbisglycinat) und mein Immun (Zinkpicolinat) eingebaut. In diesen Präparaten liegt Zink im Verbund mit anderen Stoffen vor.

Literatur & Quellen

Achufusi TGO, Sharma A, Zamora EA, Manocha D. Small Intestinal Bacterial Overgrowth: Comprehensive Review of Diagnosis, Prevention, and Treatment Methods. 2020 Jun 27;12(6):e8860.

Acosta A, Camilleri M: Prokinetics in gastroparesis. In: Gastroenterol Clin North Am. 2015 Mar;44(1):97–111.

Adike A, DiBaise JK. Small Intestinal Bacterial Overgrowth: Nutritional Implications, Diagnosis, and Management. Gastroenterol Clin North Am. 2018 Mar;47(1):193–208.

Ärztezeitung: Stress nach Trauma erhöht Reizdarmrisiko. Veröffentlicht am 11.12.2014. Abrufbar unter: https://www.aerztezeitung.de/Medizin/Stress-nach-Trauma-erhoeht-Reizdarmrisiko-239832.html. Abgerufen am 03.03.2024.

Aguilar A, Benslaiman B, Serra J: Effect of Iberogast® (STW5) on tolerance to colonic gas in patients with irritable bowel syndrome: A randomized, double-blind, placebo control clinical trial. In: Neurogastroenterol Motil. 2024 Feb 15:e14765.

Ahuja A, Ahuja NK: Popular Remedies for Esophageal Symptoms: a Critical Appraisal. In: Curr Gastroenterol Rep. 2019 Jul 10;21(8):39.

Allescher HD, et al.: Multi-target Treatment for Irritable Bowel Syndrome with STW 5: Pharmacological Modes of Action. J Gastrointestin Liver Dis. 2020 Jun 3;29(2):227–233.

Allescher HD, Wagner H: STW 5/Iberogast®: Multi-Target-Wirkung bei funktioneller Dyspepsie und Reizdarmsyndrom. In: Wien Med Wochenschr. 2007;157(13–14):301–307.

Alqudah M, et al.: Progesterone Inhibitory Role on Gastrointestinal Motility. In: Physiol Res. 2022 Apr; 71(2): 193–198. Published online 2022 Mar 28.

Álvarez-Martínez FJ, et al.: Antibacterial plant compounds, extracts and essential oils: An updated review on their effects and putative mechanisms of action. In: Phytomedicine. 2021 Sep:90:153626.

Ammon HP, Kelber O, Okpanyi SN: Spasmolytic and tonic effect of Iberogast® (STW 5) in intestinal smooth muscle. In: Phytomedicine. 2006;13 Suppl 5:67–74.

Arasu A, et al.: Antimicrobial Efficacy of Allium cepa and Zingiber officinale Against the Milk-Borne Pathogen Listeria monocytogenes. In: J Microbiol. 2023 Nov;61(11):993–1011.

Arip M, et al.: Review on Plant-Based Management in Combating Antimicrobial Resistance – Mechanistic Perspective. In: Front Pharmacol. 2022; 13:879495.

Assiry AA, et al.: The antioxidant activity, preliminary phytochemical screening of Zingiber zerumbet and antimicrobial efficacy against selective endodontic bacteria. In: Food Sci Nutr. 2023 Jun 1;11(8):4853–4860.

Attar A, et al.: Antibiotic efficacy in small intestinal bacterial overgrowth-related chronic diarrhea: a crossover, randomized trial. In: Gastroenterology. 1999 Oct;117(4):794–797.

Aulenkamp J, et al.: Vom Bauchgefühl zum viszeralen Schmerz. In: Schmerz. 2022; 36(3):182–188.

Axt-Gadermann M.: Gesund mit Darm. Südwest 2020.

Báez G, et al.: Non-Chinese herbal medicines for functional dyspepsia. Cochrane Database Syst Rev. 2023 Jun 15;6(6):CD013323.

Barahona G, et al.: Improving the Diagnosis of Small Intestinal Bacterial Overgrowth Using an At-Home Handheld App Connected Breath Analysis Device (AIRE). Pre-print. Veröffentlicht am 21.04.2022. Abrufbar unter: https://www.medrxiv.org/content/10.1101/2022.04.21.22274143v1.full. Abgerufen am 04.04.2024.

Barkin JA, et al.: Preferential usage of rifaximin for the treatment of hydrogen-positive small intestinal bacterial overgrowth. In: Rev Gastroenterol Peru. 2019 Apr-Jun;39(2):111–115.

Barnert J, Wienbeck M: Schwerpunkt: Motilitätsstörungen im Verdauungstrakt. In: Dtsch Arztebl 1996; 93(4): A-176 / B-146 / C-142.

Bartolini M, et al.: Regulation of Biofilm Aging and Dispersal in Bacillus subtilis by the Alternative Sigma Factor SigB. In: J Bacteriol. 2018 Dec 20;201(2):e00473–18.

Bastiani RDE, et al.: Assessment of small intestinal bacterial overgrowth and methane production in patients on chronic proton-pump inhibitor treatment: prevalence and role of rifaximin in its management in primary care. In: Minerva Gastroenterol (Torino). 2023 Dec;69(4):523–528.

Baumgartner M, et al.: Mucosal Biofilms Are an Endoscopic Feature of Irritable Bowel Syndrome and Ulcerative Colitis. In: Gastroenterology. 2021 Oct;161(4):1245–1256.

Benson TM, Wald A: Small Intestinal Bacterial Overgrowth Syndrome: A Guide for the Appropriate Use of Breath Testing. In: Dig Dis Sci. 2021 Feb;66(2):338–347.

Bernardeau M, et al.: Importance of the gastrointestinal life cycle of Bacillus for probiotic functionality. In: J Food Sci Technol. 2017 Jul;54(8):2570–2584.

Bested AC, Logan AC, Selhub EM: Intestinal microbiota, probiotics and mental health: from Metchnikoff to modern advances: Part I – autointoxication revisited. In: Gut Pathog. 2013 Mar 18;5(1):5.

Beutling DM: Biogene Amine in der Ernährung. Springer Verlag 1996.

Bhalla V, et al.: Nattokinase For Biofilm Disruption. In: Res Med Dent Sci, 2022; 10(S1):124–130.

Bierer DW: Bismuth subsalicylate: history, chemistry, and safety. In: Rev Infect Dis. 1990 Jan-Feb:12 Suppl 1:3–8.

Biovis: https://www.biovis.eu/de/

Birg A, Hu S, Lin HC: Reevaluating our understanding of lactulose breath tests by incorporating hydrogen sulfide measurements. In: JGH Open. 2019 Feb 22;3(3):228–233.

Birg A, Hu S, Lin HC: Mo1577 – Breath Hydrogen Sulfide Does not Correlate with Constipation. In: AGA Abstracts. 2018 May; 154(6): S-758.

Black CJ, Staudacher HM, Ford AC: Efficacy of a low FODMAP diet in irritable bowel syndrome: systematic review and network meta-analysis. In: Gut. 2022 Jun;71(6):1117–1126.

Bohm M, Siwiec RM, Wo J: Diagnosis and management of small intestinal bacterial overgrowth. In: Nutr Clin Pract. 2013 Jun;28(3):289–99.

Bonaz B: Unmet needs of drugs for irritable bowel syndrome and inflammatory bowel diseases: interest of vagus nerve stimulation and hypnosis. In: Inflammopharmacology. Veröffentlicht am 2024 Mar 21. Epub ahead of print. Abrufbar unter: https://pubmed.ncbi.nlm.nih.gov/38512653/.

Bonaz B, Sinniger V: Targeting the Vagus Nerve to Treat Inflammatory Bowel Disease? In: J Crohns Colitis. 2023 Dec 30;17(12):1893–1894.

Bora G, et al.: Impact of auricular percutaneous electrical nerve field stimulation on gut microbiome in adolescents with irritable bowel syndrome: A pilot study. In: J Dig Dis. 2023 May;24(5):348–358.

Brass L: 8 Herbal Antibiotics and Supplements to Treat SIBO. Veröffentlicht am 08.10.2021. Abrufbar unter: https://drlaurabrass.com/blogs/news/8-herbal-antibiotics-and-supplements-to-treat-sibo. Abgerufen am 02.04.2024.

Brody R: SIBO-HS: Hydrogen Sulfide (H2S). Abrufbar unter: https://brodynd.com/sibo-hs-hydrogen-sulfide-h2s/. Abgerufen am 26.03.2024.

Brown K, Scott-Hoy B, Jennings LW: Response of irritable bowel syndrome with constipation patients administered a combined quebracho/conker tree/M. balsamea Willd extract. In: World J Gastrointest Pharmacol Ther. 2016 Aug 6;7(3):463–468.

Bruck R, et al.: Allicin, the active component of garlic, prevents immune-mediated, concanavalin A-induced hepatic injury in mice. In: Liver Int. 2005 Jun;25(3):613–621.

Buhner SH: Herbal Antibiotics. Natural alternatives for treating drug-resistant bacteria. Storey Publishing. 2. Auflage 2012.

Buhner SH: Herbal Antivirals. Natural remedies for emerging & resistant viral infections. Storey Publishing. 2. Auflage 2013.

Bundesamt für Arzneimittel und Medizinprodukte (BfArM): Rote-Hand-Brief zu neuen Kontraindikationen von Saccharomyces boulardii (Saccharomyces cerevisiae HANSEN CBS 5926) bei schwerkranken oder immunsupprimierten Patienten. Veröffentlicht am 22.01.2018. Abrufbar unter: https://www.bfarm.de/SharedDocs/Risikoinformationen/Pharmakovigilanz/DE/RHB/2018/rhb-saccharomyces_boulardii.html. Abgerufen am 30.03.2024.

Cangemi DJ, Lacy BE, Wise J. Diagnosing small intestinal bacterial overgrowth: a comparison of lactulose breath tests to small bowel aspirates. In: Dig Dis Sci. 2021;66(6):2042–2050.

Cangemi DJ, Lacy BE: A Practical Approach to the Diagnosis and Treatment of Abdominal Bloating and Distension. In: Gastroenterol Hepatol (N Y). 2022 Feb; 18(2):75–84.

Chander Roland B, et al.: A Prospective Evaluation of Ileocecal Valve Dysfunction and Intestinal Motility Derangements in Small Intestinal Bacterial Overgrowth. In: Dig Dis Sci. 2017 Dec;62(12):3525–3535.

Chang C: Short-course therapy for diarrhea-predominant irritable bowel syndrome: understanding the mechanism, impact on gut microbiota, and safety and tolerability of rifaximin. In: Clin Exp Gastroenterol. 2018 Sep 24:11:335–345.

Chang CW, et al.: Bacillus coagulans (PROBACI) in treating constipation-dominant functional bowel disorders. In: Medicine (Baltimore). 2020 May;99(19):e20098.

Chedid V, et al.: Herbal therapy is equivalent to rifaximin for the treatment of small intestinal bacterial overgrowth. In: Glob Adv Health Med. 2014 May;3(3):16–24.

Cheng Y, et al.: Hydrogen sulfide-induced relaxation of resistance mesenteric artery beds of rats. In: Am J Physiol Heart Circ Physiol. 2004 Nov;287(5):H2316–2323.

Cherry RN, et al.: Herbal Approaches to Pediatric Functional Abdominal Pain. Children (Basel). 2022 Aug 22;9(8):1266.

Chiotakakou-Faliakou E, et al.: Biofeedback provides long-term benefit for patients with intractable, slow and normal transit constipation. In: Gut. 1998;42(4):517–521.

Cho YK, Lee J, Paik CN: Prevalence, risk factors, and treatment of small intestinal bacterial overgrowth in children. In: Clin Exp Pediatr. 2023 Sep;66(9):377–383.

Chonchubhair HMN, et al.: The prevalence of small intestinal bacterial overgrowth in non-surgical patients with chronic pancreatitis and pancreatic exocrine insufficiency (PEI). In: Pancreatology. 2018 Jun;18(4):379–385.

Crew B: Here's How Many Cells in Your Body Aren't Actually Human. Veröffentlicht am 11.04.2018. Abrufbar unter: https://www.sciencealert.com/how-many-bacteria-cells-outnumber-human-cells-microbiome-science. Abgerufen am 16.04.2024.

Crichton M, et al.: Effect of Ginger Root Powder on Gastrointestinal

Bacteria Composition, Gastrointestinal Symptoms, Mental Health, Fatigue, and Quality of Life: A Double-Blind Placebo-Controlled Trial. In: J Nutr. 2023 Nov;153(11):3193–3206.

Chromatest: www.chromatest.de

Chuah KH, et al.: Impact of small intestinal bacterial overgrowth on symptoms and quality of life in irritable bowel syndrome. In: J Dig Dis. 2023 Mar;24(3):194–202.

Dănău A, et al.: Small Intestinal Bacterial Overgrowth as Potential Therapeutic Target in Parkinson's Disease. In: Int J Mol Sci. 2021 Oct 28;22(21):11663.

Dass NB, et al.: The relationship between the effects of short-chain fatty acids on intestinal motility in vitro and GPR43 receptor activation. In: Neurogastroenterol Motil. 2007 Jan;19(1):66–74.

De Meirleir K: PUBLISHED NEWS: Dr. Kenny De Meirleir Announces He has Revealed the True Nature of ME/CFS (Myalgic Encephalomyelitis / Chronic Fatigue Syndrome). Veröffentlicht am 28.05.2009. http://www.91outcomes.com/2009/05/published-news-dr-kenny-de-meirleir.html. Abgerufen am 29.03.2024.

De Santis A: S. Boulardii Probiotics For SIBO – Do They Help? Veröffentlicht am 24.03.2024. Abrufbar unter: https://andytherd.com/2023/03/24/s-boulardii-probiotics-for-sibo-do-they-help/. Abgerufen am 30.03.2024.

Deepa B, Anuradha CV: Antioxidant potential of Coriandrum sativum L. seed extract. In: Indian J Exp Biol. 2011 Jan;49(1):30–38.

Deloose E, et al.: The migrating motor complex: control mechanisms and its role in health and disease. Nat Rev Gastroenterol Hepatol. 2012 Mar 27;9(5):271–285.

Deutsche Apothekerzeitung: Die unterschätzte Welt der Archaea. Veröffentlicht am 26.04.2023. Abrufbar unter: https://www.deutsche-apotheker-zeitung.de/news/artikel/2023/04/26/die-unterschaetzte-welt-der-archaea. Abgerufen am 27.03.2024.

Deutsche Gesellschaft für Ernährung e.V. https://www.dge.de/

Dharan M, Wozny D: Helicobacter pylori infection and small intestinal bacterial overgrowth–more than what meets the eye. In: World J Clin Cases. 2022 Jul 26; 10(21):7209–7214.

DiBaise JK: Nutritional consequences of small intestinal bacterial overgrowth. In: Practical Gastroenterology, 2008 Dec;32(12):15–28.

Dicks LMT, et al.: Clostridium difficile, the Difficult »Kloster« Fuelled by Antibiotics. In: Curr Microbiol. 2019 Jun;76(6):774–782.

Dinleyici EC, et al.: Clinical efficacy of Saccharomyces boulardii or metronidazole in symptomatic children with Blastocystis hominis infection. In: Parasitol Res. 2011 Mar;108(3):541–545.

Dordevic D, et al.: Sulfur content in foods and beverages and its role in human and animal metabolism: A scoping review of recent studies. In: Heliyon. 2023 Apr 13;9(4):e15452.

Dudzinska E, et al.: The Importance of Visceral Hypersensitivity in Irritable Bowel Syndrome—Plant Metabolites in IBS Treatment. In: Pharmaceuticals 2023, 16(10):1405.

Efremova I, et al.: Efficacy and Safety of a Probiotic Containing Saccharomyces boulardii CNCM I-745 in the Treatment of Small Intestinal Bacterial Overgrowth in Decompensated Cirrhosis: Randomized, Placebo-Controlled Study. In: J Clin Med. 2024 Feb 5;13(3):919.

Ekert D et al.: Migrierender motorischer Komplex. Veröffentlicht am 08.2003.22. Abrufbar unter: https://flexikon.doccheck.com/de/Migrierender_motorischer_Komplex. Abgerufen am 02.04.2024.

El-Omar EM, et al.: Helicobacter pylori infection and chronic gastric acid hyposecretion. In: Gastroenterology. 1997 Jul;113(1):15–24.

Enders G: Darm mit Charme. Alles über ein unterschätztes Organ. Ullstein, 5. Auflage 2017.

Fan C, et al.: Development of an antimicrobial resin – a pilot study. In: Dent Mater. 2011 Apr;27(4):322–328.

Farzaei MH, et al.: The Role of Visceral Hypersensitivity in Irritable Bowel Syndrome: Pharmacological Targets and Novel Treatments. In: J Neurogastroenterol Motil. 2016 Oct; 22(4):558–574.

Feng X, Li XQ: The prevalence of small intestinal bacterial overgrowth in diabetes mellitus: a systematic review and meta-analysis. In: Aging (Albany NY). 2022 Jan 27;14(2):975–988.

Fernández LMB, Man F, Lasa JS: Impact of Saccharomyces boulardii CNCM I-745 on Bacterial Overgrowth and Composition of Intestinal Microbiota in Diarrhea-Predominant Irritable Bowel Syndrome Patients: Results of a Randomized Pilot Study. In: Dig Dis. 2023;41(5):798–809.

Foley A, et al.: Management strategies for abdominal bloating and distension. In: Gastroenterol Hepatol (N Y). 2014;10(9):561–571.

Ford AC, et al.: Systematic review with meta-analysis: the efficacy of prebiotics, probiotics, synbiotics and antibiotics in irritable bowel syndrome. In: Aliment Pharmacol Ther. 2018 Nov;48(10):1044–1060.

Furnari M, et al.: Sa2058 Efficacy of Partially Hydrolyzed Guar Gum in Reducing Methane Excretion and Clinical Manifestation of Subjects Suffering From Irritable Bowel Syndrome. In: Gastroenterology. 142(5):S-391.

Furnari M, et al.: Clinical trial: the combination of rifaximin with partially hydrolysed guar gum is more effective than rifaximin alone in eradicating small intestinal bacterial overgrowth. In: Aliment Pharmacol Ther. 2010 Oct;32(8):1000–1006.

Gabrielli M, et al.: Diagnosis of small intestinal bacterial overgrowth in the clinical practice. In: Eur Rev Med Pharmacol Sci. 2013:17 Suppl 2:30–35.

Gabrielli M, et al.: Bacillus clausii as a treatment of small intestinal bacterial overgrowth. In: Am J Gastroenterol. 2009 May;104(5):1327–1328.

Gallagher J: More than half your body is not human. Veröffentlicht am 10.04.2018. Abrufbar unter: https://www.bbc.com/news/health-43674270. Abgerufen am 16.04.2024.

GanzImmun Diagnostics: Fachinformation 0045 Nitrostress. Abrufbar unter: https://www.ganzimmun.de/service/download-center. Abgerufen am 15.07.2023.

GanzImmun Diagnostics: Fachinformation 0081 Oxidativer Stress. Abrufbar unter: https://www.ganzimmun.de/service/download-center. Abgerufen am 15.07.2023.

GanzImmun Diagnostics: Fachinformation 0146 Gallensäureverlust-Syndrom. Diagnostik und Therapie einer unterschätzten Erkrankung. Abrufbar unter: https://www.ganzimmun.de/service/download-center. Abgerufen am 15.07.2023.

García-Collinot G, et al.: Effectiveness of Saccharomyces boulardii and Metronidazole for Small Intestinal Bacterial Overgrowth in Systemic Sclerosis. In: Dig Dis Sci. 2020 Apr;65(4):1134–1143.

Gatta L, Scarpignato C: Systematic review with meta-analysis: rifaximin is effective and safe for the treatment of small intestine bacterial overgrowth. In: Aliment Pharmacol Ther. 2017 Mar;45(5):604–616.

Gebrayel P, et al.: Microbiota medicine: towards clinical revolution. In: J Transl Med. 2022 Mar 7;20(1):111.

Gesund & aktiv: http://www.gesund-aktiv.com

Ghayur MN, Khan AH, Gilani AH: Ginger facilitates cholinergic activity possibly due to blockade of muscarinic autoreceptors in rat stomach fundus. In: Pak J Pharm Sci. 2007 Jul;20(3):231–235.

Gianella RA, Rout WR, Toskes PP: Jejunal brush border injury and impaired sugar and amino acid uptake in the blind loop syndrome. In: Gastroenterology. 1974 Nov;67(5):965–974.

Gibson GR, Roberfroid MB: Dietary modulation of the human colonic microbiota: introducing the concept of prebiotics. In: J Nutr. 1995 Jun;125(6):1401–1412.

Gibson GR, et al.: Alternative pathways for hydrogen disposal during fermentation in the human colon. Gut. 1990;31(6):679–683.

Gibson PR, Shepherd SJ: Evidence-based dietary management of functional gastrointestinal symptoms: The FODMAP approach. In: J Gastroenterol Hepatol. 2010 Feb;25(2):252–258.

Givskov M: Beyond nutrition: health-promoting foods by quorum-sensing inhibition. In: Future Microbiol. 2012 Sep;7(9):1025–1028.

Ghoshal UC, Shukla R, Ghoshal U: Small Intestinal Bacterial Overgrowth and Irritable Bowel Syndrome: A Bridge between Functional Organic Dichotomy. In: Gut Liver. 2017 Mar 15;11(2):196–208.

Glowatzki F: Die Rolle von Laktat produzierenden Milchsäurebakterien bei Kindern mit Kurzdarmsyndrom und D-Laktat Azidose assoziierter Encephalopathie. Dissertation 2015. Abrufbar unter: https://docplayer.org/25433323-Die-rolle-von-laktat-produzierenden-milchsaeurebakterien-bei-kindern-mit-kurzdarmsyndrom-und-d-laktat-azidose-assoziierter-encephalopathie.html. Abgerufen am 05.02.2014.

Goebel A, et al.: Altered intestinal permeability in patients with primary fibromyalgia and in patients with complex regional pain syndrome. In: Rheumatology (Oxford). 2008 Aug;47(8):1223–1227.

Goodoory VC, Ford AC: Antibiotics and Probiotics for Irritable Bowel Syndrome. In: Drugs. 2023 Jun;83(8):687–699.

Goto S, Billmire DF, Grosfeld JL: Hypothyroidism impairs colonic motility and function. An experimental study in the rat. Eur J Pediatr Surg. 1992 Feb;2(1):16–21.

Grace E, et al.: Review article: small intestinal bacterial overgrowth—prevalence, clinical features, current and developing diagnostic tests, and treatment. In: Aliment Pharmacol Ther. 2013;38(7):674–688.

Gröber U: Mikronährstoffe. Metabolic Tuning – Prävention – Therapie. Wissenschaftliche Verlagsgesellschaft Stuttgart. 3., völlig überarbeitete und erweiterte Auflage 2011.

Gudan A, et al.: Small Intestinal Bacterial Overgrowth and Non-Alcoholic Fatty Liver Disease: What Do We Know in 2023? In: Nutrients. 2023 Mar 8;15(6):1323.

Guo Y, et al.: Repeated administration of berberine inhibits cytochromes P450 in humans. In: Eur J Clin Pharmacol. 2012 Feb;68(2):213–217.

Gupta AK, Maity C: Efficacy and safety of Bacillus coagulans LBSC in irritable bowel syndrome: A prospective, interventional, randomized, double-blind, placebo-controlled clinical study [CONSORT Compliant]. In: Medicine (Baltimore). 2021 Jan 22;100(3):e23641.

Hagmeyer R: Biofilm Disruptors – How You Can Eradicate SIBO. Veröffentlicht am 09.07.2018. Abrufbar unter: https://www.drhagmeyer.com/biofilm-disruptors/. Abgerufen am 29.03.2024.

Hamzah H, et al.: The biofilm inhibition and eradication activity of curcumin againts polymicrobial biofilm. In: BIO Web Conf. Volume 28, 2020. The 3rd International Conference on Bioinformatics, Biotechnology, and Biomedical

Engineering (BioMIC 2020). Abrufbar unter: https://doi.org/10.1051/bioconf/20202804001.

Hanson BT, et al.: Sulfoquinovose is a select nutrient of prominent bacteria and a source of hydrogen sulfide in the human gut. In: ISME J. 2021 Sep;15(9):2779–2791.

Harris JC, et al.: Antimicrobial properties of Allium sativum (garlic). In: Appl Microbiol Biotechnol. 2001 Oct;57(3):282–6.

Haworth J, et al.: Small intestinal bacterial overgrowth is associated with laryngopharyngeal reflux symptom severity and impaired esophageal mucosal integrity. In: Gastrointestinal Tract 1. 2023 Nov;1(10). Abrufbar unter: https://www.researchgate.net/publication/375465441_Small_intestinal_bacterial_overgrowth_is_associated_with_laryngopharyngeal_reflux_symptom_severity_and_impaired_esophageal_mucosal_integrity. Abgerufen am 07.04.2024.

Hesampour F, Bernstein CN, Ghia JE: Brain-Gut Axis: Invasive and Noninvasive Vagus Nerve Stimulation, Limitations, and Potential Therapeutic Approaches. In: Inflamm Bowel Dis. 2024 Mar 1;30(3):482–495.

Heyland K, et al.: No advantage for antibiotic treatment over placebo in Blastocystis hominis-positive children with recurrent abdominal pain. In: J Pediatr Gastroenterol Nutr. 2012 May;54(5):677–679.

Hoegenauer C, et al.: Methanogenic archaea in the human gastrointestinal tract. In: Nat Rev Gastroenterol Hepatol. 2022 Dec;19(12):805–813.

Hokanson KC, et al.: Sex shapes gut-microbiota-brain communication and disease. In: Trends Microbiol. 2024 Feb;32(2):151–161.

Holtmann G, Adam B, Vinson B: Evidenz-basierte Medizin und Phytotherapie bei funktioneller Dyspepsie und Reizdarmsyndrom: Eine systematische Analyse der verfügbaren Evidenz zum Präparat Iberogast®. In: Wien Med Wochenschr. 2004 Nov;154(21–22):528–534.

Holtmann G, Kriebel R, Singer MV: Mental stress and gastric acid secretion. Do personality traits influence the response? In: Dig Dis Sci. 1990 Aug;35(8):998–1007.

Hu M-L, et al.: Effect of ginger on gastric motility and symptoms of functional dyspepsia. In: World J Gastroenterol. 2011 Jan 7;17(1):105–110.

Huang CW, et al.: Hydrogen sulfide and its roles in Saccharomyces cerevisiae in a winemaking context. In: FEMS Yeast Res. 2017 Sep 1;17(6).

IMD Labor Berlin: Probiotikaauswahl bei Histaminbelastung. Abrufbar unter: https://www.imd-berlin.de/fachinformationen/diagnostikinformationen/300–399/351-probiotikaauswahl-bei-histaminbelastung. Abgerufen am 09.04.2024.

Imhann F, et al.: Proton pump inhibitors affect the gut microbiome. Gut. 2016 May;65(5):740–748.

Jackson MA, et al.: Proton pump inhibitors alter the composition of the gut microbiota. In: Gut. 2016 May;65(5):749–756.

Jacobi N: SIBO-Bi-Phasic Diet. The SIBO Doctor. 2023 Edition. Abrufbar unter: https://www.thesibodoctor.com/sibo-bi-phasic-diet-ebook/. Abgerufen am 02.04.2024.

Jain NK, Patel VP, Pitchumoni CS: Efficacy of activated charcoal in reducing intestinal gas: a double-blind clinical trial. In: Am J Gastroenterol. 1986 Jul;81(7):532–535.

Jakubczyk D, Leszczyńska K, Górska S: The Effectiveness of Probiotics in the Treatment of Inflammatory Bowel Disease (IBD)-A Critical Review. In: Nutrients. 2020;12:1973.

Jamal M, et al.: Bacterial biofilm and associated infections. In: J Chin Med Assoc. 2018 Jan;81(1): 7–11.

Jee SR, et al.: ICC density predicts bacterial overgrowth in a rat model of post-infectious IBS. In: World J Gastroenterol. 2010 Aug 7; 16(29):3680–3686.

Jiang W, et al.: The Role of Short Chain Fatty Acids in Irritable Bowel Syndrome. In: J Neurogastroenterol Motil. 2022 Oct 30; 28(4):540–548.

Jonas A, Krishnan C, Forstner G: Pathogenesis of mucosal injury in the blind loop syndrome: Release of disaccharidases from brush border membranes by extracts of bacteria obtained from intestinal blind loops in rats. In: Gastroenterology. 1978 Nov; 75(5):791–795.

Jones M: Herbal Antibiotics. What big pharma doesn't want you to know. 2016.

Kalantar-Zadeh K, et al.: Intestinal gases: influence on gut disorders and the role of dietary manipulations. In: Nat Rev Gastroenterol Hepatol. 2019 Dec;16(12):733–747.

Kalman DS, et al.: A prospective, randomized, double-blind, placebo-controlled parallel-group dual site trial to evaluate the effects of a Bacillus coagulans-based product on functional intestinal gas symptoms. In: BMC Gastroenterol. 2009 Nov 18;9:85.

Karunasagar D, et al.: Removal and preconcentration of inorganic and methyl mercury from aqueous media using a sorbent prepared from the plant Coriandrum sativum. In: Journal of Hazardous Materials. 2005 Feb 14; 118(1–3):133–139.

Karuppiah S, Pomianowski K: Rifaximin (Xifaxan) for Irritable Bowel Syndrome. In: Am Fam Physician. 2017 Feb 15;95(4):258–259.

Kaufman SS, et al.: Influence of bacterial overgrowth and intestinal inflammation on duration of parenteral nutrition in children with short bowel syndrome. In: J Pediatr. 1997 Sep;131(3):356–361.

Keller J, et al.: Update S3-Leitlinie Intestinale Motilitätsstörungen: Definition, Pathophysiologie, Diagnostik und Therapie. Gemeinsame Leitlinie der Deutschen Gesellschaft für Gastroenterologie,

Verdauungs- und Stoffwechselkrankheiten (DGVS) und der Deutschen Gesellschaft für Neurogastroenterologie und Motilität (DGNM). In: Z Gastroenterol. 2022; 60:192–218.

Khalighi AR, et al.: Evaluating the efficacy of probiotic on treatment in patients with small intestinal bacterial overgrowth (SIBO)–a pilot study. In: Indian J Med Res. 2014 Nov;140(5):604–608.

Khameneh B, et al.: Review on plant antimicrobials: a mechanistic viewpoint. In: Antimicrob Resist Infect Control. 2019 Jul 16:8:118.

Khan Z, et al.: Effectiveness of Rifaximin on the Outcomes of Irritable Bowel Syndrome: A Systematic Review and Meta-Analysis of Randomized Controlled Trials. In: Cureus. 2023 Sep 6;15(9):e44807.

Kim JH et al.: Association between interstitial cells of Cajal and anti-vinculin antibody in human stomach. In: Korean J Physiol Pharmacol. 2020 Mar; 24(2):185–191.

Kim YS, et al.: Herbal Therapies in Functional Gastrointestinal Disorders: A Narrative Review and Clinical Implication. Front Psychiatry. 2020 Jul 10;11:601.

Kitaghenda FK, et al.: The Prevalence of Small Intestinal Bacterial Overgrowth After Roux-en-Y Gastric Bypass (RYGB): a Systematic Review and Meta-analysis. In: Obes Surg. 2024 Jan;34(1):250–257.

Konrad P, et al.: Therapeutic efficacy of amoxicillin and rifaximin in patients with small intestinal bacterial overgrowth and Helicobacter pylori infection. In: Prz Gastroenterol. 2018;13(3):213–217.

Krogsgaard LR, et al.: Characteristics of the bacterial microbiome in association with common intestinal parasites in irritable bowel syndrome. In: Clin Transl Gastroenterol. 2018 Jun 19;9(6):161.

Khoshini R, et al.: A systematic review of diagnostic tests for small intestinal bacterial overgrowth. In: Dig Dis Sci. 2008;53:1443.

Krueger D, et al.: The multi-herbal drug STW 5 (Iberogast®) has prosecretory action in the human intestine. In: Neurogastroenterol Motil. 2009 Nov;21(11):1203-e110.

Laborgemeinschaft für ganzheitliche Medizin: https://lgm-hh.de/

Lacy BE, et al.: ACG Clinical Guideline: management of irritable bowel syndrome. In: Am J Gastroenterol. 2021;116(1):17–44.

Lacy BE, et al.: Rifaximin Treatment for Individual and Multiple Symptoms of Irritable Bowel Syndrome With Diarrhea: An Analysis Using New End Points. In: Clin Ther. 2023 Mar;45(3):198–209.

Lakhan SE, Kirchgessner A: Gut inflammation in chronic fatigue syndrome. In: Nutr Metab (Lond). 2010 Oct 12:7:79.

Larson JM, et al.: Advantages of azithromycin over erythromycin in improving the gastric emptying half-time in adult patients with gastroparesis. In: J Neurogastroenterol Motil. 2010 Oct;16(4):407–413.

Lauritano EC, et al.: Small intestinal bacterial overgrowth and intestinal permeability. In: Scand J Gastroenterol. 2010 Sep;45(9):1131–1132.

Lauritano EC, et al.: Antibiotic therapy in small intestinal bacterial overgrowth: rifaximin versus metronidazole. In: Eur Rev Med Pharmacol Sci. 2009 Mar-Apr;13(2):111–116.

Lauritano EC, et al.: Small intestinal bacterial overgrowth recurrence after antibiotic therapy. In: Am J Gastroenterol. 2008 Aug;103(8):2031–2035.

Lauritano EC, et al.: Association between hypothyroidism and small intestinal bacterial overgrowth. J Clin Endocrinol Metab. 2007 Nov;92(11):4180–4184.

Lauritano EC, et al.: Rifaximin dose-finding study for the treatment of small intestinal bacterial overgrowth. In: Aliment Pharmacol Ther. 2005 Jul 1;22(1):31–35.

Layer P, et al.: Update S3-Leitlinie Reizdarmsyndrom: Definition, Pathophysiologie, Diagnostik und Therapie. Gemeinsame Leitlinie der Deutschen Gesellschaft für Gastroenterologie, Verdauungs- und Stoffwechselkrankheiten (DGVS) und der Deutschen Gesellschaft für Neurogastroenterologie und Motilität (DGNM). Juni 2021 AWMF-Registriernummer: 021/016. Abrufbar unter: DGVS Reizdarmsyndrom Leitlinie:https://www.dgvs.de/leitlinien/unterer-gi-trakt/reizdarmsyndrom/. Abgerufen am 30.03.2024.

Lazzini S, et al.: The effect of ginger (Zingiber officinalis) and artichoke (Cynara cardunculus) extract supplementation on gastric motility: a pilot randomized study in healthy volunteers. In: Eur Rev Med Pharmacol Sci. 2016;20(1):146–149.

Lee H-R, Pimentel, M: Bacteria and irritable bowel syndrome: the evidence for small intestinal bacterial overgrowth. In: Curr Gastroenterol Rep. 2006 Aug;8(4):305–311.

Leitzmann C, et al.: Ernährung in Prävention und Therapie. Ein Lehrbuch. Hippokrates, 3. vollständig überarbeitete und erweiterte Auflage 2009.

Lemle MD: Hypothesis: chronic fatigue syndrome is caused by dysregulation of hydrogen sulfide metabolism. In Med Hypotheses. 2009 Jan;72(1):108–109.

Leventogiannis K, et al.: Correction to: Effect of a Preparation of Four Probiotics on Symptoms of Patients with Irritable Bowel Syndrome: Association with Intestinal Bacterial Overgrowth. In: Probiotics Antimicrob Proteins. 2019 Jun;11(2):627–634.

Levitt MD, et al.: Physiology of sulfide in the rat colon: use of bismuth to assess colonic sulfide production. In: J Appl Physiol (1985). 2002 Apr;92(4):1655–1660.

Li J, et al.: Rifaximin for Irritable Bowel Syndrome: A Meta-Analysis of Randomized Placebo-Controlled Trials. In: Medicine (Baltimore). 2016 Jan;95(4):e2534.

Li N, et al.: Berberine attenuates pro-inflammatory cytokine-induced tight junction disruption in an in vitro model of intestinal epithelial cells. In: Eur J Pharm Sci. 2010 Apr 16;40(1):1–8.

Lombardo L, et al.: Increased incidence of small intestinal bacterial overgrowth during proton pump inhibitor therapy. In: Clin Gastroenterol Hepatol. 2010 Jun;8(6):504–508.

Longo S, Rizza S, Federici M: Microbiota-gut-brain axis: relationships among the vagus nerve, gut microbiota, obesity, and diabetes. In: Acta Diabetol. 2023 Aug;60(8):1007–1017.

Losurdo G, et al.: The Influence of Small Intestinal Bacterial Overgrowth in Digestive and Extra-Intestinal Disorders. Int J Mol Sci. 2020 May 16;21(10):3531

Luciardi MC, et al.: Grapefruit essential oils inhibit quorum sensing of Pseudomonas aeruginosa. In: Food Science and Technology International. Volume 26 (3). Veröffentlicht am 05.11.2019. Abrufbar unter: https://doi.org/10.1177/1082013219883465. Abgerufen am 02.04.2024.

Lüddemann, H: Magensäure – zu viel oder zu wenig? (Interview mit M. Murray von Enzymedica). Veröffentlicht am 22.10.2020. Abrufbar unter: https://www.supplementa.com/magazin/magensaeure-zu-viel-oder-zu-wenig-interview-mit-m-murray-von-enzymedica/. Abgerufen am 12.05.2024.

Ma ZF, Lee YY: Small intestine anatomy and physiology. In: Clinical and Basic Neurogastroenterology and Motility. Science Direct. 2020:101–111.

Madisch A, et al.: Treatment of irritable bowel syndrome with herbal preparations: results of a double-blind, randomized, placebo-controlled, multi-centre trial. In: Aliment Pharmacol Ther. 2004 Feb 1;19(3):271–279.

Maeda Y, Murakami T: Diagnosis by Microbial Culture, Breath Tests and Urinary Excretion Tests, and Treatments of Small Intestinal Bacterial Overgrowth. In: Antibiotics (Basel). 2023 Jan 28;12(2):263.

Mafra D, et al.: Archaea from the gut microbiota of humans: Could be linked to chronic diseases? In: Anaerobe. 2022 Oct:77:102629.

Majeed M, et al.: The effects of Bacillus coagulans MTCC 5856 on functional gas and bloating in adults: A randomized, double-blind, placebo-controlled study. In: Medicine (Baltimore). 2023 Mar 3;102(9):e33109.

Malfertheiner P: STW 5 (Iberogast®) Therapy in Gastrointestinal Functional Disorders. In: Dig Dis. 2017;35 Suppl 1:25–29.

Manabe N, et al.: Emerging pharmacologic therapies for irritable bowel syndrome. In: Curr Gastroenterol Rep. 2010 Oct;12(5):408–416.

Mancilla, C, et al.: Small intestine bacterial overgrowth in patients with chronic pancreatitis. In: Rev Med Chil. 2008 Aug;136(8):976–980.

Mann N, Cheung E: Activated Charcoal Reduces Lactulose-Induced Breath Hydrogen in Patients with Excessive Gas and in Controls. Veröffentlicht im Dezember 2003. Abrufbar unter: https://www.researchgate.net/publication/312536337_Activated_Charcoal_Reduces_Lactulose-Induced_Breath_Hydrogen_in_Patients_with_Excessive_Gas_and_in_Controls. Abgerufen am 26.03.2024.

Mansfield T: Probiotics for SIBO – Helpful or Harmful? Veröffentlicht am 14.12.2020. Abrufbar unter: https://www.byronherbalist.com.au/prebiotics-probiotics/probiotics-for-sibo-helpful-or-harmful/. Abgerufen am 30.03.2024.

Mansfield T: SIBO: The Complete Guide To Small Intestinal Bacterial Overgrowth. Veröffentlicht am 12.10.2019. Abrufbar unter: https://www.byronherbalist.com.au/gut-health/sibo-complete-guide/. Abgerufen am 30.03.2024.

Martyniak A, et al.: Prebiotics, Probiotics, Synbiotics, Paraprobiotics and Postbiotic Compounds in IBD. In: Biomolecules. 2021 Dec 18;11(12):1903.

Matsunami M, et al.: Luminal hydrogen sulfide plays a pronociceptive role in mouse colon. In: Gut. 2009 Jun;58(6):751–761.

Maydych V, et al: Impact of chronic and acute academic stress on lymphocyte subsets and monocyte function. Veröffentlicht im November 2019. Abrufbar unter: http://journals.plos.org/plosone/article?id=10.1371/journal.pone.0188108. Abgerufen am 02.04.2024.

McFarland LV, Karakan T, Karatas A: Strain-specific and outcome-specific efficacy of probiotics for the treatment of irritable bowel syndrome: A systematic review and meta-analysis. In: EClinicalMedicine. 2021 Oct 18;41:101154.

Melzer J, et al.: Iberis amara L. and Iberogast® – results of a systematic review concerning functional dyspepsia. In: J Herb Pharmacother. 2004;4(4):51–59.

Mibiota: Blähbauch und SIBO. Zu wenig Magensäure kann die Ursache sein. Abrufbar unter: https://mibiota.eu/blog/blaehbauch-und-sibo-die-rolle-der-magensaeure/. Abgerufen am 10.05.2023.

Michael R, Bettina V, Eckehard L: Functional gastrointestinal disorders in children: Effectivity, safety, and tolerability of the herbal preparation STW-5 (Iberogast®) in general practice. In: Complement Ther Med. 2022 Dec;71:102873.

Micklefield GH, et al.: Effects of ginger on gastroduodenal motility. In: Int J Clin Pharmacol Ther. 1999 Jul;37(7):341–346.

Mochiki E, et al.: The effect of traditional Japanese medicine (Kampo) on gastrointestinal function. In: Surg Today. 2010 Dec;40(12):1105–1111.

Mostafa AA, et al.: Antimicrobial activity of some plant extracts against bacterial strains causing food poisoning diseases. In: Saudi

Journal of Biological Sciences. 2018 Feb; 25(2):361–366.

Müsken M, et al.: Breaking the Vicious Cycle of Antibiotic Killing and Regrowth of Biofilm-Residing Pseudomonas aeruginosa. In: Antimicrob Agents Chemother. 2018 Nov 26;62(12):e01635–18.

Mukherjee P, et al.: Clinical Study of 'Triphala' – A Well Known Phytomedicine from India. In: IJPT. 2006(5):51–54.

Mullen P: Podcast – SIBO and Gut Health. Abrufbar unter: https://mullenhealth.com.au/mullen-resources/podcast-sibo-and-gut-health/. Abgerufen am 02.04.2024.

Nagano T, Itoh H, Takeyama M: Effect of Dai-kenchu-to on levels of 3 brain-gut peptides (motilin, gastrin and somatostatin) in human plasma. In: Biol Pharm Bull. 1999 Oct;22(10):1131–1133.

Nascimento GGF, et al.: Antibacterial activity of plant extracts and phytochemicals on antibiotic-resistant bacteria. In: Environmental and Soil Microbiology, Braz. J. Microbiol. 2000 Oct;31(4).

National Library of Medicine: LiverTox: Clinical and Research Information on Drug-Induced Liver Injury [Internet]. Abrufbar unter: https://www.ncbi.nlm.nih.gov/books/NBK556475/. Abgerufen am 28.03.2020.

Neubauer A: Die geheime Kraft der Zähne. Riva 2023.

Ng WJ, et al.: Ginger-Enriched Honey Attenuates Antibiotic Resistant Pseudomonas aeruginosa Quorum Sensing Virulence Factors and Biofilm Formation. In: Antibiotics (Basel). 2023 Jun 28;12(7):1123.

Nickles MA, et al.: Alternative Treatment Approaches to Small Intestinal Bacterial Overgrowth: A Systematic Review. In: J Altern Complement Med. 2021 Feb;27(2):108–119.

Nikkhah Bodagh M, Maleki I, Hekmatdoost A: Ginger in gastrointestinal disorders: A systematic review of clinical trials. In: Food Sci Nutr. 2018 Nov 5;7(1):96–108.

Noman ZA, et al.: Evaluation of antibacterial efficacy of garlic (Allium sativum) and ginger (Zingiber officinale) crude extract against multidrug-resistant (MDR) poultry pathogen. In: J Adv Vet Anim Res. 2023 Jun 30;10(2):151–156

Ogran A, et al.: The Plant Host Induces Antibiotic Production To Select the Most-Beneficial Colonizers. In: Appl Environ Microbiol. 2019 Jun 17;85(13):e00512–19.

Ohashi Y, et al.: Consumption of partially hydrolysed guar gum stimulates Bifidobacteria and butyrate-producing bacteria in the human large intestine. In: Benef Microbes. 2015;6(4):451–5.

Ojetti V, et al.: The effect of lactobacillus reuteri (DSM 17938) on methane production in patients affected by functional constipation: a retrospective study. In: Gastroenterology. 2017;152(5):1008.

Orfanos-Boeckel H: Nährstoff-Therapie. Der Praxisleitfaden. Trias 2024.

Orfanos-Boeckel, H: Nährstoff-Therapie. Trias 2022.

Ottilinger B, et al.: STW 5 (Iberogast®) – a safe and effective standard in the treatment of functional gastrointestinal disorders. In: Wien Med Wochenschr. 2013 Feb;163(3–4):65–72.

Oude Nijhuis RAB, et al.: The Effect of STW5 (Iberogast®) on Reflux Symptoms in Patients With Concurrent Dyspeptic Symptoms: A Double-blind Randomized Placebo-controlled Crossover Trial. J Neurogastroenterol Motil. 2024 Jan 30;30(1):54–63.

Palsson OS, Ballou S: Hypnosis and cognitive behavioral therapies for the management of gastrointestinal disorders. In: Curr Gastroenterol Rep. 2020;22(7):31.

Parodi A, et al.: Small Intestinal Bacterial Overgrowth in Patients Suffering From Scleroderma: Clinical Effectiveness of Its Eradication. American Journal of Gastroenterology. 2008 May;103(5):1257–1262.

Peinado Fabregat MI, et al.: Small Intestinal Bacterial Overgrowth in Children: Clinical Features and Treatment Response. In: JPGN Rep. 2022 Mar 17;3(2):e185.

Phan THL, et al.: The Role of Processed Aloe vera Gel in Intestinal Tight Junction: An In Vivo and In Vitro Study. In: Int J Mol Sci. 2021 Jun; 22(12):6515.

Pharmazeutische Zeitung: Wald hält gesund. Abrufbar unter: https://www.pharmazeutische-zeitung.de/farbenpraechtiger-seelenschmeichler-136619/seite/2/?cHash=13b5ff285d50dbe5f694ee9c4c7b953c. Abgerufen am 03.03.2024.

Phillips SF, et al.: Motility of the ileocolonic junction. In. Gut. 1988;29:390.

Piewngam P, et al.: Pathogen elimination by probiotic Bacillus via signalling interference. In: Nature. 2018 Oct;562(7728):532–537.

Pilichiewicz AN, et al.: Effects of Iberogast® on proximal gastric volume, antropyloroduodenal motility and gastric emptying in healthy men. In: Am J Gastroenterol. 2007 Jun;102(6):1276–83.

Pimentel M: A New Ibs Solution: Bacteria-the Missing Link in Treating Irritable Bowel Syndrome. Health Point Press 2006.

Pimentel M, Chow EJ, Lin HC: Normalization of lactulose breath testing correlates with symptom improvement in irritable bowel syndrom: a double-blind, randomized, placebo-controlled study. In: Am J Gastroenterol. 2003 Feb;98(2):412–419.

Pimentel M, Mathur R, Chang C: Gas and the microbiome. In: Curr Gastroenterol Rep. 2013 Dec;15(12):356.

Pimentel M, Rezaie A: The Microbiome Connection. Your Guide to IBS, SIBO and Low-fermentation Eating. Agate 2022.

Pimentel M, et al.: Clinical Understanding of the Human Gut Microbiome. Springer 2024.

Pimentel M, et al.: Antibiotic treatment of constipation-predominant irritable bowel syndrome. In: Dig Dis Sci. 2014 Jun;59(6):1278–1285.

Pimentel M, et al.: Effects of rifaximin treatment and retreatment in nonconstipated IBS subjects. In: Dig Dis Sci. 2011 Jul;56(7):2067–2072.

Pimentel M, et al.: Rifaximin therapy for patients with irritable bowel syndrome without constipation. In: N Engl J Med. 2011 Jan 6;364(1):22–32.

Pimentel M, et al.: Low-dose nocturnal tegaserod or erythromycin delays symptom recurrence after treatment of irritable bowel syndrome based on presumed bacterial overgrowth. In: Gastroenterol Hepatol (N Y). 2009 Jun;5(6):435–442.

Pimentel M, et al: A 14-day elemental diet is highly effective in normalizing the lactulose breath test. In: Dig Dis Sci. 2004 Jan;49(1):73–77.

Plaza-Diaz J, et al.: Mechanisms of Action of Probiotics. In: Adv Nutr. 2020 Jul; 11(4):1054.

Ploesser J, Weinstock LB, Thomas E: Low dose naltrexone: side effects and efficacy in gastrointestinal disorders. In: Int J Pharm Compd. 2010 Mar-Apr;14(2):171–173.

Posserud I, et al.: Small intestinal bacterial overgrowth in patients with irritable bowel syndrome. In: Gut. 2007;56:802–808.

Ponziani FR, Gerardi V, Gasbarrini A: Diagnosis and treatment of small intestinal bacterial overgrowth. In: Expert Rev Gastroenterol Hepatol. 2016;10(2):215–227.

Prajapati N, et al.: Postbiotic production: harnessing the power of microbial metabolites for health applications. In: Front Microbiol. 2023 Dec 19;14:1306192.

Preuss HG, et al.: Wild garlic has a greater effect than regular garlic on blood pressure and blood chemistries of rats. In: Int Urol Nephrol. 2001;32:525–553.

Prizont R: Glycoprotein Degradation in the Blind Loop Syndrome. In: J Clin Invest. 1981 Feb; 67(2):336–344.

Pschyrembel. Klinisches Wörterbuch. De Gruyter, 269. Aufl. 2023.

Quigley E, Pot B, Sanders ME: Brain Fogginess' and D-Lactic Acidosis: Probiotics Are Not the Cause. In: Clinical and translational gastroenterology. 2018 9(9):187.

Raedsch R, et al.: Wirksamkeit und Unbedenklichkeit des Phytopharmakons STW 5 versus Metoclopramid bei funktioneller Dyspepsie unter Praxisbedingungen – eine retroelektive Kohortenstudie. In: Z Gastroenterol. 2007; 45(10):1041–1048.

Ranjbar-Omid M, et al.: Allicin from garlic inhibits the biofilm formation and urease activity of Proteus mirabilis in vitro. In: FEMS Microbiology Letters. 2015 May;362(9):fnv049.

Rao SSC, Bhagatwala J: Small intestinal bacterial overgrowth: clinical features and therapeutic management. In: Clin Transl Gastroenterol. 2019;10(10):e00078.

Rao SSC, et al.: Brain fogginess, gas and bloating: a link between SIBO, probiotics and metabolic acidosis. In: Clin Transl Gastroenterol. 2018 Jun 19;9(6):162.

Reizdarm SOS: https://www.reizdarm-sos.de/

Ren X, et al.: Chinese herbal medicine for the treatment of small intestinal bacterial overgrowth (SIBO): A protocol for systematic review and meta-analysis. In: Medicine (Baltimore). 2020 Dec 18;99(51):e23737.

Rezaie A, Pimentel M, Rao SS: How to test and treat small intestinal bacterial overgrowth: an evidence-based approach. In: Curr Gastroenterol Rep. 2016;18(2):8.

Rezaie A, et al.: Hydrogen and methane-based breath testing in gastrointestinal disorders: the North American Consensus. In: Am J Gastroenterol. 2017;112(5):775–784.

Richard N, et al.: The effectiveness of rotating versus single course antibiotics for small intestinal bacterial overgrowth. In: United European Gastroenterol J. 2021 Jul;9(6):645–654.

Riepe SP, Goldstein J, Alpers DH: Effect of Secreted Bacteroides Proteases on Human Intestinal Brush Border Hydrolases. In: J Clin Invest. 1980;66(2):314–322.

Riordan SM, et al.: Small intestinal bacterial overgrowth in the symptomatic elderly. In: Am J Gastroenterol. 1997 Jan;92(1):47–51.

Riordan SM, et al.: Luminal bacteria and small-intestinal permeability. In: Scand J Gastroenterol. 1997 Jun;32(6):556–563.

Ritz NL, et al.: Sulfate-reducing bacteria impairs working memory in mice. In: Physiol Behav. 2016 Apr 1:157:281–287.

Robinson-Papp J, et al.: The effect of pyridostigmine on small intestinal bacterial overgrowth (SIBO) and plasma inflammatory biomarkers in HIV-associated autonomic neuropathies. In: J Neurovirol. 2019 Aug;25(4):551–559.

Rodriguez DA, et al.: Small Intestinal Bacterial Overgrowth in Children: A State-Of-The-Art Review. In: Front Pediatr. 2019 Sep 4:7:363.

Rodriguez Ayala F, Bartolini M, Grau R: The Stress-Responsive Alternative Sigma Factor SigB of Bacillus subtilis and Its Relatives: An Old Friend With New Functions. In: Front Microbiol. 2020 Sep 15;11:1761.

Roediger WE, Moore J, Babidge W: Colonic sulfide in pathogenesis and treatment of ulcerative colitis. In: Dig Dis Sci. 1997 Aug;42(8):1571–1579.

Rösch W, Vinson B, Sassin I: A randomised clinical trial comparing the efficacy of a herbal preparation STW 5 with the prokinetic drug cisapride in patients with dysmotility type of functional dyspepsia. In: Z Gastroenterol. 2002 Jun;40(6):401–408.

Roland BC, et al.: Low ileocecal valve pressure is significantly associated with small intestinal bacterial overgrowth (SIBO). In: Dig Dis Sci. 2014 Jun;59(6):1269–1277.

Rosenblatt J, et al.: Caprylic and Polygalacturonic Acid Combinations for Eradication of Microbial Organisms Embedded in Biofilm. In: Front Microbiol. 2017; 8:1999.

Roslund K, et al.: Volatile composition of the morning breath. In: J Breath Res. 2022 Sep 19;16(4).

Rostami A, et al.: The role of Blastocystis sp. and Dientamoeba fragilis in irritable bowel syndrome: a systematic review and meta-analysis. In: Parasitol Res. 2017 Sep;116(9):2361–2371.

Roy M, et al.: STW5 (Iberogast®) for constipation in Parkinson's disease. In: Rev Neurol (Paris). 2021 Mar;177(3):296–301.

Rubio-Tapia A, et al.: Prevalence of small intestine bacterial overgrowth diagnosed by quantitative culture of intestinal aspirate in celiac disease. In: J Clin Gastroenterol. 2009;43:157–161.

Sachdeva S, et al.: Brain Fogginess and SIBO: A Link or Just a Mirage? In: Clin Transl Gastroenterol. 2018 Sep 20;9(9):184.

Saller R, et al.: Iberogast®: a modern phytotherapeutic combined herbal drug for the treatment of functional disorders of the gastrointestinal tract (dyspepsia, irritable bowel syndrome) – from phytomedicine to »evidence based phytotherapy.« A systematic review. In: Forsch Komplementarmed Klass Naturheilkd. 2002 Dec;9 Suppl 1:1–20.

Saltzmann JR, Russell RM: Nutritional consequences of intestinal bacterial overgrowth. In: Compr Ther. 1994;20(9):523–530.

Saltzman JR, et al.: Bacterial overgrowth without clinical malabsorption in elderly hypochlorhydric subjects. In: Gastroenterology. 1994 Mar;106(3):615–623.

Sandberg-Lewis S: Functional Gastroenterology. Assessing and Addressing the Causes of Functional Gastrointestinal Disorders. NCNM Press, 2. Auflage 2017.

Sarna S: Healing SIBO. Fix the Real Cause of IBS, Bloating, and Weight Issues in 21 Days. Avery 2021.

Schemann M, et al.: Region-specific effects of STW 5 (Iberogast®) and its components in gastric fundus, corpus and antrum. In: Phytomedicine. 2006;13 Suppl 5:90–99.

Schempp H, et al.: Radical scavenging and anti-inflammatory properties of STW 5 (Iberogast®) and its components. In: Phytomedicine. 2006;13 Suppl 5:36–44.

Schmidbauer C, Hofstätter G (Hrsg.): Mikronährstoffcoach. Das große BIOGENA-Kompendium der Nährstoffe. Verlagshaus der Ärzte, 4. Auflage 2020.

Shah ED, et al.: Meta-analysis: antibiotic therapy for small intestinal bacterial overgrowth. In: Aliment Pharmacol Ther. 2013 Oct;38(8):925–934.

Shah A, et al.: Links between celiac disease and small intestinal bacterial overgrowth: A systematic review and meta-analysis. In: J Gastroenterol Hepatol. 2022 Oct;37(10):1844–1852.

Shah ED, et al.: Estimating the Contribution of Acute Gastroenteritis to the Overall Prevalence of Irritable Bowel Syndrome. In: J Neurogastroenterol Motil. 2012 Apr; 18(2):200–204.

Sharkey KA, Mawe GM: The enteric nervous system. In: Physiol Rev. 2023 Apr 1;103(2):1487–1564.

Sheptulin AA, Belousova IB: Modern prokinetics And their Role in the Treatment of gastroenterological pathology. In: Klin Med (Mosk). 2016;94(3):178–182.

Shindo K, et al.: Deconjugation ability of bacteria isolated from the jejunal fluid of patients with progressive systemic sclerosis and its gastric pH. In: Hepatogastroenterology. 1998 Sep-Oct;45(23):1643–1650.

Sibotesting: What Causes SIBO? – Bile and Enzymes. Veröffentlicht am 23. November 2015. Abrufbar unter: https://sibotesting.com/what-causes-sibo-bile-and-enzymes/. Abgerufen am 02.04.2024.

Siddique DA, et al.: Clinical Presentation of Small Intestinal Bacterial Overgrowth from Aerodigestive Tract Bacteria Versus Colonic-Type Bacteria: A Comparison Study. In: Dig Dis Sci. 2023 Aug;68(8):3390–3399.

Siebecker A: SIBO Pro Course. Education for Professionals. Stand 2023. Abrufbar unter: http://www.siboinfo.com. Abgerufen 13.10.2023.

Siebecker A: SIBO-Specific Diet: Food Guide. Abrufbar unter: https://www.siboinfo.com/uploads/5/4/8/4/5484269/sibo_specific_diet_food_guide_sept_2014.pdf&ved=2ahUKEwimoJ-Tu-JWFAxVuywIHHT7_CmYQFnoEC-BIQAQ&usg=AOvVaw3PKxIWp-6toM4mFL8bOoJLH. Abgerufen am 27.03.2024.

Sieczkowska A, et al.: Long-term proton pump inhibitor therapy leads to small bowel bacterial overgrowth as determined by breath hydrogen and methane excretion. In: J Breath Res. 2018 Mar 12;12(3):036006.

Simmen U, et al.: Binding of STW 5 (Iberogast®) and its components to intestinal 5-HT, muscarinic M3, and opioid receptors. In: Phytomedicine. 2006:13 Suppl 5:51–55.

Singer-Englar T, et al.: 182 – Competitive Hydrogen Gas Utilization by Methane- and Hydrogen Sulfide-Producing Microorganisms and Associated Symptoms: Results of a Novel 4-Gas Breath Test Machine. In: Gastroenterology. 154(6):S-47.

Skrzydło-Radomańska B, et al: The Efficacy and Safety of Single-Strain Probiotic Formulations Containing Bifidobacterium lactis or Bacillus coagulans in Adult Patients with

Irritable Bowel Syndrome-A Randomized Double-Blind Placebo-Controlled Three-Arm Interventional Trial. In: J Clin Med. 2023 Jul 22;12(14):4838.

Skrzydlo-Radomańska B, Cukrowska B: How to Recognize and Treat Small Intestinal Bacterial Overgrowth? In: J Clin Med. 2022 Oct 12;11(20):6017.

Sommer A: Angststörung und Reizdarmsyndrom – was hilft? Abrufbar unter: https://cara.care/de/erkrankungen/reizdarm/angststoerung-und-reizdarmsyndrom-was-hilft/. Abgerufen am 03.03.2024.

Song YJ, et al.: Anti-Biofilm Activity of Grapefruit Seed Extract against Staphylococcus aureus and Escherichia coli. In: J Microbiol Biotechnol. 2019 Aug 28;29(8):1177–1183.

Souza C, Rocha R, Pinchemel Cotrim H: Diet and intestinal bacterial overgrowth: Is there evidence?. In: World J Clin Cases. 2022 May 26;10(15):4713–4716.

Sroka N, et al.: Show Me What You Have Inside-The Complex Interplay between SIBO and Multiple Medical Conditions-A Systematic Review. In: Nutrients. 2022 Dec 24;15(1):90.

Statista: Wie oft haben Sie in den letzten 12 Monaten Magen- bzw. Darmbeschwerden gehabt?. Veröffentlicht am 06.11.2019. Abrufbar unter: https://de.statista.com/statistik/daten/studie/668053/umfrage/umfrage-zur-haeufigkeit-von-magen-bzw-darmbeschwerden-in-deutschland/ Abgerufen am 10.1.2024.

Storr M, Scheidhauer K: Chologene Diarrhoe: Der Weg in die Beschwerdefreiheit. 04.07.2022. CME-Kurs. Abrufbar unter: https://www.cme-kurs.de/kurse/chologene-diarrhoe-der-weg-in-die-beschwerdefreiheit/. Abgerufen im Juli 2022.

Su T, et al.: Meta-analysis: proton pump inhibitors moderately increase the risk of small intestinal bacterial overgrowth. In: J Gastroenterol. 2018 Jan;53(1):27–36.

Suarez FL, et al.: Bismuth subsalicylate markedly decreases hydrogen sulfide release in the human colon. In: Gastroenterology. 1998 May;114(5):923–929.

Subapriya R, Nagini S: Medicinal properties of neem leaves: a review. In: Curr Med Chem Anticancer Agents. 2005 Mar;5(2):149–146.

Suresh A: Oral microbial shift induced by probiotic Bacillus coagulans along with its clinical perspectives. In: J Oral Biol Craniofac Res. 2023 May-Jun;13(3):398–402.

Suskind DL, et al. Patients Perceive Clinical Benefit with the Specific Carbohydrate Diet for Inflammatory Bowel Disease. In: Dig Dis Sci. 2016 Nov;61(11):3255–3260.

Takakura W, et al.: Symptomatic Response to Antibiotics in Patients With Small Intestinal Bacterial Overgrowth: A Systematic Review and Meta-analysis. In: J Neurogastroenterol Motil. 2024 Jan 30;30(1):7–16.

Takakura W, et al.: Sa1215 Using a novel 4-gas breath test device, multivariable analysis reveals an association between excessive hydrogen sulfide on breath testing and heartburn. In: Gastroenterology. 2020 May;158(6):S-315.

Takakura W: Antibiotics for Dyspepsia: Hp, SIBO, IMO, or Something Else? In: Dig Dis Sci. 2024 Feb 15. Abrufbar unter: https://doi.org/10.1007/s10620–024–08281–4. Abgerufen am 18.05.2024.

Tarasiuk A, Mosínska P, Fichna J: Triphala: current applications and new perspectives on the treatment of functional gastrointestinal disorders. In: Chinese Medicine. 2018 Jul;13(39). Abrufbar unter: https://doi.org/10.1186/s13020–018–0197–6. Abgerufen am 18.05.2024.

Terada Y, Kawabata A: H2S and Pain: A Novel Aspect for Processing of Somatic, Visceral and Neuropathic Pain Signals. In: Handb Exp Pharmacol. 2015;230:217–230.

Tillman LA, et al.: Review article: safety of bismuth in the treatment of gastrointestinal diseases. In: Aliment Pharmacol Ther. 1996 Aug;10(4):459–467.

Tominaga K, Arakawa T: Kampo medicines for gastrointestinal tract disorders: a review of basic science and clinical evidence and their future application. In: J Gastroenterol. 2013 Apr;48(4):452–462.

Uchikawa T, et al.: Chlorella suppresses methylmercury transfer to the fetus in pregnant mice. In: The Journal of Toxicological Sciences. 2011;36(5):675–680.

Uchikawa T, et al.: The enhanced elimination of tissue methylmercury in Parachlorella beijerinckii-fed mice. In: The Journal of Toxicological Sciences. 2011; 36(1):121–126.

Ursinus L: Blutwerte ganzheitlich interpretieren. Schirner Verlag 2024.

Ursinus L: Der Darm, die Wurzel der Gesundheit. Schirner Verlag 2022.

Ursinus L: Mein Blut sagt mir... Labor ganzheitlich. Schirner Verlag 2015.

van Tilburg MA, et al.: Is ginger effective for the treatment of irritable bowel syndrome? A double blind randomized controlled pilot trial. In: Complement Ther Med. 2014 Feb;22(1):17–20.

Vanderhoof JA, et al.: Treatment strategies for small bowel bacterial overgrowth in short bowel syndrome. In: J Pediatr Gastroenterol Nutr. 1998 Aug;27(2):155–160.

Vantrappen G, et al.: The interdigestive motor complex of normal subjects and patients with bacterial overgrowth of the small intestine. In: J Clin Invest. 1977;59:1158.

Vasant DH, Whorwell PJ: Gut-focused hypnotherapy for functional gastrointestinal disorders: evidence-base, practical aspects, and the Manchester Protocol. In: Neurogastroenterol Motil. 2019;31(8):e13573.

Videlock EJ, et al.: Childhood trauma is associated with hypothalamic-pituitary-adrenal axis responsiveness in irritable bowel syndrome. In: Gastroenterology. 2009 Dec;137(6):1954–62.

Villanueva-Millan MJ, et al.: Methanogens and Hydrogen Sulfide Producing Bacteria Guide Distinct Gut Microbe Profiles and Irritable Bowel Syndrome Subtypes. In: Am J Gastroenterol. 2022 Dec 1;117(12):2055–2066.

Vinderola G, et al.: Frequently asked questions about the ISAPP postbiotic definition. In: Front Microbiol. 2024 Jan 10;14:1324565.

Vojdani A, Vojdani E: Reaction of antibodies to Campylobacter jejuni and cytolethal distending toxin B with tissues and food antigens. In: World J Gastroenterol. 2019 Mar 7;25(9):1050–1066.

Wang J, Zhang L, Hou X: Efficacy of rifaximin in treating with small intestine bacterial overgrowth: a systematic review and meta-analysis. In: Expert Rev Gastroenterol Hepatol. 2021 Dec;15(12):1385–1399.

Wang L, et al.: Hydrogen breath test to detect small intestinal bacterial overgrowth: a prevalence case-control study in autism. In: Eur Child Adolesc Psychiatry. 2018 Feb;27(2):233–240.

Wegener T, Wagner H: The active components and the pharmacological multi-target principle of STW 5 (Iberogast®). Phytomedicine. 2006;13 Suppl 5:20–35.

Weinstock LB, Klutke CG, Lin HC: Small intestinal bacterial overgrowth in patients with interstitial cystitis and gastrointestinal symptoms. In: Dig Dis Sci. 2008 May;53(5):1246–1251.

Wielgosz-Grochowska JP, Domanski N, Drywień ME: Efficacy of an Irritable Bowel Syndrome Diet in the Treatment of Small Intestinal Bacterial Overgrowth: A Narrative Review. In: Nutrients. 2022 Aug 17;14(16):3382.

Wilhelmi M, et al.: SIBO »small intestinal bacterial overgrowth«. Veröffentlicht am 28.02.2018. Abrufbar unter: https://medicalforum.ch/de/detail/doi/smf.2018.03208. Abgerufen am 04.04.2024

Wira Septama A, et al.: Essential Oil of Zingiber cassumunar Roxb. and Zingiber officinale Rosc.: A Comparative Study on Chemical Constituents, Antibacterial Activity, Biofilm Formation, and Inhibition of Pseudomonas aeruginosa Quorum Sensing System. In: Chem Biodivers. 2023 Jun;20(6):e202201205.

Wu KuL, et al.: Effects of ginger on gastric emptying and motility in healthy humans. In: Eur J Gastroenterol Hepatol. 2008 May;20(5):436–440.

Wu X, Santos RR, Fink-Gremmels J: Analyzing the antibacterial effects of food ingredients: model experiments with allicin and garlic extracts on biofilm formation and viability of Staphylococcus epidermidis. In: Food Sci Nutr. 2015 Mar;3(2):158–168.

Yago MR, et al.: Gastric reacidification with betaine HCl in healthy volunteers with rabeprazole-induced hypochlorhydria. In: Mol Pharm. 2013 Nov 4;10(11):4032–7.

Yao CK, Tuck CJ. The clinical value of breath hydrogen testing. J Gastroenterol Hepatol. 2017;32(suppl 1):20–22.

Yokoyama K, et al.: Hydrogen-producing small intestinal bacterial overgrowth is associated with hepatic encephalopathy and liver function. In: PLoS One. 2022 Feb 25;17(2):e0264459.

Yuyama KT, et al.: Unsaturated Fatty Acids Control Biofilm Formation of Staphylococcus aureus and Other Gram-Positive Bacteria. In: Antibiotics (Basel). 2020 Nov; 9(11):788.

Zafar H, Jimenez B, Schneider A: Small intestinal bacterial overgrowth: current update. In: Curr Opin Gastroenterol. 2023 Nov 1;39(6):522–528.

Zafar H, et al.: Small Intestinal Bacterial Overgrowth: A Critical Review of an Underrecognized but Disrupting Entity. In: Crit Rev Oncog. 2020;25(4):365–379.

Zaidel O, Lin HC: Uninvited guests: The impact of small intestinal bacterial overgrowth on nutritional status. In: Practical Gastroenterology. 27(7):27–30+33.

Zappe A, Klinghardt D: Immun-Symbiose: Immuntoleranz durch Kommunikation und Frieden mit Mikroben. SophiaMed UG 2017.

Zhang H, Li S, Cheng Y: Antibiofilm Activity of Allicin and Quercetin in Treating Biofilm-Associated Orthopaedics Infection. In: Appl Biochem Biotechnol. 2022 Feb 10. doi: 10.1007/s12010-022-03845-4. Epub ahead of print.

Zhong C, et al.: Probiotics for Preventing and Treating Small Intestinal Bacterial Overgrowth: A Meta-Analysis and Systematic Review of Current Evidence. In: J Clin Gastroenterol. 2017 Apr;51(4):300–311.

Zhu D, et al.: Influence of Helicobacter pylori infection and its eradication treatment on small intestinal bacterial overgrowth. In: Zhonghua Yi Xue Za Zhi. 2022 Nov 15;102(42):3382–3387.

Sachverzeichnis

Empfehlungen von Dr. rer. pol. Gabriela Hoppe

Inhalte zum Download (Stand: 21.10.2024)

Das Symptomtagebuch für Verdauung und Stoffwechsel, das Tagebuch für Symptome von Kopf bis Fuß, die Tabellenvorlage: meinen individuellen Behandlungsplan, eine Liste, welche »versteckten Botschaften« hinter Darmsymptomen stecken können, findest du online zum Download unter extras. thieme.de/trias.htm:

Auf meiner Webseite (www.gabriela-hoppe.de) findest du neben Informationen über mich, meine Ansätze und meine Angebote auch eine eigene Themenseite (Menüpunkt »Themen«) zum Thema Reizdarm, SIBO und IMO, auf der ich auch aktuelle Entwicklungen und weiterführende Hinweise zusammenstelle. Dort findest du auch die im Buch genannten Tests, Meditationen, Hypnosen und Onlinekurse. Über das Menü (Menüpunkt »Empfehlungen«) gelangst du auch zu einer aktuellen Übersicht über konkrete Mittel, mit denen ich in der Praxis arbeite.

Wünschst du dir Anregungen und Unterstützung zur Ernährung nach der erfolgreichen Eliminierung der SIBO/IMO? Dann kannst du dich an meinen »10 Goldenen Ernährungstipps« orientieren, die direkt in dein Postfach flattern, wenn du dich auf meiner Webseite für meinen Newsletter anmeldest. Die Tipps drehen sich um die Trinkmenge, die Auswahl von Lebensmitteln, Killerfoods, Mahlzeitenorganisation, Meal Spacing und Intervallfasten, Kauen und Achtsamkeit sowie Detailwissen über Nährstoffe und Ideen für eine alltagstaugliche Umsetzung.

Meine 10 Goldenen Ernährungstipps sind folgendermaßen ausgelegt:

- Sie gewährleisten eine artgerechte, vollwertige, gesunde Ernährung,
- bei der du deinen Körper nährst,
- bei der du deinen Körper vor übermäßigen Belastungen schützt,
- bei der du hochwertige Nährstoffe und ausreichend Kalorien zuführst,
- bei der Blutzuckerspiegel und der Insulinspiegel ausgeglichen bleiben,
- bei der du satt und zufrieden bist,
- bei der du keine asketische 100 %-Lösung anstrebst, sondern ein entspanntes 80-/20-Modell.

Auch in meinem Podcast »Erfolg durch Ernährung«, den du bei allen gängigen Podcastanbietern findest, erhältst du neben Spezialwissen zu Fehlbesiedlungen, Darmgesundheit, Allergien, Unverträglichkeiten oder Sporternährung ganz viele Tipps rund um einen gesunden Ernährungsstil.

Die von mir selbst entwickelten Nahrungsergänzungsmittel mit Fokus auf Verträglichkeit findest du hier: www. maxxprosion.de

Bibliografische Information der Deutschen Nationalbibliothek
Die Deutsche Nationalbibliothek verzeichnet diese Publikation in der Deutschen Nationalbibliografie; detaillierte bibliografische Daten sind im Internet über http://dnb.d-nb.de abrufbar.

Programmplanung: Uta Spieldiener
Projektmanagement: Elisa Salemi
Redaktion: Anne Bleick
Bildredaktion: Marie Crämer
Umschlaggestaltung: © Thieme
Innen-Layout: CYCLUS · Visuelle Kommunikation, Stuttgart

Bildnachweis
Covermotiv und Bild S. 3, 4, 10, 64, 109: © alenaohneva/stock.adobe.com – Edited and composed by Thieme
Autorinnenfoto: Florian Petrow
Fotos im Innenteil:
Rezeptfotos: S. 155 © svetlana_cherruty/stock.adobe.com; S. 157 © S. Bütow/Thieme; S. 161 © azurita/stock.adobe.com; S. 165 © Vika/stock.adobe.com

Grafik S. 23: © VectorMine/stock.adobe.com – Edited and composed by Thieme

Zeichnungen: Susi Schaaf, Bellheim

Die abgebildeten Personen haben in keiner Weise etwas mit der Krankheit zu tun.

1. Auflage 2025

TRIAS Verlag in Georg Thieme Verlag KG
Oswald-Hesse-Straße 50, 70469Stuttgart

Satz: CYCLUS · Media Produktion, Stuttgart
Druck: Westermann Druck Zwickau GmbH, Zwickau

Gedruckt auf chlorfrei gebleichtem Papier

Printed in Germany

ISBN 978-3-432-11935-9
eISBN (ePub) 978-3-432-11936-6

1 2 3 4 5 6

MIX
Papier | Fördert gute Waldnutzung
FSC
www.fsc.org
FSC® C110508

Wichtiger Hinweis: Wie jede Wissenschaft ist die Medizin ständigen Entwicklungen unterworfen. Forschung und klinische Erfahrung erweitern unsere Erkenntnisse. Ganz besonders gilt das für die Behandlung und die medikamentöse Therapie. Bei allen in diesem Werk erwähnten Dosierungen oder Applikationen, bei Rezepten und Übungsanleitungen, bei Empfehlungen und Tipps dürfen Sie darauf vertrauen: Autoren, Herausgeber und Verlag haben große Sorgfalt darauf verwandt, dass diese Angaben dem Wissensstand bei Fertigstellung des Werkes entsprechen. Rezepte werden gekocht und ausprobiert. Übungen und Übungsreihen haben sich in der Praxis erfolgreich bewährt.Eine Garantie kann jedoch nicht übernommen werden. Eine Haftung des Autors, des Verlags oder seiner Beauftragten für Personen-, Sach- oder Vermögensschäden ist ausgeschlossen.

Marken, geschäftliche Bezeichnungen oder Handelsnamen werden nicht in jedem Fall besonders kenntlich gemacht. Aus dem Fehlen eines solchen Hinweises kann nicht geschlossen werden, dass es sich um einen freien Handelsnamen handelt.

Wo datenschutzrechtlich erforderlich, wurden die Namen und weitere Daten von Personen redaktionell verändert (Tarnnamen). Dies ist grundsätzlich der Fall bei Patient*innen, ihren Angehörigen und Freund*innen, z. T. auch bei weiteren Personen, die z.B. in die Behandlung von Patient*innen eingebunden sind.

Thieme Publikationen streben nach einer fachlich korrekten und unmissverständlichen Sprache. Dabei lehnt Thieme jeden Sprachgebrauch ab, der Menschen beleidigt oder diskriminiert, beispielsweise aufgrund einer Herkunft, Behinderung oder eines Geschlechts. Thieme wendet sich zudem gleichermaßen an Menschen jeder Geschlechtsidentität. Die Thieme Rechtschreibkonvention nennt Autor*innen mittlerweile konkrete Beispiele, wie sie alle Lesenden gleichberechtigt ansprechen können. Die Ansprache aller Menschen ist ausdrücklich auch dort intendiert, wo im Text (etwa aus Gründen der Leseleichtigkeit, des Text-Umfangs oder des situativen Stil-Empfindens) z.B. nur ein generisches Maskulinum verwendet wird.

Unsere Umwelt ist uns wichtig!
Papier aus nachhaltigen und kontrollierten Quellen
Druck in Deutschland mit kurzen Lieferwegen
Druckereien mit hohen Ansprüchen an Ökologie